天然药物
化学实验指导

TIANRAN YAOWU
HUAXUE SHIYAN ZHIDAO

薛永波　主编

中山大學出版社
SUN YAT-SEN UNIVERSITY PRESS
·广州·

图书在版编目（CIP）数据

天然药物化学实验指导/薛永波主编 . -- 广州：中山大学出版社，2024. 12.
ISBN 978 - 7 - 306 - 08365 - 4

Ⅰ. R284 - 33

中国国家版本馆 CIP 数据核字第 2024Y7B244 号

TIANRAN YAOWU HUAXUE SHIYAN ZHIDAO

出 版 人：王天琪
策划编辑：曾育林
责任编辑：曾育林　罗永梅
封面设计：曾　斌
责任校对：徐平华
责任技编：靳晓虹
出版发行：中山大学出版社
电　　话：编辑部 020 - 84113349，84110776，84111997，84110779
　　　　　发行部 020 - 84111998，84111981，84111160
地　　址：广州市新港西路 135 号
邮　　编：510275　　传　　真：020 - 84036565
网　　址：http://www. zsup. com. cn　E-mail：zdcbs@ mail. sysu. edu. cn
印 刷 者：佛山市浩文彩色印刷有限公司
规　　格：787mm × 1092mm　1/16　13. 75 印张　316 千字
版次印次：2024 年 12 月第 1 版　2024 年 12 月第 1 次印刷
定　　价：48. 00 元

本书编委会

主　编　薛永波

副主编　王雷锋

编　委　薛永波　王雷锋　曹思思

张少宝　郑雁芬

前　言

天然药物化学是应用现代科学理论和技术研究天然产物中活性物质的学科，也是一门实践性很强的学科。实验教学在天然药物化学课程教学中占据着重要地位，是天然药物化学课程的重要组成部分。天然药物化学实验教学的主要内容包括天然活性化合物的提取与分离、结构鉴定、结构修饰和生物活性，以及在此基础上进行新药的研究与开发，对于创制具有我国自主知识产权的新药和提高药品的生产水平具有重要意义。根据专业培养特点和实际工作的需要，天然药物化学实验教学的主要目的是通过相关实验来训练学生的基本操作技能，培养学生分析问题和解决问题的能力，进而培养严谨的工作态度和科研作风。

本书的特点在于避免了复杂的理论阐述，而将这些理论概念转化为可视的实验实例，给读者一个完整、统一的研究天然化学活性化合物的范式。我们收集、整理、参考、吸纳和引用了目前常用科研数据库的相关资料，在总结多年教学经验的基础上编写了本书。已经具备大学普通化学、药学和中药学基础知识的学生能够理解并重现这些实验案例。本书既能满足大多院校的实验条件和药学、中药学等各专业的学习需要，又能保持教材的系统性和使用方便性，进而增强学生的动手能力、学术思维能力和创新能力。本书包含实验理论和实验方法两大部分，与天然药物化学理论课教学进程密切配合，重点要求学生掌握天然活性化合物的经典和现代分离方法及鉴定方法，如提取分离方法包括系统溶剂分离法、两相溶剂萃取法、结晶法、分馏法、沉淀法、盐析法、透析法和色谱法等；鉴定方法包括薄层色谱、气相色谱、高效液相色谱和核磁共振谱等。学生应熟悉上述实验方法在天然活性化合物（如糖苷类、苯丙素类、醌类、黄酮类、萜类、挥发油类、三萜及其苷类、甾体类、生物碱类等）的提取、分离、检识和鉴定中的应用。同时，我们在教学中也与时俱进地对相关实验案例涉及的最新前沿研究进行介绍，以拓展学生的学术视野，激发学生的学习兴趣。鉴于天然药物中所含化学成分复杂且有效成分含量较低，本书通过天然药物化学成分预实验，并在具体实验案例中着重训练常量、半微量成分的提取、分离及检识方法，使学生具备初步设计提取天然药物中主要类型成分的能力。

由于作者水平有限，书中难免存在不足之处，恳请读者批评指正，我们将竭诚欢迎，并衷心感谢。

编 者

2024 年 9 月

目　录

上编　实验理论

下编　实验方法

上编　实验理论

第一章　实验室规则和一般常识

第一节　实验室规则与实验须知

一、化学实验室规则

化学实验室是教学和科研的关键基地，其安全管理至关重要。为了确保实验室的安全，我们实施了严格的准入制度和详尽的操作规范，这些措施不仅具体明确，而且易于执行，体现了以人为本、安全至上的管理理念。

（一）安全至上，预防为主

实行严格的实验室准入制度，所有新成员在进入实验室前必须完成实验操作培训和安全教育。实验人员须熟悉实验室安全规程、消防安全知识、化学危险品安全知识及实验操作安全知识。

（二）规范考勤，促进开放管理

建立实验室考勤制度，要求实验操作人员在实验过程中不擅自离开，确须离开时必须有他人代为监管。在保障教学需求的同时，实行开放式实验室管理，从时间上和空间上为学生提供更多的实践机会。

（三）确保安全，注意卫生

严格遵守实验室各项安全操作规程，预防火灾、爆炸、中毒等事故的发生。对可能出现的异常情况有充分的预防措施，如防爆、防火、防腐蚀、防泄露等。严禁使用状态异常的仪器设备，实验人员应熟悉灭火器的位置和使用方法。在实验过程中，要保持工作区的整洁，并妥善处理实验产生的废弃物，严禁将有机溶剂及有毒、有害废物倒入下水道或垃圾桶。

（四）熟悉设备，规范操作

严格按照实验要求规范操作、细致观察、独立思考、如实记录。特殊设备必须专人带教使用。设备使用完毕，应及时如实登记，并将其恢复至使用前的状态。在使用过程中若出现意外情况，应如实登记并及时向负责人报告。

（五）实验结束，整理清洁

实验结束后，值日生负责整理公用设备和器材，清洁实验室，并检查水、电、气、门是否安全关闭。只有在实验指导教师确认一切正常后，值日生方可离开实验室。

二、天然药物化学实验基本准则

天然药物化学实验是研究和提取天然药物化学成分的重要环节，包括有机溶剂的使用、成分的分离与鉴定等。在实验的整个过程中，我们对学生、实验教师和任课教师都有严格的准入和操作要求。

1. 实验室准入

首次进入实验室前，必须熟悉“天然药物化学实验须知”，并在学校实验网站上完成实验安全理论测试，达到合格标准后方可进入实验室。

2. 实验准备

进入实验室前，应预习实验中所用药品的物理化学性质、毒性及其对健康、安全和环境的影响。

3. 个人防护

进入实验室时，必须穿着实验服，佩戴一次性丁腈橡胶手套和防护眼镜或面罩。

4. 着装要求

禁止穿裙子、短裤、露趾鞋或高跟鞋进入实验室，长发者须将头发束紧。

5. 安全意识

进入实验室后，须了解楼道内的消防安全设备的位置和使用方法。

6. 实验室纪律

实验过程中，严格遵守实验室纪律，禁止在实验室内饮食、吸烟、打闹，严禁随意混合化学物质，避免手、眼睛、嘴和鼻子接触实验物质，并注意水、电、气的安全使用。

7. 废弃物处理

实验结束后，应按照废弃物处理规范，将废弃物分类投放至指定回收箱，严禁随意倾倒或丢弃，以防止安全事故和环境污染。

8. 个人卫生

实验结束后，必须洗手，并严禁穿着实验服进入食堂、教室等其他场所，以防止环境和食物被污染，保障健康安全。

9. 实验交接

实验结束后，任课教师与实验教师须进行交接，待实验教师检查确认无误后，学生方可离开实验室，以确保实验室后续使用的顺利进行。

三、天然药物化学实验须知

天然药物化学实验因其周期长、涉及多种有机溶剂而具有一定风险，这些溶剂往往易燃、挥发性强、腐蚀性或刺激性大。实验常须在加热或减压条件下操作、使用多种热源和电器设备，若操作不当，可能引发火灾、触电、中毒或爆炸等事故。

1. 实验室规则

严格遵守实验室规章制度，严禁违规操作，确保门窗和通风设备开启，保持空气流通。实验室内所有溶剂和药品必须密封保存，严禁敞口存放，以防爆炸、火灾、中毒、触电和漏水等事故。

2. 明火使用规范

严禁在实验室内直接用明火加热有机溶剂，使用明火时，周围不得放置易燃物。禁止在烘箱内存放、干燥或烘焙有机物。

3. 废溶剂处理

废溶剂不得倒入污物缸，应倒入回收瓶集中处理。

4. 氧气钢瓶使用

使用氧气钢瓶时，须防止氧气大量泄漏，注意室内含氧量，避免物质在低氧环境中燃烧。

5. 实验准备

实验前预习，明确实验内容和原理，检查仪器完整性和安装正确性，实验开始前须确保一切准备就绪。

6. 药品操作安全

避免药品接触皮肤，不用手直接抓取，不直接闻味或尝试入口。未经允许，不得随意混合或研磨药品，以防产生有害气体或爆炸。

7. 加热和冷却操作

回流或加热时，液体量不得超过容器容量的2/3，以确保冷却装置能有效工作。旋转蒸发时，液体量不得超过容器容积的1/2，检查冷凝水通畅，装置不得密闭。减压操作时，使用安全瓶，明确操作程序，防止回水事故。

8. 消防准备

实验室应配备沙箱、灭火器和石棉布，明确不同情况下的灭火方法，熟练使用灭火器。

9. 玻璃仪器使用

轻拿轻放玻璃仪器，防止破损造成伤害。实验室应备有治疗割伤、烫伤、腐蚀损伤的药品，学生应了解急救方法。

10. 环保意识

增强环保意识，不随意排放有害药品、液体、气体，按规定使用和报废钢瓶及加压装置。

11. 实验整洁

在实验过程中应保持整洁，节约资源，及时清洗和归位使用过的仪器，保持环境清洁。

12. 挥发性试剂操作

使用挥发性试剂或喷显色剂时，在窗口或通风橱内操作，及时清除溅出的化学药品。

13. 值日制度

实行学生轮流值日制度，每次实验后，值日生负责整理仪器、药品，清洁实验台和地面，检查水龙头、电源和门窗是否关闭，经指导教师检查后方可离开。

第二节　实验室安全及事故处理

在化学实验中，我们经常需要接触易燃、易爆、有毒、有害、腐蚀性化学品，同时频繁使用水、气、火、电等资源，这能带来爆炸、火灾、中毒、灼伤、割伤、触电等潜在安全隐患。这些安全隐患可能导致严重的人身伤害和财产损失。因此，我们须掌握实验室安全知识及应急处理技能，以最大限度减少和预防实验室安全事故，确保在紧急情况下能够冷静应对，将伤害和损失降至最低。

一、实验室安全措施

1. 安全管理原则

坚持“预防为主”和“谁主管谁负责”的原则，实施逐级管理，确保安全管理责任明确到人。

2. 定期安全检查

定期进行全面的安全检查，重点关注实验室操作规程和安全防护设施的合格性和维护状态，一旦发现安全隐患，立即进行整改。

3. 化学品管理

对实验室内使用的化学试剂（特别是危险化学品）、原材料、制剂的存储进行全面检查，确保安全管理措施得到严格执行。

4. 防范措施

采取有效措施预防各类安全隐患，特别注意防火和防盗。

5. 设备维护

定期对大型仪器设备，特别是精密仪器进行保养和维护，根据设备的性质和用途采取相应的维护措施。

6. 实验室纪律

严禁在实验室进行与实验无关的活动；禁止私自使用电炉、烘箱、冰箱等设备。

7. 消防和应急设备

加强消防和应急设备的维护保养，确保其处于良好待命状态，以便在事故发生时能够迅速有效地控制局面。

8. 设备管理

指定专人负责消防和应急设备的管理，确保设备固定放置、定期更新和检查，保证在紧急情况下能够快速获取并有效使用。

9. 急救准备

实验室内应常备一些通用的急救药品和器材，如止血贴、胶布、药用棉签、纱布、生理盐水、消毒碘酒、解毒剂、毛巾、手电筒、医用口罩等。

二、实验室化学试剂中毒事故预防与处理管理措施

遵循相关的实验室安全管理制度和坚持“预防为主，防处结合，安全第一”的基本原则，制订详尽的安全事故应急处理措施，确保在紧急情况下能够迅速、有效地采取行动。遵循“五先五后”，即“先救人，后救物”“先施救，后报告”“先救治，后处理”“先制止，后教育”“先重点，后一般”的顺序和原则，以确保人员安全和事故的妥善处理。

（一）强酸、强碱化学试剂中毒事故处置措施

1. 强酸化学试剂中毒事故处置措施

（1）误食强酸者，先喝水，再服氢氧化镁乳剂，最后饮些牛奶；或立即服 200 mL 氧化镁悬浮液或氢氧化铝凝胶等，迅速将毒物稀释，然后至少再食十几个打溶的鸡蛋作缓和剂。不要用催吐药，也不要服用碳酸盐或碳酸氢盐。

（2）强酸沾触皮肤时，不宜立即进行中和，应该先用大量清水冲洗 10 ～ 15 分钟，再用碳酸氢钠之类的碱性溶液或肥皂液进行洗涤。此外，也可使用镁盐或钙盐进行中和。

2. 强碱化学试剂中毒事故处置措施

（1）误食强碱者，先饮大量水，再喝些牛奶；或迅速服用 500 mL 稀的食用醋（1 份食用醋加 4 份水）或鲜橘子汁。

（2）强碱沾触皮肤时，应尽快用清水冲洗至皮肤不滑为止，接着用经水稀释后的醋酸或柠檬汁等进行中和。但是，当沾触生石灰时，则应先用油类物质除去生石灰，再用水进行冲洗，以避免直接用水冲洗生石灰发生水化反应放热，造成皮肤热灼伤。

（二）化学试剂中毒和灼伤事故预防与处置措施

化学试剂的潜在危害不仅包括易燃、易爆，还包括腐蚀性、刺激性和毒性，特别是某些试剂的致癌性。不当操作可能导致中毒或化学灼伤。实验室常用的有机化合物

多数可对人体健康构成不同程度的威胁。

1. **化学试剂中毒**

化学试剂中毒的原因主要包括：呼吸道吸入有毒蒸气、皮肤吸收有毒物质、摄入被污染的食物或饮料，以及误尝或误食有毒化学品等。

（1）为防止有毒试剂通过皮肤进入人体，特别是在皮肤有破损时，应佩戴橡胶手套，避免直接接触有毒物质，并确保实验台不被污染。

（2）有毒化学试剂沾触皮肤中毒应急处置措施：①沾着皮肤时，一般用自来水不断冲洗皮肤，如酚触及皮肤引起灼伤，应该用大量的水清洗，并用肥皂水洗涤，忌用乙醇；②进入眼睛时，撑开眼睑，用水冲洗 4 ～ 5 分钟。

（3）预防有毒试剂经消化道进入人体的措施包括：①严禁在天然药物化学实验室内饮水、吃东西或吸烟。②禁止将饮水杯、食物器皿带入化学实验室内。③离开实验室时，首先应洗净双手，勿用实验室内的抹布擦手。④实验操作时，一定要穿实验服。⑤规范使用移液管吸取有毒溶液。⑥在粉碎或研磨固体物质时，一定要戴上防尘口罩，细心操作，勿使毒物粉尘进入消化道或呼吸道。

（4）化学试剂经消化道中毒应急处置措施：固体试剂毒物的蒸气压较低，一般虽不会自动挥发出来，进入人体呼吸道，但一切毒物均应避免进入口中。固态物质只有溶于水或变成粉末状态才能进入人体，而液态毒物可以直接被吸收。可采取的处置措施包括：①有毒物质尚在嘴里时立即吐掉，用大量水漱口。②进入眼睛时，撑开眼睑，用水冲洗 10 ～ 15 分钟。③饮用牛奶、打溶的鸡蛋，面粉、淀粉、土豆泥的悬浮液等。④可于 500 mL 蒸馏水中加入 50 g 活性炭，使用前再加 400 mL 蒸馏水，并把它充分摇动润湿，然后给患者分次少量吞服。一般 10 ～ 15 g 活性炭，大约可吸附 1 g 毒物。⑤用手指或匙子的柄摩擦患者的喉头或舌根，促使其呕吐。⑥可于约 50 mL 水中加入 15 mL 吐根糖浆（一种催吐剂），或在 80 mL 热水中溶解约 5 g 食盐，给患者饮服（但吞食酸、碱之类腐蚀性药品或烃类液体时，千万不要进行催吐）。⑦将两份活性炭、一份氧化镁和一份丹宁酸混合均匀制成“万能”解毒剂。用时可将 10 ～ 15 g 此药剂加入约 50 mL 水中，调成糊状即可服用。同时要注意用毛巾等物覆盖患者身体进行保温，避免从外部升温取暖。⑧误食酚者，立即给患者饮自来水、牛奶或吞食活性炭，以减缓毒物吸收。接着应反复洗胃或进行催吐，然后再口服 60 mL 蓖麻油和硫酸钠溶液（将 30 g 硫酸钠溶于 200 mL 水中）。千万不可服用矿物油或用乙醇洗胃。绝大部分毒物于 4 小时内即从胃转移到肠内。

2. **化学试剂灼伤**

化学试剂灼伤是因为皮肤直接接触强腐蚀性物质、强氧化剂、强还原剂，如浓酸、浓碱、氢氟酸、钠、溴等引起的局部外伤。

（1）预防化学试剂灼伤的措施包括：①最重要的是保护好眼睛。在化学实验室里须始终佩戴护目镜，防止眼睛受刺激性气体熏染，防止化学药品特别是强酸、强碱，以及玻璃屑等异物进入眼内。②禁止用手直接取用化学药品。使用有毒化学品时，除用药匙、量器外，必须佩戴橡胶手套。实验后马上清洗仪器用具，立即用肥皂洗手。③尽量避免吸入任何药品和溶剂蒸气。处理具有刺激性的、恶臭的和有毒的化学品时，如硫化氢、二氧化氮、氯、溴、一氧化碳、二氧化硫、三氧化硫、氢氟酸、浓硝酸、发烟硫酸、浓盐酸、乙酰氯等，必须在通风橱中操作。④禁止用口吸移液管移取浓酸、浓碱、有毒液体，应该用洗耳球吸取。禁止冒险品尝化学试剂，不得用鼻子直接嗅气体；严禁在酸性介质中使用氰化物。⑤不要用乙醇等有机溶剂擦洗溅在皮肤上的试剂，这种做法反而会增加皮肤对试剂的吸收。

（2）化学试剂灼伤事故处置措施：除上述强酸、强碱、酚灼伤处置措施外，被溴灼伤后的伤口一般不易愈合，必须严加防范。用溴时必须预先配制好适量的20%硫代硫酸钠溶液备用。一旦有溴沾到皮肤上，立即用硫代硫酸钠溶液冲洗，再用大量水冲洗干净，包上消毒纱布后就医。

（三）气体中毒预防与应急处置措施

实验室中可能产生有毒气体的化学试剂种类繁多，包括硫化氢、氯气、一氧化碳、二氧化硫、砷化氢、氰化氢、溴化氢、氨气及氮的氧化物等。此外，酸类物质如盐酸、硫酸、硝酸、氢氟酸等在蒸发或倾倒过程中也可能产生有毒气体。氧化剂与盐酸溶液反应可能生成氯气，液溴倾倒时同样会产生有毒气体。在灼烧含硫、汞、砷的沉淀物时，也会释放有毒气体。许多有机溶剂，尽管气味宜人，但大多数具有毒性，如乙醚、苯、硝基苯等，长期吸入其蒸气可能导致中毒。值得注意的是，一些有毒气体虽然具有刺激性气味，但长时间暴露可能使人的嗅觉变得迟钝，因此必须保持高度警觉。

为防止有毒气体或蒸气通过呼吸道进入人体，进行涉及有毒气体的实验时，务必在通风良好的通风橱内操作。同时，应确保通风橱的门紧闭，仅留有适当的缝隙以保证空气流通。实验室应定期进行排风，以维持室内空气的新鲜。天然药物化学实验室必须配备有效的排风系统。

一旦发生气体或蒸气中毒，应立即采取以下措施：将中毒者迅速转移到室外，并解开其衣领和纽扣，确保其能够呼吸到新鲜空气。对于休克患者，应进行人工呼吸，但须避免直接口对口的方式，并尽快送往医院进行急救。针对不同毒性气体的中毒，应采取相应的应急处理方法：①氨气进入眼睛时，应使患者平躺，用大量清水冲洗眼角膜5～8分钟，随后使用稀醋酸或稀硼酸溶液进一步清洗；②氯气中毒时，让患者吸入1∶1混合的乙醚和乙醇蒸气；③溴蒸气中毒时，应让患者嗅氨水以缓解症状；④二氧化硫、二氧化氮、硫化氢等气体进入眼睛时，应立即用大量清水冲洗眼睛，并用水漱口，清洁咽喉部位。

（四）常见有机溶剂中毒事故处置措施

1. 甲醇中毒处置

先用1%～2%的碳酸氢钠溶液充分洗胃，然后将患者转移到暗室，以控制二氧化碳的结合能力。为了防止酸中毒，每隔2～3小时吞服5～15 g碳酸氢钠。同时为了阻止甲醇在体内代谢，在3～4天内，每隔2小时，以平均每千克体重0.5 mL的剂量口服50%的食用乙醇溶液。

2. **乙醇中毒处置**

首先用自来水洗胃，清除未吸收的乙醇，然后一点一点地吞服4 g碳酸氢钠，以帮助中和胃酸。

3. **丙酮中毒处置**

可用洗胃或服用催吐剂的方法除去胃内丙酮，随后应服泻药。呼吸困难时，应给患者输氧。丙酮一般不会引起严重的中毒。

4. **氯代烃中毒处置**

将患者转移至通风良好的地方，远离化学试剂，并使患者平躺，保暖。若误食，应用自来水洗胃，然后饮用以30 g硫酸钠溶于200 mL水配成的溶液。不要饮用咖啡之类的有兴奋作用的饮品。若吸入三氯甲烷，应将患者的头降低，让患者伸出舌头，保持呼吸道畅通。

三、实验室用电安全和事故应急处置措施

（1）手上有水或潮湿时请勿接触电器；严禁使用水槽旁的插座。

（2）电源的裸露部分应配备绝缘装置，插座请勿接太多电器，以免超负荷引起火灾。

（3）实验室内的电气线路和配电盘、板、箱、柜等装置及线路系统中的各种开关、插座、插头等均应保持完好可用状态。熔断装置所用的熔丝必须与线路允许的容量相匹配，严禁用其他导线替代。已损坏的接头、插座、插头或绝缘不良的电线应及时更换。

（4）大功率实验设备必须使用专用电路，严禁与照明电路共用，谨防因超负荷用电引起火灾。

（5）对实验室内可能产生静电的区域和设备，要有明确标记和警示，并采取适当的预防措施：若电器设备无接地设施，请勿使用，以免触电。

（6）在进行实验前必须先接好线路再插上电源，在实验结束时，必须先切断电源再拆线路。

（7）若遇人触电，应切断电源。可用木柄斧头切断电源，或者用干燥的布带、皮带把触电者从电线上拉开。如果触电者停止呼吸或脉搏停跳，要立即进行心肺复苏。

（8）完善各项事故应急预案，并定期组织相关师生进行事故安全应急演练，演练的目的是让师生清楚消防和应急设备所放置的位置，清楚使用这些消防设备的方法和步骤，清楚事故发生后应如何撤离。

（9）加强对师生的安全教育和培训，组织实验室相关人员进行相关安全事故法律法规的学习，以及自救、互救、预防、避险等常识的培训，将安全教育作为实验课程的重要内容，每次实验前必须进行安全操作规程、注意事项及应急处置等方面的安全教育，增强师生的危机防范意识，提高应急处置基本知识和技能。

四、实验室火灾事故应急处置措施

1. 常用消防灭火器具

化学实验室应配备常用消防灭火器具。一般不用水灭火，因为水能与一些化学品（如钠）发生剧烈反应，导致火势扩大或引发爆炸。

（1）沙箱：将干燥沙子贮于容器中备用，灭火时，将沙子撒在着火处。干沙用于金属起火的扑救特别安全有效，使用时避免混入杂物，但对火势很猛、面积很大的火灾不宜使用。注意保持沙箱干燥。

（2）石墨粉：适用于扑灭金属钾、钠火灾，不能用水、泡沫灭火器等灭火。

（3）二氧化碳灭火器：是化学实验室最常用和最安全的一种灭火器，且无残留污染。使用时，一手提灭火器，一手握在喇叭筒的把手上，打开开关，即有二氧化碳喷出。应注意，喇叭筒的温度会随着喷出的二氧化碳气压的骤降而骤降，故手不能握在喇叭筒上，否则会被严重冻伤。二氧化碳可用于油脂和电器起火，但不能用于扑灭金属着火。

（4）泡沫灭火器：由碳酸氢钠与硫酸铝溶液作用产生氢氧化铝和二氧化碳泡沫，灭火时泡沫把燃烧物质包住，隔绝空气而灭火。因泡沫能导电，故不能用于电器着火，且灭火后的污染严重，使火场清理工作麻烦，故一般非大火时不用泡沫灭火器。

2. 实验室火灾事故应急处置

燃烧必须同时具备 3 个条件，即可燃物、助燃物、点火源。因此，消除其中任何一个条件，燃烧就会终止。火灾发生时，应保持镇静。首先要切断热源、电源，把附近的可燃物品移走，再针对燃烧物的性质采取适当的灭火措施。

（1）可燃液体燃着时，应立即移除着火区域内的一切可燃物，防止火势蔓延。若着火面积较小，可用抹布、湿布、铁片或沙土覆盖，隔绝空气灭火。容器（如烧杯、烧瓶等）中发生的局部小火，可用石棉网、表面皿等盖灭，但覆盖时要轻，避免碰坏或打翻盛有易燃溶剂的玻璃器皿，导致更多的溶剂流出而复燃。

（2）汽油、乙醚、甲苯等有机溶剂在桌面或地面上蔓延燃烧时，不得用水冲，否则会扩大燃烧面积，可撒上细沙或用灭火毯扑灭。乙醇等可溶于水的液体发生火灾时可用水灭火。

（3）对钠、钾等金属着火，通常用干燥细沙或石墨粉覆盖。严禁用水、二氧化碳灭火器。

（4）若衣服着火，保持冷静，避免奔跑。化纤织物最好立即脱掉。小面积火灾可用湿抹布、灭火毯等包裹使火熄灭。若火势较大，可就近用水龙头浇灭。必要时可就地卧倒打滚，使其熄灭。

（5）在反应过程中，若由冲料、渗漏、油浴着火等引起反应体系着火时，情况比较危险，处理不当会加重火势。扑救时必须谨防冷水溅在着火处的玻璃仪器上，必须谨防灭火器材击破玻璃仪器。有效的扑灭方法是用几层灭火毯覆盖，隔绝空气；若仍不奏效，必须使用灭火器，由火场的周围逐渐向中心处扑灭。

五、实验室爆炸事故的预防

（1）避免随意混合化学试剂。氧化剂和还原剂的混合物在受热、摩擦或撞击时易发生爆炸，如镁粉 - 重铬酸铵、浓硫酸 - 高锰酸钾、镁粉 - 硫黄等。

（2）避免在密闭体系中进行蒸馏、回流等加热操作。在做高压或减压实验时，应使用防护屏或戴防护面罩。

（3）禁止在加压或减压实验中使用不耐压的玻璃仪器，注意检查气体钢瓶减压阀是否正常工作。

（4）避免易燃易爆气体（如氢气、乙炔等气体）、煤气和有机蒸气等大量泄露到空气中，避免引起爆燃。

（5）谨慎使用易爆炸的化合物，如硝酸盐类、硝酸酯类、三碘化氮、多硝基芳香族化合物、乙炔及其重金属盐、重氮盐、叠氮化物、有机过氧化物（如过氧乙醚和过氧酸）等，这些化合物受热或受到撞击时会发生爆炸。

六、实验室常见意外伤害的应急处理

（一）玻璃割伤及其他机械损伤

首先检查伤口内有无玻璃或金属碎片，然后用硼酸溶液清洗伤口，接着涂抹碘酒或甲紫溶液（紫药水），必要时用纱布包扎。若伤口较大或过深导致大量出血，可直接压迫损伤部位进行止血，即使损伤动脉，也可用手指或纱布直接压迫损伤部位止血；但如果长时间的压迫导致末梢部位疼痛加剧，可平均 5 分钟放松 1 次，放松 1 分钟后再捆扎起来，并立即到医院诊治。

（二）烫伤

轻微烫伤一般用浓的乙醇（90% ～ 95%）消毒后涂上苦味酸软膏。如果伤处红痛或红肿（一级灼伤），可用橄榄油或用棉花沾乙醇敷盖伤处；若皮肤起疱（二级灼伤），不要刺破水疱，防止感染；若烫伤处皮肤呈棕色或黑色（三级灼伤），应用干燥而无菌的消毒纱布轻轻包扎好，并尽快送医院治疗。

（三）重金属中毒

重金属盐中毒者，应立即饮用含有几克硫酸镁的水溶液，迅速就医。不要服催吐药，以免引起危险或使病情复杂化。

参考文献

冯卫生，吴锦忠. 天然药物化学实验［M］. 3 版. 北京：中国医药科技出版社，2023.

第二章　天然药物化学成分的提取技术

第一节　经典提取方法

中药中的化学成分很多，一味中药通常就含有几十甚至上百种成分，当然有效成分和无效成分是混杂在一起的，而且无效成分往往更多。要获得单一的有效成分，传统的做法是先将各种成分提取出来，然后再进一步分离精制，因此，提取与分离是天然药物化学实验的核心内容。

提取就是使用各种方法将有效成分从中药中抽提出来，当然，我们希望提取的有效成分尽可能的多，而无效成分尽可能的少，这就需要我们选择适当的方法了。针对有效成分的不同性质，可以选择溶剂提取法、水蒸气蒸馏法、升华法等经典提取方法；近些年，还发展出了一些新的提取与分离技术，如超临界流体萃取、超声波提取、微波提取、酶提取、半仿生提取等。

一、溶剂提取法

溶剂提取法是实验室中最常用的提取方法，它需要将溶剂加入适当粉碎的中药材中。溶剂通过扩散和渗透作用穿过植物细胞壁，进入细胞内部。细胞内的某些与溶剂极性相近的物质会溶解在溶剂中，形成浓度差。这个浓度差驱动细胞内的浓度高的溶液向外扩散，同时新的溶剂不断进入药材细胞，通过多次这样的循环，直至细胞内外的溶液浓度达到动态平衡，完成1次提取。之后，将提取液过滤出来，向药材中加入新的溶剂进行下一轮提取，通过多次重复这一过程，可以提取出大部分所需成分。

在溶剂提取过程中，为了确保有效成分被完全提取出来，需要判断提取终点。判断提取终点的常用方法包括：对有效成分不明确的中药，取最后一次的提取液数毫升，置蒸发皿中挥干溶剂，如果基本无残渣即视为提取终点；若已知有效成分，可选用针对该有效成分的定性反应，提取液反应呈阴性时即为提取终点。

（一）影响提取效率的因素

提取效率受多种因素的影响，其中最重要的因素是溶剂的选择，此外还与药材的粉碎度及提取的温度、时间等因素有关。

1. **溶剂的选择**

选择溶剂的基本原则是依据“相似相溶”的原理，即选择与目标成分极性相近的溶剂。天然药物化学实验常用的溶剂极性由小到大排列如下：石油醚、苯、三氯甲烷、乙醚、乙酸乙酯、正丁醇、丙酮、乙醇、甲醇、水。我们通常将溶剂分为以下几类：

亲脂性有机溶剂：如石油醚、苯、三氯甲烷和乙醚，适合提取非极性或弱极性的成分。

中等极性溶剂：如乙酸乙酯、正丁醇和丙酮，适用于提取中等极性的成分。

亲水性有机溶剂：如乙醇和甲醇，适合提取极性较强的成分。

强极性溶剂：如水，适用于提取极性非常强的成分。

常用溶剂的物理性质见表 2－1。

表 2－1　常用溶剂的主要物理性质

溶剂名称	溶解性	比重	沸点/℃
甲醇	与水混溶，溶于醇类、乙醚等	0.792	64.6
乙醇	与水混溶，溶于醇类、乙醚、苯、三氯甲烷、石油醚等	0.789	78.4
丙酮	与水混溶，溶于醇类、乙醚、三氯甲烷等	0.792	56.3
正丁醇	100 g 水可溶 9 g，溶于乙醇、乙醚等	0.810	117.7
乙酸乙酯	100 g 水可溶 8.6 g，溶于乙醇、乙醚、三氯甲烷等	0.902	77.1
乙醚	100 g 水可溶 7.5 g，溶于乙醇、三氯甲烷、苯、石油醚、油类等	0.713	34.6
三氯甲烷	100 g 水可溶 1 g，溶于醇类、乙醚、苯、石油醚等	1.484	61.9
苯	100 g 水可溶 0.08 g，溶于乙醇、丙酮、乙醚、四氯化碳等	0.879	80.1
石油醚	不溶于水，溶于无水乙醇、乙醚、三氯甲烷、苯、油类等		30～60 60～90 90～120

（1）水。水是强极性溶剂。适用于提取中草药中的亲水性成分，如无机盐、糖类、鞣质、氨基酸、蛋白质、有机酸盐、生物碱盐及苷类等。另外，欲提取碱性成分，如生物碱，还可用酸性水溶液；欲提取含羧基或羟基的成分，如有机酸、黄酮、蒽醌、内酯、香豆素及酚类等，则可选用碱性水溶液。所用原理都是酸碱反应形成盐，使目标成分以离子形式存在，增加其在水中的溶解度。

用水作为提取溶剂时，有几个问题需要注意：首先，对于苷类等易酶解成分，就要破坏酶的活性，即所谓的破酶保苷，可以直接用沸水或在原料中加入一些无机盐，如碳酸钙来实现。其次，如果选用的中药含多糖，如淀粉、黏液质类较多，煎煮时注意避免发生糊化，煎煮后其水提取液常常很难过滤，对这类药材，不要粉碎得过细，尽量选择冷水提取。冷提可以选择浸渍法或渗漉法，这时需要注意药材的霉变，尤其是在夏季，使用浸渍法浸泡时间较长时，可在水中加入少量防腐剂。

水作为提取溶剂，优点是廉价、安全、易得；缺点是沸点高，提取液浓缩时间较长，提取的成分复杂，后续处理较麻烦。

（2）亲水性的有机溶剂，即与水能混溶的有机溶剂，如乙醇、甲醇、丙酮等。其中，乙醇最为常用。其中乙醇对药材细胞的穿透能力较强，对有效成分的溶解范围较广，因此提取成分较全面。除强亲水性的成分如蛋白质、黏液质、果胶、淀粉等多糖外，多数成分在乙醇中有不错的溶解度。还可以根据目标成分的性质，选择不同浓度的乙醇。

与水相比，乙醇作为提取溶剂的优点是提取时间短，提取液杂质少，并且不易发霉变质；缺点是乙醇易燃，成本也较高。

甲醇的性质和乙醇相似，沸点较低（64.7 ℃），但有毒性，使用较少。基于这些特性，乙醇是最常用的提取溶剂之一。

（3）亲脂性有机溶剂，即与水不能混溶的有机溶剂，如石油醚、苯、三氯甲烷、乙醚等。这些溶剂的选择性强，很少提取亲水性杂质，因此提取液较纯。但这类溶剂对植物组织的渗透能力较弱，往往需要长时间、多次反复才能取得较好的提取效果，且多易燃，挥发性强，一般有毒，且价格较贵。因此，大量提取中药原料时，直接用这类溶剂很受限制。

2. **粉碎度**

药材粉末的粒度越细，颗粒表面积越大，越有助于溶剂的渗透、溶解、扩散，从而提高提取效率。但粉碎过细，表面积太大，颗粒间的吸附作用增强，反而会影响溶剂的渗透、扩散作用，因此要掌握合适的粉碎度，这通常与选用的溶剂及植物的药用部位有关。用水提取时可采用粗粉或薄片；用有机溶剂提取时可以用略细的药材粉末，一般以能通过 20 目筛为宜。

3. **温度**

随着温度升高，分子运动加快，溶剂的渗透、溶解、扩散速度也加快，这有利于有效成分的提取，因此热提常比冷提效率高。但是温度的升高也会导致杂质的溶出增多；同时，温度过高，会破坏有些热不稳定性成分。故一般加热不超过 60 ℃，最高不超过 100 ℃。

4. **提取时间**

提取开始时，有效成分的提取量随时间的延长而增加，直至药材细胞内外有效成分的浓度达到平衡。浓度达到平衡后再继续提取就没有意义了。一般用水加热提取每次 0.5 ～ 1.0 小时即可，用乙醇加热提取每次以 1 小时为宜。

（二）实验方法

溶剂提取的实验方法分为冷提和热提两类。冷提包括浸渍法和渗漉法，热提包括煎煮法、回流提取法和连续回流提取法等。冷提尤其适用于热不稳定性成分及含淀粉、黏液质等多糖类较多的中药的提取。热提（尤其是使用连续回流提取法时）则须注意要提取的成分是否耐热。

1. **浸渍法**

实验操作：将中药材粗粉装入适当的容器内，加入适量的水或稀醇，确保液面高于药材，时常搅拌，放置过夜，过滤，药渣再加入新溶剂，如此重复提取 2 次，合并提取液，浓缩即得提取物。

注意事项：如果用水做溶剂，须注意防止浸泡过程中提取液发霉变质，必要时加入适当的防腐剂。

2. **渗漉法**

实验操作：先将药材粉末润湿后装入渗漉筒，然后不断添加新溶剂，同时打开渗漉筒下面的开关，收集提取液。保持较大的浓度差，提取效率较高，但操作较烦琐。

注意事项：操作时要注意控制流速，避免过快，也不可使表面干燥。

3. **煎煮法**

实验操作：将药材粗粉放入合适的容器中，加水浸没药材，充分浸泡后，直火加热至煮沸，保持微沸 0.5 ～ 1.0 小时，收集煎出液，药渣再加入水，依前法煎煮 2 ～ 3 次，合并各次煎出液，浓缩至需要的浓度。

注意事项：有效成分是挥发性的或遇热易破坏的不宜用此法。另外，若中药含多糖类较多，可以用蒸汽加热，避免糊化。

4. **回流提取法**

实验操作：先将药粉装入烧瓶中，加入足够溶剂，连接冷凝器，通过水浴或电热套加热回流，提取液滤出后，药渣加入新溶剂再回流，重复数次，合并各次提取液，回收溶剂即得提取物。

注意事项：加热温度不可太高，煮沸后能维持回流即可。首次回流，由于药材吸收溶剂，须增加溶剂，后续提取时溶剂高于药材表面 1 ～ 2 cm 即可。

5. **连续回流提取法**

实验操作：使用索氏提取器，通过溶剂在烧瓶中蒸发、冷凝、流回提取器、虹吸回流的循环过程，实现连续提取。操作简便，节省溶剂。

注意事项：溶质在提取过程中持续加热，因此对溶质的耐热性要求高。

6. **蒸馏**

常压蒸馏：适用于低沸点（100 ℃以下）有机溶剂的回收。将提取液放入蒸馏瓶中，加入沸石，使用水浴加热，避免直火。

减压蒸馏：适用于高沸点（100 ℃以上）溶剂或热敏感成分的回收。使用克氏蒸馏头和真空泵，调节系统内压，进行加热蒸馏。

二、水蒸气蒸馏法

水蒸气蒸馏法适用于具有挥发性的，能在水蒸气存在下蒸馏而不被破坏，不与水发生反应，且难溶或不溶于水的成分的提取。在天然药物化学实验中主要用于提取挥发油。

实验操作：①固定水蒸气发生器，并在其中放入不超过其容积3/4的水，将安全玻璃管插到接近瓶底；②在圆底烧瓶中放入欲蒸馏的样品，溶液总量不超过烧瓶容积的1/3，如果样品是原药材的粗粉或碎片，应事先浸泡湿润；③水蒸气导入管伸至溶液正中的瓶底，并将烧瓶的位置向水蒸气发生器方向倾斜，以免飞溅起来的泡沫或液体经冷凝器流入接收器，污染馏出液；④打开冷却水、热源，开始蒸馏，至馏出液不再浑浊时，蒸馏结束；⑤蒸馏中断或结束时，先打开水蒸气发生器与圆底烧瓶之间的三通玻璃管下的螺旋夹，使系统与大气相通，然后再停止加热。

注意事项：蒸馏结束后先打开螺旋夹，再停止加热，以防止烧瓶内液体被倒吸入水蒸气发生器内；在蒸馏过程中，应对装有样品的圆底烧瓶保温，这样既可提高挥发性成分的提取效率，又可避免水蒸气在烧瓶中冷凝。

三、升华法

某些固体物质受热后不经液态直接从固态变成气态，冷却时又凝结成固态，这种现象称为升华。有此性质的物质，我们称它具有升华性。具有升华性的物质可以用升华法（sublimation method，SM）直接从药材粉末中提取出来，得到的物质纯度较高，但若中草药炭化，产生的挥发性焦油状物黏附在升华物上，则不易精制除去。减压加热升华可降低升华温度，减少炭化。升华法操作时间较长，且常伴有分解现象，产品损失大并且只有在其熔点以下有相当高的蒸气压的固态物质才可用升华法来提纯，故实际应用很受限制。

第二节　现代提取方法

随着科学技术的进步，许多新的提取方法得以产生，下面简单介绍超临界流体萃取法（supercritical fluid extraction，SFE）、超声波提取（ultrasound extraction，UE）技术、微波辅助提取技术（microwave-assisted extraction，MAE）、酶提取（enzymatic extraction，EZ）法和半仿生提取（semi-bionic extraction，SBE）技术等。

一、超临界流体萃取法

超临界流体萃取法是一项高效、环保的提取技术，广泛应用于食品、香料、制药和化工行业。

（一）超临界流体

物质有气、液、固三种相态。三种相态在特定的温度、压力下是可以互相转化的。每种物质都有一个特定的临界温度，超过这个温度，无论怎样增加压强，气态物质都不会液化，这个温度就是临界温度。液体在临界温度时的饱和蒸气压就是临界压力。例如，水的临界温度为374.15 ℃，超过这个温度，无论如何加压，水都不能转化为液体。物质处在高于临界温度和临界压力时的状态称为超临界状态。超临界流体（supercritical fluid，SCF）是指以超临界状态存在的流体，即指温度和压力同时高于临界值的流体。在这种状态下，流体兼具气体的扩散性和液体的溶解性，能有效提取多种物质。（图2－1）

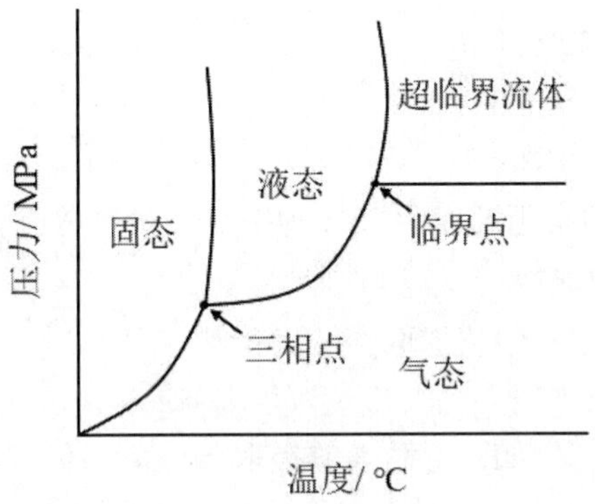

图2－1　三相图

（二）超临界流体的特性

超临界流体常被描述为密度接近液体的气体，因为超临界流体的密度很大，近似液体；黏度很小，近似气体；扩散系数很大，接近气体。溶剂的溶解能力与其密度、扩散系数成正比，与其黏度成反比。超临界流体具有密度大、扩散系数大、黏度小的性质，因此对溶质具有很好的溶解能力。

在临界点附近，流体的物理化学性质对温度和压力的变化极其敏感，在不改变化学组成的条件下，即可通过调节压力改变流体的性质，如极性等，进而影响其溶解性。

（三）超临界流体萃取技术

在一定温度下，改变压力即可改变超临界流体的性质及其溶解能力。控制不同的温度、压力、夹带剂等，利用程序升压即可将不同极性的成分分步萃取的方法就是超临界流体萃取法。将超临界流体与待分离的物质接触，通过调节超临界流体的压力改变其溶解能力，从而有选择性地把不同性质的成分依次萃取出来。虽然对应各压力范围所得到的成分可能不是单一的，但可以控制条件得到最佳比例的混合成分，然后通过减压、升温使超临界流体变成普通气体，被萃取物质析出，从而达到分离提纯的目的，因此超临界流体萃取的过程可以看作是萃取和分离的结合。

可作为超临界流体的物质很多，但实际常用的是 CO_2。CO_2作为超临界流体有以下优点：首先，CO_2的临界温度为31.26 ℃，临界压力为7.38 MPa，临界条件容易达到；其次，CO_2的化学性质稳定，无色、无味、无毒，安全性高；再次，CO_2的价格便宜、纯度高且容易获得。

CO_2超临界流体萃取极性较低的化合物效果较好，但对于强极性化合物效果欠佳，这个问题可以通过加入夹带剂解决，即在 CO_2超临界流体中加入少量极性溶剂，如甲醇、乙醇、丙酮等，可明显地提高溶解能力，有时甚至能提高几个数量级。

（四）超临界 CO_2萃取的优点

1. 可在低温下提取

CO_2超临界流体萃取的常用温度为35～40 ℃，对热敏成分尤其适用。

2. 提取过程中无溶剂残留

提取过程中无溶剂残留对中药提取是一大优势。

3. 提取与蒸馏合为一体

生产速度快、周期短。例如，青蒿素的提取与分离，传统溶剂法需几天，CO_2超临界流体萃取几个小时即可完成。

4. 工艺简单

操作方便，无传统溶剂提取法的易燃、易爆危险，并能减少环境污染。

二、超声波提取技术

（一）超声波提取的原理

关于超声波提取的原理，主要有以下几点。

1. 空化作用

液体中的微小气泡在超声波作用下产生振动，当声压达到一定值时，气泡迅速膨胀，然后突然闭合，气泡闭合时产生冲击波，这种膨胀、闭合、振荡等一系列动力学过程称为超声波空化作用。气泡闭合时会在其周围产生上千个大气压的压力，形成微激波。这种微激波作用在中药材上，可使植物细胞壁破裂，细胞内的成分迅速释放到溶剂中。

2. 机械效应

超声波在介质中的传播可以使介质质点在其传播空间内产生振动，从而增强介质的扩散、传播，这就是超声波的机械效应。超声波可在液体内形成有效的搅动与流动，达到普通机械搅拌达不到的效果，加速溶剂与药材成分的接触混合。

3. **热效应**

超声波在介质中进行传播时，其声能随着传播和扩散，不断被介质的质点吸收，转变成热能，导致介质本身和药材组织温度升高，增加药材中化学成分的溶解速度。这种吸收声能引起的药材组织内部温度的升高是瞬间的，因此一般不会改变所提取的成分的生物活性。

（二）超声波提取的特点

超声波提取技术在多个方面优于传统提取方法。

1. **提取时间短、效率高**

研究表明，通常超声波提取时间仅为传统提取方法的 1/3 或更少，并且有效成分的提取率高于传统方法。

2. **工作温度低**

一般超声波提取无须加热，有助于保护热敏成分，适用于热敏物质的提取。

3. **溶剂用量少**

超声波的强化作用可以减少溶剂的用量，从而节约成本并减少环境污染。

4. **适用性广泛**

绝大多数中药材的各类成分均可通过超声波提取。

三、微波辅助提取技术

微波是指频率在 300 兆赫至 300 千兆赫的电磁波，高于无线电波频率。通常呈现穿透、反射、吸收三个特性。对于玻璃、塑料等，微波几乎是可以穿透而不被吸收；水和食物等就会吸收微波能量并转化为热量；而金属类材料则会反射微波。

微波辅助提取技术简称微波提取，是将微波和传统的溶剂提取法结合而成的一种提取方法。

（一）微波提取的原理

微波提取的原理主要是中药材原料吸收了微波能后，植物细胞内部的温度迅速上升，细胞内压力大大增加，导致细胞破裂，释放出其中的化学成分，溶解于提取介质中。由于微波的频率与分子转动的频率相关联，当它作用于分子时，可促进分子的转动，若分子具有一定的极性，即可在微波场的作用下产生瞬时极化，进行快速的极性变换运动，从而产生键的振动、撕裂和粒子间的摩擦和碰撞，迅速生成大量的热能，促使细胞破裂。另外，微波所产生的电磁场可加速分子由固体原料内部向固液界面扩散的速率，缩短提取成分的分子由固体内部扩散至固液界面的时间，显著提高提取速率。物质吸收微波的能力是有差异的，可使基体物质的某些区域组分被选择性加热，从而使被提取物质从基体或体系中分离，进入到提取溶剂中。

实际操作中，需要先将切碎的药材在溶剂中适当浸泡（一般为0.5～1.5小时），再进行微波提取，这一步非常重要。因为物料经浸润后，内部溶剂量增加，可更好地吸收微波能，这对于升温和细胞破壁都是有利的。微波提取一般适合于具有热稳定性的物质，对热敏性物质，微波加热可能导致其变性或失活。

（二）微波提取的特点

（1）试剂用量少，节能，环境污染小。

（2）对提取物具有高选择性，提取纯度高。

（3）提取速度快，微波提取大大降低了提取时间，比传统提取法的提取速率提高了几十倍甚至上百倍。

四、酶提取法和半仿生提取技术

（一）酶提取法

大部分中草药的细胞壁是由纤维素构成的，植物的有效成分往往包裹在细胞内。纤维素是多糖类，由多个β－D－葡萄糖以1,4－β－葡萄糖苷键连接而成，纤维素酶可水解β－D－葡萄糖苷键，破坏植物的细胞壁，从而加速有效成分的释放和提取。另外，可以选用相应的酶分解去除淀粉、蛋白质、果胶等杂质，利于目标成分的分离和纯化。

酶提取法条件温和，但酶本身必须保持活性，因此，须先通过实验确定最适合的温度、pH及作用时间等，以使酶发挥最大作用。

（二）半仿生提取技术

半仿生提取法模拟口服给药在胃肠道的转运过程，通过使用模拟胃和肠道酸碱度的水溶液煎煮，提取活性混合体。对于药效成分不明确的中药，此法能更准确地反映药理作用的物质基础，从而更好地保持中药或复方原有的功效。该法既可以充分发挥混合物的综合作用，又能利用单体成分控制质量，是一种将整体药物研究法与分子药物研究法相结合的新的提取工艺。

这种方法与人体消化环境并不完全相同，故称为半仿生提取技术。为了克服高温煎煮可能破坏有效成分的问题，研究者引入酶催化技术，并将提取温度降低至接近人的体温，又模仿胃肠道蠕动加以搅拌，发展出了半仿生－酶提取法，通过优化酶的种类、用量、作用时间和温度等，可进一步提高提取效率和成分活性。

五、破碎提取法

植物组织破碎提取法（extracting method by smashing，EMS）是通过破碎提取器使植物材料在适当溶剂中充分破碎，形成匀浆状而达到提取目的。闪式提取器广泛用于中草药根、茎、叶、花、果实、种子等材料中有效成分提取，可用于单一天然药物提取，也可用于复方天然药物提取。该法不仅高效节能、操作简便，而且可在室温下提取，避免成分破坏。

六、分子蒸馏法

分子蒸馏（molecular distillation，MD）法是一种在高真空条件下操作的蒸馏方法，蒸气分子的平均自由程大于蒸发表面与冷凝表面之间的距离，从而可利用物料液中各组分蒸发速率的差异，对液体混合物进行分离。分子蒸馏法作为一种新型的、特殊的液－液分离或精制技术，具有蒸馏温度低、蒸馏真空度高，物料不易氧化受损、传热效率高、减少物料热分解、节能环保等优点。

分子蒸馏法特别适用于高沸点、热敏性、易氧化成分的分离，适用于不同物质相对分子质量差别较大的液体混合物的分离；还可用于相对分子质量接近但性质差别较大的物质的分离，并且可用于脱除液体中的低分子质量物质（如有机溶剂、臭味组分等）。由于分子蒸馏是在高真空条件下进行，其还可用于去除溶剂萃取后或化学反应残留的微量溶剂。但分子蒸馏设备价格昂贵，分子蒸馏装置必须保证体系压力达到高真空度，对材料密封要求较高，且蒸发面和冷凝面之间的距离要适中，设备加工难度大，造价高。

七、固相微萃取法

固相微萃取（solid-phase microextraction，SPME）法是近年来国际上兴起的一项样品前处理新技术，是在固相萃取基础上进行的创新，它保留了原有技术所有的优点，摒弃了其需要柱填充物和使用溶剂进行解吸的不足，仅需一个类似进样器的固相微萃取装置即可完成全部前处理和进样工作。SPME 法有 3 种不同的萃取方式，即顶空萃取、直接萃取和空气萃取。

（一）顶空萃取

在顶空萃取模式下，SPME 纤维被暴露于样品上方的顶空中，通过吸收挥发性组分来进行分析。这种方法适用于挥发性或半挥发性化合物的提取，避免了直接接触样品基质，从而减少样品复杂性对分析的干扰。

（二）直接萃取

在直接萃取模式中，SPME 纤维直接插入样品中，通过物理吸附或化学反应吸收样品中的分析物。这种方法适用于不易挥发或用顶空萃取法难以提取的化合物。

（三）空气萃取

空气萃取模式主要用于大气中污染物的监测。SPME 纤维在空气中暴露一段时间后，能够吸收并富集空气中的污染物，因而能够进行环境监测和空气质量评估。

SPME 技术的优势在于其操作简便、无须使用有机溶剂、样品处理量小、富集效率高，且能够与多种分析仪器（如气相色谱、液相色谱和质谱等）直接联用。这些特点使得 SPME 技术成为样品前处理领域中一种高效、环保的新技术。通过优化纤维涂层材料、萃取时间、温度等参数，可以进一步提高 SPME 技术的灵敏度和选择性，满足不同分析需求。

参考文献

［1］冯卫生，吴锦忠. 天然药物化学实验［M］. 3 版. 北京：中国医药科技出版社，2023.

［2］李丽华. 天然药物化学实验教程［M］. 北京：中国医药科技出版社，2017.

［3］石莹莹. 现代提取技术在中草药提取中的应用［J］. 河南化工，2023，40（5）：9－12，30.

［4］孔令义. 天然药物化学［M］. 北京：化学工业出版社，2018.

［5］CHEMAT F，VIAN M. Alternative solvents for natural products extraction［M］. Berlin：Springer，2014.

第三章 天然药物化学成分的分离方法

前述提取方法通常得到的是含有多种成分的混合物，常常需要进一步除去杂质。分离和纯化过程根据混合物中各成分之间的物理、化学性质的差异，通过特定技术实现组分的有效分离。常用的方法有系统溶剂分离法、两相溶剂萃取法、结晶法、分馏法、沉淀法、盐析法、透析法和色谱法等。

第一节 系统溶剂分离法

系统溶剂分离法是一种依据目标成分的极性差异进行分离的技术。此法可以将提取物分成强亲脂性、亲脂性、中等极性、极性、强极性五部分，是一种常用的部分分离的方法（表3－1）；若同时配合药理，可以追踪有效部位，进一步分离有效的单体。因此，此法适合成分未知中药的初期实验。

表3－1 常用溶剂提取的主要成分类别

常用溶剂	主要提取的成分类别
强亲脂性：石油醚、已烷	挥发油、脂溶性色素、油脂和蜡、某些苷元、甾醇
亲脂性：乙醚、三氯甲烷	苷元、生物碱、树脂、有机酸、某些苷类
中等极性：乙酸乙酯、正丁醇	各种苷类
极性：丙酮、乙醇、甲醇	强极性苷、生物碱盐等
强极性：水	氨基酸、蛋白质和酶、碳水化合物（糖类）、无机盐

1. 溶剂选择与使用顺序

必须按照溶剂的极性从弱到强的顺序进行操作，这有助于先提取极性较弱的成分，然后逐步提取极性较强的成分，确保提取物的全面性和选择性。

2. 提取物的处理

提取物浸膏通常呈现胶状，可能在溶剂中分散不均。为了改善其分散性，可以加入适量的硅藻土或纤维素粉等惰性填充剂。将填充剂与浸膏混合后，进行低温干燥处理，使其形成粉末状物质。这样处理后的提取物更易于均匀分散在溶剂中，从而提高提取效率和完整性。

3. 提取过程

将处理成粉末状的提取物用一系列极性逐渐增强的溶剂进行提取。每一步提取后，应适当过滤并收集提取液，以便进行下一步的提取。

4. 监控提取效果

在整个提取过程中，应定期监控提取液中目标成分的含量，以评估提取效果和确定提取终点。

5. 后续处理

提取完成后，应对收集的提取液进行适当的浓缩和纯化处理，以便于进一步的分析和应用。

第二节　两相溶剂萃取法

两相溶剂萃取法是利用混合物中各成分在两种互不相溶的溶剂中的分配系数差异来实现分离的方法。两相溶剂萃取法包括简单萃取法、逆流分溶法、液滴逆流分配法等。

一、萃取溶剂的选择

萃取的关键是溶剂的选择，下面介绍两种简单实用的选择溶剂的方法。

（一）分离程度与分离因子

设有 A、B 两种混合物，在两种互不相溶溶剂中有各自的分配系数 K_a、K_b，则分离因子 $\beta = K_a/K_b$。一般地，$\beta \geqslant 100$，1 次简单萃取就可实现基本分离；$10 < \beta < 100$，则需要 10 ～ 12 次萃取；$\beta = 1$，即 $K_a = K_b$，A、B 无法通过此溶剂萃取分离。一般 $\beta >$ 50，简单萃取即可；$\beta < 50$ 则需要采用逆流分溶等特殊的萃取方法，才能达到较好的分离效果。因此，对已知物，我们可以根据 K 值，选择 β 较大的溶剂系统。

（二）用纸色谱设计萃取分离条件

对于未知组成的混合物，可以通过纸色谱计算其在溶剂中的分配系数。研究证实，单一物质纸色谱 R_f 值与 K 值之间有如下关系：

$$K = \frac{1}{r}\left(\frac{R_f}{1 - R_f}\right)$$

其中，r 为滤纸的特定常数。对于 A、B 两种混合物，则可导出：

$$\beta = \frac{R_{f_a}}{R_{f_b}}\left(\frac{1 - R_{f_b}}{1 - R_{f_a}}\right)$$

因此，用纸色谱，可以根据A、B色点的R_f值计算β值。那么，分别用不同的溶剂系统做若干个纸色谱，从中找出β值最大的一个，此时的萃取分离条件就是最佳条件了。

（三）酸性、碱性物质的萃取与pH

对于具有酸性或碱性的有机化合物来说，在萃取过程中其分配系数还受系统pH的影响，因为系统pH决定着这类物质在溶液中的存在方式，即是以离子形式还是以游离形式存在，取决于溶液的pH。萃取时，我们希望物质以单一形式存在，便于集中萃取到某一相溶溶剂中。一般地，当离子形式与游离形式存在的浓度比例为100∶1时，我们就视为物质均以离子形式存在，反之亦然。

以酸性物质为例，由平衡常数可得：

$$pH = pK_a + \lg [A^-] / [HA]$$

当$[A^-]:[HA] = 100:1$时，我们就认为HA均转变成了A^-，即当$pH = pK_a + 2$时，这个酸（HA）均以盐离子（A^-）的形式存在；当$pH = pK_a - 2$时，则均以游离形式（HA）存在，显然，通过调节系统的pH值可以实现这一目标。

对碱性有机物，同理可得$pH = pK_a + \lg [B] / [BH^+]$，B为游离碱，$BH^+$为其盐，调节系统的pH为$pK_a + 2$或$pK_a - 2$，同样可以获得最佳萃取方案。对已知$pK_a$的混合酸性或混合碱性化合物，还可以设计pH梯度萃取。

二、操作注意事项

1. 检查分液漏斗

在使用前，务必检查分液漏斗是否有漏液现象，确保旋塞开合灵活，以保证操作的顺利进行。

2. 排气操作

使用挥发性较强的溶剂（如乙醚）时，需要注意及时排气。在振荡混合后，保持分液漏斗倾斜，缓慢打开旋塞以释放内部气体。

3. 避免乳化现象

在大量萃取前，建议先进行小规模试验以摸索最佳条件。剧烈振摇试管约1分钟，观察液体是否易于分层。

如果容易形成乳化，应避免在大规模萃取时剧烈振摇。对于已经产生乳化的体系，可以尝试以下方法。

（1）长时间静置分液漏斗，并轻轻旋转以促进自然分层。

（2）分离出乳化层，使用新鲜溶剂进行再次萃取。

（3）通过抽滤的方式分离乳化层。

（4）适当加热或冷却乳化层以促进分层。

（5）向乳化层中添加少量无机盐（如氯化钠）以促进分层。

4. **提高萃取效率**

如果萃取效果不理想，可以考虑添加少量无机盐，利用盐析效应提高目标成分的萃取率。

5. **检查萃取完整性**

利用薄层色谱、纸色谱或显色反应等方法，定期检查萃取过程是否完全，确保萃取效果。

第三节　结晶法

一、原理

结晶法（crystallization）是分离和提纯固体化学成分最常用的方法，包括加热溶解、趁热过滤、冷置析晶、过滤等步骤。加热溶解后趁热过滤弃去滤渣，除去不溶性杂质，冷置析晶后过滤，即可得到目标成分的晶体，而可溶性杂质留在滤液里。通过结晶，目标化合物以晶体的形式析出，从而实现纯化。若纯度未达到要求，可重复结晶几次，这个过程称为重结晶。

二、溶剂的选择

选择合适的溶剂是结晶法的关键，一般应符合以下几点。

1. **溶剂对目标成分的溶解度随温度变化显著**

确保加热时能充分溶解；冷却时易于析晶。

2. **溶剂对杂质的溶解度随温度变化不大**

便于杂质留在溶液中作为不溶性杂质除去。

3. **溶剂的沸点应适中**

沸点太低虽可避免挥发，但难以控制某些可溶性杂质的析出；沸点太高则不便浓缩，附在结晶上不易除去。

4. **溶剂不与目标成分发生化学反应**

使用单一溶剂不理想时可考虑使用混合溶剂。一般先用溶解度大的溶剂加热溶解样品，然后向溶液中滴加溶解度小的第二种溶剂至浑浊，加热使其澄清，若不能澄清，可再滴加第一种易溶溶剂至浑浊全部变澄清为止，静置等待析晶。选择溶剂时应注意，第一种溶解度大的溶剂沸点应低于第二种溶剂的，利于结晶的形成。

三、结晶纯度的判断

1. 观察结晶的形状、色泽，测定熔点

纯结晶性化合物都有一定的晶形和均匀的色泽，在不同溶剂中得到的结晶形状、熔点可能有所不同。应注意，有些化合物仅有分解点，而熔点不明显。

2. 色谱检测

利用薄层色谱或纸色谱，用三种以上不同展开系统展开，若均显示单一斑点，一般为单一化合物。但也有例外，对于立体异构的混合物，尤其是手性化合物的混合物，可制备成衍生物再进一步鉴定。

四、操作注意事项

（1）结晶的获得。将样品溶于溶剂中，过滤、浓缩后冷却放置，放置一段时间后若无结晶析出，可再适当挥发溶剂，或加入少量晶种，诱导晶核的形成；若没有晶种，可用玻璃棒蘸取过饱和溶液在空气中挥发除去溶剂后再摩擦玻璃器壁，产生微小颗粒代替晶种，以诱导形成结晶。若上述尝试均失败，可能是物质纯度太低所致，则须进一步分离纯化后再用结晶法精制。

（2）一定要将样品充分溶解，可以回流加热。

（3）必须趁热过滤。为防止液体在漏斗上冷却析出结晶，必要时可保温过滤。若保温操作仍有结晶在漏斗上析出，应适当降低液体浓度。

（4）冷置析晶时要将滤液慢慢冷却，快速冷却可能形成无定形粉末，还可能会包裹一些杂质。

第四节　分馏法

分馏法（fractional distillation，FD）是分离液体混合物的一种常用方法，在天然药物化学中可用于分离挥发油和一些液体生物碱。其原理是利用液体中各组分沸点的差别，在分馏柱中经多次反复蒸馏，收集不同沸点的馏分而使混合物达到分离。

如果液体混合物各成分沸点相差 100 ℃以上，可以直接蒸馏分离；若沸点差小于 25 ℃，则需要用分馏柱。混合物的沸点相差越小，需要的分馏装置越精细。

在分离有些沸点较高或在沸点易分解的成分时，可以进行减压操作，如挥发油的分离，有助于保护热敏性成分，避免在高温下分解或变质。

第五节　沉淀法

沉淀法（precipitation method，PM）是在中草药提取液中加入某些溶剂或试剂，通过降低某些成分溶解度而产生沉淀，可以用来分离有效成分，也可以用来去除杂质。

1．**水提醇沉**

将水提取液浓缩，加入乙醇使醇含量达到80%以上，高浓度的醇可以使蛋白质、淀粉、黏液质等成分沉淀下来，然后过滤分离。

2．**醇提水沉**

将乙醇提取液浓缩，加入10倍量的水，可以沉淀叶绿素、树脂等亲脂性成分，然后通过过滤除去沉淀。

3．**酸提碱沉**

酸提碱沉常用于生物碱的分离精制。在酸性提取液中加入碱，生物碱盐能转变成游离生物碱沉淀析出。若沉淀量多，可以直接过滤；若沉淀量少，可用三氯甲烷等有机溶剂萃取分离。

4．**碱提酸沉**

碱提酸沉常用于酚类、酸类成分的分离精制。在碱性提取液中加入酸，酚盐、有机酸盐转变成游离形式的沉淀析出，可以直接过滤进行分离。

5．**试剂沉淀**

沉淀试剂包括专属性沉淀试剂和非专属性沉淀试剂。专属性沉淀试剂如生物碱沉淀试剂可用于生物碱的分离；明胶可以将鞣质沉淀，进一步分离或除去；胆甾醇与甾体皂苷生成的沉淀很稳定，可用于三萜皂苷的分离等。经典方法中所用的铅盐，是一种非专属性沉淀试剂，与铅盐生成沉淀的物质很多，可以用来分离有效成分或除去杂质。然而，由于铅盐具有毒性，现代提取工艺通常避免使用铅盐。

第六节　盐析法

盐析法（salting out method，SOD）是向中药水提液中加入无机盐至一定浓度或达到饱和状态，使某些成分在水中的溶解度降低，沉淀析出或被有机溶剂提取出，而与水溶性大的杂质分离。常用的无机盐有氯化钠、氯化铵、硫酸铵、硫酸钠、硫酸镁等。如从三颗针根中提取小檗碱，在稀硫酸渗滤液中加氯化钠至近饱和，盐酸小檗碱即沉淀析出。

盐析法也可用于萃取分离，用有机溶剂萃取某些水溶性较大的成分效果不好时，可在水溶液中加入一定量的食盐，降低有机物在水中的溶解度，使有机层的浓度增加，这样自然就提高了萃取效率。

第七节 透析法

半透膜可以选择性地容许溶液中的小分子物质透过，截留大分子物质，从而利用混合物分子大小不同而将其分离。常用于纯化皂苷、蛋白质、多肽和多糖等大分子化合物。透析法可除去无机盐、单糖、双糖等小分子物质。由于透析效果与膜孔的大小密切相关，因此应根据欲分离成分的分子大小选择合适的透析膜。常用的透析膜包括动物膜（如猪、牛的膀胱）、火棉胶膜、蛋白质胶膜和玻璃纸膜等。在进行透析时要经常更换膜外清水，以增加透析膜内外溶液的浓度差。欲加快透析速度可适当加温，也可适当搅拌。确定透析是否完全，应取透析膜内溶液用定性反应检查。

第八节 色谱法

色谱法（chromatography），又称层析法。与前述的分离方法相比，色谱法具有更高的分离效率，可以使许多性质相近的混合物分离，甚至能够分离同分异构体，是天然药物化学实验重要的分离方法。

色谱法分类方法有多种。按照分离原理可分为吸附色谱（absorption chromatography）、分配色谱（partition chromatography）、离子交换色谱与凝胶色谱（gel chromatography）（也称为排阻色谱）等；按照操作方式可分为柱色谱（column chromatography，CC）、薄层色谱（thin-layer chromatography，TLC）、纸色谱（paper chromatography，PC）；按两相所处的状态可分为气相色谱和液相色谱，流动相为气体的称为气相色谱（按照固定相不同分为气－液色谱和气－固色谱），流动相为液体的称为液相色谱（依据固定相不同分为液－液色谱和液－固色谱）；按分离目的不同，可以分为制备性色谱和分析性色谱。

一、色谱法的原理

（一）吸附色谱

吸附色谱是利用吸附剂（固定相）对被分离物质的吸附能力不同，用溶剂或气体（流动相）洗脱时，各组分在固定相中的移动速度不同，使混合物得以分离的方法。液－固吸附色谱是运用较多的一种方法，常用的吸附剂有硅胶、氧化铝、聚酰胺、活性炭等有吸附活性的物质。色谱过程可以看作流动相分子与被分离物质分子之间竞争固定相吸附中心的过程。在洗脱过程中，当溶剂流过时，不同物质在吸附剂和溶剂之间不断地发生吸附、解吸、再吸附、再解吸，最终实现分离。

1. **硅胶**

硅胶（silica gel）为多孔性物质，可用通式 $SiO_2 \cdot xH_2O$ 表示。分子中具有硅氧烷的交链结构，颗粒表面有很多硅醇基，硅醇基通过氢键的形成而吸附大量的水分。硅胶的吸附能力与含水量有关，含水量越高，吸附力越低。当用硅胶作为吸附剂时，通常在使用前须加热去除水分，这个过程称为活化；反之加入一定量水分使活性降低，这个过程称为失活。一般用于活化的温度是 105 ～ 110 ℃，持续 30 分钟。若温度升至 200 ℃以上时，硅胶表面的硅醇基会进一步脱水缩合成硅氧烷键，不再具有选择性吸附作用而失去色谱活性。

硅胶色谱适用范围广，既可用于非极性成分的分离，也可用于极性成分分离，尤其适用于中性及酸性化合物，如萜类、甾体、苷类、蒽醌类、酸性及酚性成分等，也可用于生物碱的分离。

色谱过程中溶剂的选择，对组分分离关系极大。习惯上将柱色谱所用的溶剂（单一溶剂或混合溶剂）称为洗脱剂，薄层或纸色谱所用的溶剂称为展开剂。对极性吸附剂来讲，洗脱剂的极性越强，洗脱能力越大。溶剂的具体选择，须根据被分离物质与所选用的吸附剂性质来考虑。硅胶属于极性吸附剂，通常被分离物质极性越大，吸附力越强。因此，当被分离物质极性较强时，应选用活性较低即含水量较高的硅胶，如Ⅳ级、Ⅴ级的，洗脱剂则须选用极性较强的溶剂；当被分离物质极性较弱时，则应选用活性较高即含水量较低的硅胶作为吸附剂，如Ⅰ级、Ⅱ级的，洗脱剂一般选用极性较弱的溶剂。

在色谱分离过程中，洗脱剂为单一溶剂时，分离的重现性好，但效果往往不佳，这时需要选用二元或多元混合溶剂系统。若 R_f 值过小，可加少量极性溶剂，增强洗脱能力；若 R_f 值过大，则应降低洗脱能力，即增加非极性溶剂的含量，降低整个溶剂系统极性。在分离酸性或碱性成分时，有时还需要加入少量的酸或碱以使被分离物质色点集中，改善拖尾现象，提高分离效率。

2. **氧化铝**

氧化铝是一种常用的极性吸附剂，其吸附作用与表面的铝离子、Al－O 键或其他阳离子有关。色谱用氧化铝分为碱性、中性和酸性三种。碱性氧化铝因表面含有少量碳酸钠而略带碱性，对于分离中药中的一些碱性成分，如生物碱类颇为理想，但是不宜用于醛、酮、酸、内酯等化合物的分离。用水除去碱性氧化铝中的碱性杂质，再加热至 200 ～ 400 ℃使其活化可得中性氧化铝。中性氧化铝适用范围较广，适用于生物碱、萜类、挥发油、甾体及在酸碱中不稳定的苷类、内酯类成分的分离。用稀硝酸或稀盐酸处理氧化铝，不但中和了氧化铝中含有的碱性杂质，还使氧化铝颗粒表面带有 NO_3^- 或 Cl^- 等阴离子，这种氧化铝称为酸性氧化铝，适用于分离酸性成分，如有机酸、氨基酸等。

3. **聚酰胺**

聚酰胺是由酰胺键聚合而成的一类高分子化合物，分子中有丰富的酰胺基。酰胺基可以与酚类、酸类、醌类及硝基化合物等形成分子间氢键，与不形成氢键的化合物分离，又因不同成分形成的氢键的数目、强度不同，与聚酰胺间的吸附力不同，借此将不同成分分离。因此，一般认为聚酰胺色谱的原理是氢键吸附。通常分子中能形成氢键的基团（如羟基）数相同时，易于形成分子内氢键的（如邻二酚羟基）分子吸附力降低；分子内芳香程度越高，共轭双键越多，吸附力越强。

聚酰胺色谱特别适合分离含酚羟基的化合物，如中药中的黄酮、蒽醌、鞣质等。但是有些实验结果却无法用氢键吸附原理解释，如黄酮苷与苷元的分离，以含水流动相（如甲醇－水）洗脱时，黄酮苷比黄酮苷元先洗脱下来；若以有机溶剂（如三氯甲烷－醇）作为流动相时，黄酮苷元比黄酮苷先洗脱下来。这是不符合氢键吸附规律的，因此，有人提出双重色谱理论。聚酰胺分子中既有亲水性的酰胺键，又有亲脂性的脂肪链。用含水溶剂作为流动相时，聚酰胺中的脂肪链作为非极性固定相，其色谱行为类似于反相分配色谱，因为黄酮苷的极性大于黄酮苷元，所以黄酮苷比黄酮苷元容易洗脱；当用非极性流动相（如三氯甲烷－甲醇）时，聚酰胺则作为极性固定相，其色谱行为类似于正相分配色谱，黄酮苷元的极性小于黄酮苷，因此黄酮苷元易被洗脱。此即聚酰胺色谱的双重层析原理。

聚酰胺色谱常用的洗脱剂的洗脱能力从弱到强为：水＜甲醇或乙醇（浓度由低到高）＜丙酮＜稀氢氧化钠水溶液或氨水＜甲酰胺＜二甲基甲酰胺＜尿素水溶液。

4. 活性炭

活性炭是一种非极性吸附剂，与硅胶、氧化铝相反，其对非极性物质具有较强的亲和力，主要用于分离水溶性成分，如中药中的氨基酸、糖类及某些苷类等，是分离水溶性物质的主要方法之一。其应用特点是样品上样量大，分离效果好；另外，活性炭来源较易、价格便宜，适用于大量制备型分离。

活性炭的吸附作用在水中最强，在有机溶剂中较弱，用水－乙醇溶剂系统洗脱时，随乙醇浓度的增加洗脱力增强，即洗脱剂的洗脱能力随溶剂极性降低而增加。

（二）分配色谱

分配色谱是利用混合物中各成分在两种不相混溶的溶剂分配系数不同，使组分分离的一种方法，相当于连续萃取分离法。分配色谱需要有载体、固定相和流动相。载体是一种惰性的固体物质，主要起支持和固定溶剂的作用；被涂布或键合在载体上的溶剂，称为固定相；用来洗脱的溶剂即流动相。

在洗脱过程中，流动相流经载体时与固定相发生接触，由于样品中各成分在两相之间的分配系数不同，因此随流动相移动的速度也不同，易溶于流动相中的成分移动快，而易溶于固定相中的成分移动慢，从而得以分离。当流动相的极性小于固定相时，称为正相分配色谱；当流动相的极性大于固定相时，称为反相分配色谱。

1. 载体

作为分配色谱的载体应为中性多孔粉末，并能吸附一定量的固定相。常用载体有硅胶、硅藻土、纤维素粉等。这些物质能吸收本身重量 50% 以上的水，仍呈粉末状。

含水硅胶是使用最多的载体。硅胶含水量在17%以上时已失去吸附作用，而作为分配色谱的载体效果较好。纸色谱以滤纸的纤维素为载体，以滤纸上吸附的水为固定相。

2. 固定相和流动相

若分离亲水性较强的成分，如中药中的苷类、糖类、极性较大的生物碱、有机酸等，一般用正相分配色谱。所用固定相可以为水、缓冲溶液等，流动相选用三氯甲烷、乙酸乙酯、正丁醇、异戊醇等与水不相混溶（及很少混溶）的有机溶剂。若分离亲脂性成分，如高级脂、油脂等，则用反相分配色谱。固定相多为亲脂性强的有机溶剂，如硅油、液体石蜡等，流动相常选用水、甲醇、乙醇等强极性溶剂。

（三）离子交换色谱

离子交换树脂为人工合成的多聚物，带有能够与溶液中相反电荷的离子结合并发生交换的电荷基团。离子交换色谱是利用离子交换树脂上的可交换离子与被分离物质中的不同离子间发生交换反应时交换能力不同，或者说是基于混合物中各成分解离度差异进行分离的方法。

离子交换色谱主要适合于离子型化合物（如中草药中的生物碱、有机酸、氨基酸、多肽等）的分离。其分离效果取决于分子解离度的大小、带电荷的多少等因素，分子解离度越大，越难被洗脱下来。

1. 离子交换树脂的类型

离子交换树脂是不溶性的高分子化合物，由母核和离子交换部分组成，通常是球形颗粒，不溶于水但可在水中膨胀。离子交换树脂中的离子交换部分决定了树脂的主要性质和类别。它可分为阳离子交换树脂和阴离子交换树脂两大类。

（1）强酸型阳离子交换树脂。这类树脂含有大量的强酸性基团，如磺酸基（$—SO_3H$），容易在溶液中离解出 H^+，故呈强酸性。树脂离解出 H^+ 后，本体所含的负电基团，如 SO_3^-，结合溶液中的其他阳离子，这两个反应就完成了树脂中的 H^+ 与溶液中阳离子的交换。

强酸型树脂的离解能力很强，在酸性或碱性溶液中均能离解和产生离子交换作用。

（2）弱酸型阳离子交换树脂。这类树脂含弱酸性基团，如羧基（—COOH），能在水中离解出 H^+ 而呈酸性。树脂离解后余下的负电基团，如 $R—COO^-$，与溶液中的其他阳离子吸附结合，完成阳离子交换反应。这种树脂的酸性较弱，在低 pH 环境中难以解离和进行离子交换，只能在碱性、中性或微酸性溶液中（如 pH 为 5 ～ 14）反应。

（3）强碱型阴离子交换树脂。这类树脂含有强碱性基团，如季氨基（$—NR_3OH$），在水中离解出 OH^-，而呈强碱性。树脂离解出 OH^- 后，本体所含的正电基团与溶液中的阴离子吸附结合，从而产生阴离子交换反应。这种树脂的离解性很强，在不同 pH 条件下都能正常工作。

（4）弱碱型阴离子交换树脂。这类树脂含有弱碱性基团，如伯氨基（$—NH_2$）、仲氨基（—NHR）或叔氨基（$—NR_2$），它们在水中能离解出 OH^- 而呈弱碱性。离解出 OH^- 后的正电基团与溶液中的阴离子吸附结合完成阴离子交换反应。这种树脂需要在微碱、中性或酸性条件（如 pH 为 1 ～ 9）下工作。

常用的离子交换树脂母核是苯乙烯通过二乙烯苯交联而成的大分子网状结构，网孔大小用交联度表示。交联度越高，网孔越小，越紧密，在水中膨胀越小；反之亦然。

树脂在使用一段时间后，其交换能力下降，须进行再生处理，离子交换树脂与水溶液中的离子进行的交换反应是可逆的，因此可以用化学药品使树脂的官能团恢复到原始状态，以供再次使用，如阳离子树脂用酸进行再生处理，洗脱除去被吸附的阳离子，再与 H^+ 结合恢复原来的组成。阴离子树脂用碱进行再生处理。

2. 离子交换树脂的选择

选择树脂时应综合考虑被分离物质所带电荷的种类、解离能力的强弱、分子的大小等。

（1）被分离物质带正电荷，如生物碱盐等，选择阳离子交换树脂；若带负电荷，如有机酸盐等，选择阴离子交换树脂。

（2）被分离物质解离能力强，易与离子交换树脂进行交换，易被吸附，应选用弱酸或弱碱型树脂，若用强酸或强碱型树脂，会因吸附力过强造成洗脱和再生困难；若被分离物质解离能力弱，则选用强酸或强碱型树脂，若用弱酸或弱碱型树脂可能会造成交换不完全。

（3）被分离物质分子量大，选择低交联度的树脂，便于离子的扩散与交换；若分子量小，可选择高交联度的树脂。例如，分离生物碱、大分子有机酸、多肽类等，可用 2% ～ 4% 交联度的树脂；分离氨基酸或二肽、三肽等小分子化合物，则用 8% 交联度的树脂为宜；制备去离子水或分离无机成分，须用 16% 交联度的树脂。一般地，在不影响分离效果的前提下，尽量选择高交联度的树脂，具有更好的物理稳定性。

（4）分离色谱用的离子交换树脂颗粒要求较细，一般用 200 目左右；提取离子性成分的树脂，粒度可粗些，一般用 100 目左右；制备去离子水可用 16 ～ 60 目的树脂。

3. 洗脱剂的选择

因为水是优良的溶剂并有电离性，所以多数离子交换色谱都用水作洗脱剂，有时也用水 - 甲醇混合溶剂。为了获得最佳洗脱效果，通常需要竞争的溶剂离子，并保持洗脱剂恒定的 pH，因此通常用各种不同离子浓度的缓冲溶液。例如，在阳离子交换树脂中，选择乙酸、枸橼酸、磷酸等缓冲溶液；在阴离子交换树脂中，选择氨水、吡啶等缓冲溶液。分离复杂的多组分混合物，可以有规律地改变溶剂的 pH、离子强度等，即采用梯度洗脱。

离子型化合物的分离除使用离子交换树脂外，还可以用离子交换纤维和离子交换凝胶。这两类物质分别是在纤维素或葡聚糖等大分子羟基上，通过化学反应引入能释放或吸收离子的官能团制得的，如二乙氨基乙基纤维素、甲基纤维素、二乙氨基乙基葡聚糖凝胶、羧甲基葡聚糖凝胶等。这些物质既有离子交换性质，又有分子筛的作用，主要用于分离蛋白质、多糖等水溶性成分。

（四）大孔吸附树脂色谱

大孔吸附树脂（macroporous absorption resin）是一类不含离子交换基团且有大孔结

构的高分子吸附剂，一般为白色颗粒状，理化性质稳定，不溶于酸、碱及有机溶剂。大孔吸附树脂具有选择性好、吸附容量大、机械强度高、再生处理方便、吸附速度快、解吸容易等优点。大孔吸附树脂色谱法所需设备简单、操作方便、产品质量和收率稳定。近年来，大孔吸附树脂色谱法已被广泛应用于中药有效成分的分离与精制。

1. 原理

大孔吸附树脂具有良好的大孔网状结构和较大的比表面积，可以选择性地吸附水溶液中的有机物，这种吸附性能主要是范德华引力作用或生成氢键的结果。同时，由于大孔吸附树脂的多孔性结构使其对分子大小不同的物质具有筛选作用，使其成为一种结合了吸附性和分子筛原理的分离材料。

2. 影响吸附的因素

（1）大孔吸附树脂的比表面积、表面电性及能否与化合物生成氢键。按性能通常将大孔吸附树脂分为极性和非极性两种类型。极性化合物易被极性大孔吸附树脂吸附。

（2）溶剂。被分离物质在溶剂中的溶解度越大，与大孔树脂的吸附力就越小，如生物碱的盐类，选择用水洗脱，易被洗脱下来。

（3）化合物的性质。能与大孔吸附树脂形成氢键的吸附力强，极性较小的化合物与非极性大孔吸附树脂的吸附力强。

3. 洗脱剂的选择

首先，使用的洗脱剂应该对有效成分具有良好的溶解作用。当有效成分在洗脱剂中的溶解作用大于与大孔吸附树脂间的吸附作用时，才能顺利从树脂上洗脱。常用的洗脱剂有不同浓度的乙醇，还有甲醇、丙酮、乙酸乙酯等。其次，应根据吸附作用的强弱选择不同洗脱剂。对非极性大孔树脂，洗脱剂极性越小，洗脱能力越强；对中等极性大孔树脂，则选择极性较大的溶剂为宜。

4. 应用

用大孔吸附树脂色谱法分离中药有效成分时，通常将中药提取物的水溶液通过大孔吸附树脂后，依次用水、含水甲醇、乙醇或丙酮洗脱，洗脱剂中水的含量逐渐降低，最后用浓醇或丙酮洗脱。这种方法可将提取物分成不同极性部位，在中药新药研究中配合药理进行活性筛选，是寻找有效部位的常用方法。

5. 大孔吸附树脂的预处理及再生

新购的树脂内部尚存在未聚合的单体，以及残余的致孔剂、引发剂、分散剂等，故使用前必须经过处理。用足量的水浸泡新购的树脂，至其溶胀至体积不再增加为止，然后倒入色谱柱内，并保持水面高于树脂层表面约 20 厘米，除去悬浮于水溶液液面上的树脂颗粒，再用 95% 乙醇冲洗柱床，直至流出液加 2 倍水混合后不再呈白色浑浊为止，最后用大量蒸馏水洗涤除尽乙醇备用。

当树脂使用一定周期后，其吸附性能自然降低，须进行再生处理。一般先用水洗 2 ～ 3 次，再用甲醇或乙醇浸泡洗涤即可，若树脂颜色变深可先用稀酸或稀碱液洗脱，然后用水洗至中性，浸泡在甲醇或乙醇中备用，使用前用水洗涤除尽醇即可使用。

（五）凝胶色谱

凝胶色谱又称为排阻色谱，是利用分子筛效应分离物质的一种方法。凝胶是具有三维的网状结构、呈珠状颗粒的物质。每个颗粒的细微结构及筛孔的直径均匀一致，像筛子，小分子可以进入凝胶网孔，而大分子则排阻于颗粒之外。当混合物加到色谱柱上时，大分子物质沿凝胶颗粒间隙随洗脱液移动，流程短、移动速率快，先被洗出；而小分子物质可通过凝胶网孔进入颗粒内部，然后再扩散出来，故流程长、移动速度慢，后被洗出，从而使样品中大小不同的分子获得分离。

常用的凝胶有葡聚糖凝胶（Sephadex™ G）、羟丙基葡聚糖凝胶（Sephadex™ LH-20）等。

1. 葡聚糖凝胶

葡聚糖凝胶由平均分子量一定的葡聚糖及交联剂（如环氧氯丙烷）交联聚合而成。生成的凝胶颗粒网孔大小取决于所用交联剂的数量及反应条件。加入的交联剂越多，交联度越高，网孔越紧密，孔径越小，吸水膨胀也越小；交联度越低，则网孔越稀疏，吸水膨胀也越大。商品型号按交联度大小分类，并以吸水量多少表示。例如，Sephadex G-25，G 为凝胶，后附数字 = 吸水量 × 10，故 G-25 表示该葡聚糖凝胶吸水量为 2.5 mL/g。Sephadex G 系凝胶只适合在水中应用，且不同规格适合分离不同分子量的物质。

2. 羟丙基葡聚糖凝胶

羟丙基葡聚糖凝胶是在 Sephadex G-25 分子中的羟基上引入羟丙基形成醚键（$—OH \rightarrow OCH_2CH_2CH_2OH$）后的产物。与葡聚糖凝胶相比，虽然羟基的数目没有改变，但碳原子所占比例增加，故既有亲水性又有亲脂性，因此 Sephadex LH-20 凝胶不仅可在水中应用，也可在极性有机溶剂或它们与水组成的混合溶剂中膨润使用。此类凝胶除保留有葡聚糖凝胶的分子筛特性，可按分子量大小分离物质外，在由极性与非极性溶剂组成的混合溶剂中还可起到反相分配色谱的作用，适用于不同类型化合物的分离，在中药有效成分的分离中得到了越来越广泛的应用。

用过的 Sephadex LH-20 可以再生，柱子的洗脱过程往往就是凝胶的再生过程。暂时不用时可以先用水洗，再用浓度渐增的醇洗，最后泡在醇中，放入磨口瓶中备用。长期不用时，可以在上述处理的基础上，减压抽干，再用少量乙醚洗净并抽干，室温挥干乙醚至无醚味，60 ～ 80 ℃干燥后保存。

此外，商品凝胶还有丙烯酰胺凝胶（Sephacryl™）、琼脂糖凝胶（Sepharose™）等。还有些凝胶是在葡聚糖凝胶分子上引入各种离子交换基团而成，使具有离子交换的性能，同时还保持凝胶的一些特点，如羧甲基交联葡聚糖凝胶（CM-Sephadex™）、二乙氨基乙基交联葡萄糖凝胶（DEAE-Sephadex™）等。

二、色谱法操作

（一）薄层色谱

薄层色谱（也称为薄层层析）是以涂布于载板上的支持物作为固定相，以合适的溶剂为流动相，对混合样品进行分离、鉴定和定量分析的一种色谱分离方法。根据固定相的支持物不同，可分为吸附薄层色谱、分配薄层色谱、离子交换薄层色谱、凝聚薄层色谱等。一般实验中应用较多的是以吸附剂为固定相的吸附薄层色谱。

最常用的吸附剂是硅胶，薄层色谱硅胶的规格有：G，H，GF254，HF254。硅胶 H 不含黏合剂，也不含荧光剂；硅胶 G 不含荧光剂，但含煅石膏黏合剂；硅胶 HF254 含荧光物质，可在波长为 254 nm 的紫外光下观察荧光；硅胶 GF254 既含有煅石膏又含有荧光剂，同样可在波长为 254 nm 的紫外光下观察荧光。常用的载板是玻璃板，一般规格为 5 cm × 20 cm，10 cm × 20 cm 或 20 cm × 20 cm。载板需要有一定的机械强度及化学惰性，且厚度均匀、表面平整，因此也可以用符合要求的铝箔及塑料板作为载板。

1. 制板

薄层板有市售也可以自制。手工制板分为不含黏合剂的软板和含黏合剂的硬板两种。制板方法包括干法制板和湿法制板：①干法制板一般用氧化铝干粉，最简单的方法是用一根直径为 1 cm 左右的玻璃棒，在玻璃棒两端缠几圈胶布，胶布的厚度依薄层的厚度而定。将玻璃板一端固定，再将吸附剂干粉在上面摊开，用缠好胶布的玻璃棒在玻璃板上将吸附剂沿一个方向推成薄层；②湿法制板一般是将 1 份吸附剂和 3 份水在研钵中混合，沿一个方向研磨成糊状，去除气泡后，倒入涂布器中，在玻璃板上平稳地移动涂布器进行涂布，或直接将糊状吸附剂倒在玻璃板上摊开，轻轻振动玻璃板使其均匀地分布成薄层（厚度为 0.2 ～ 0.3 mm），将涂好薄层的玻璃板置于水平台上室温晾干，活化后放在有干燥剂的干燥器中备用。

黏合剂：为了使吸附剂牢固地附着在载板上以增加薄层的机械强度，需要时可以在吸附剂中加入合适的黏合剂，常用的有煅石膏、羧甲基纤维素钠等。煅石膏的用量是吸附剂剂量的 10% ～ 15%，使用时按比例将二者混匀后加水调成糊状铺板。用羧甲基纤维素钠时，先将其配成 0.5% ～ 0.7% 的水溶液，代替水调糊使用。

薄层板的活化：硅胶板活化温度为 105 ～ 110 ℃，时间为 30 分钟；氧化铝板活化温度为 150 ～ 160 ℃，时间为 1 ～ 4 小时。

2. 点样

在距底边 1.5 ～ 2.0 cm 处画一基线，将制成一定浓度的样品溶液用定量毛细管或微量注射器点于基线上，点样宜分次点加，每次点加干燥后再追加第二次，样点通常应为圆形，直径为 2 ～ 4 mm，点间距离为 1.5 ～ 2.0 cm，视斑点扩散情况，以不影响检出为宜。点样时必须注意勿损伤薄层表面。

3. 展开

一般色谱缸应密闭不透气，通常采用上行展开法。即在色谱缸内倒入流动相（展开剂），饱和后，放入点好样品的薄层板，薄层板浸入展开剂的深度为距板底边0.5～1.0 cm，切勿将点样点浸入展开剂中，盖好色谱缸盖子。溶剂前沿达到预定位置后，取出薄层板，记下溶剂前沿，挥干溶剂，检测。

若一次单向展开各组分分离不完全，可进行二次或多次展开。即在第一次展开后，取出薄层板，挥干溶剂，再次放入色谱缸中，此时可用相同的展开剂，也可以换一种。对于成分极其复杂的样品，还可以用双向展开，即先向一个方向展开，取出，挥干溶剂，将层板转90°，再用原展开剂或另一种展开剂进行展开，以提高分离效果。

4．检测

对于有色物质可以直接观察并计算斑点的 R_f（R_f = 点样点中心至斑点中心的距离/点样点中心至展开剂前沿的距离），对无色物质则需要用物理或化学方法使之显色。常用的显色方法有三种。第一，利用紫外灯，即把薄层板放在紫外灯下观察，有紫外吸收的化合物会显出斑点；若铺板用的是含有荧光指示剂的硅胶，如硅胶GF等，在紫外灯下整个板会出现荧光，有斑点的地方则变暗，用针在斑点周围刺孔做好标记。第二，喷显色剂，对已知物质可用专用显色剂，对未知物的检测可用通用显色剂，如浓硫酸等，多数有机物喷浓硫酸后会出现棕色或黑色斑点。第三，蒸气熏，如碘蒸气，把碘放在色谱缸中，盖严，蒸气会充满整个色谱缸，再将欲显色的薄层板放入，即可显出色点位置。

（二）柱色谱

以吸附柱色谱为例，色谱柱应为内径均匀、下端配有旋塞的硬质玻璃管（也可用聚乙烯柱或聚氯乙烯柱），为保证良好的分离效果，吸附剂颗粒应尽可能保持大小均匀，一般分离多用0.05～0.15 mm直径的颗粒，用量为样品量的30～40倍。至于色谱柱的大小、吸附剂的品种及洗脱时的流速等，须按具体情况经反复试验确定。另外，试验时应注意吸附剂活性对分离效果的影响。

1．装柱

将吸附剂与极性最弱的洗脱剂混合调成糊状，充分搅拌除去气泡，装柱前，可在柱下端垫少量脱脂棉。在柱内装入少量极性最弱的洗脱剂，打开柱子下端活塞，缓缓将调好的吸附剂糊加入色谱柱中，应尽可能连续均匀地一次加完。其间不停地轻敲柱子，减少气泡，然后用少量洗脱剂将吸附于管壁的吸附剂洗下，并使色谱柱中的吸附剂表面平整，关闭旋塞。操作过程中不可干柱，即柱中吸附剂表面应始终保持有洗脱剂。

加样前要把柱面上液层高度降至0.1～1.0 cm，用收集的溶剂反复循环通过柱体几次，便可得到沉降的较紧密的柱体。

2．加样

加样方法可分为干法加样和湿法加样。干法加样是将样品溶于适当的溶剂中，然后与少量吸附剂混匀，挥干溶剂，如果样品不易溶解，可将其与适量的吸附剂在研钵中研磨混匀。此时混有样品的吸附剂呈松散状，将其加在上述已装好的色谱柱上面，注意样品层表面保持平整。湿法加样是将固体样品溶解于弱极性溶剂中制成浓溶液，将柱内液面降到与柱面相齐，关闭柱子，用滴管吸取样品溶液，小心地沿色谱柱管壁均匀地加到柱顶上，加完后再用少量溶剂把容器和滴管冲洗净并全部加到柱内，再用溶剂把黏附在管壁上的样品溶液冲洗下去。慢慢打开活塞，调整液面使其与柱内吸附剂相平。

为防止样品层在洗脱时被破坏，可在样品上压上少量空白吸附剂或石英砂。

3. **洗脱**

色谱柱上端放滴液漏斗，加入洗脱剂，开始洗脱。注意控制洗脱流速，不可让洗脱剂冲毁层面，洗脱速度按照具体实验要求操作，不可过慢或过快。若洗脱剂流速太慢，可适当加压或减压，以加快洗脱速度。在洗脱过程中，调整添加洗脱剂的速度与洗脱速度一致，以保持柱内液面的高度恒定。

4. **收集**

如果样品组分有颜色，可根据不同的色带分别收集；若没有颜色，一般采用等份连续收集，每份流出液的体积（毫升）约等于吸附剂的质量（克）。若洗脱剂的极性较强，或者各成分结构很相似时，应减少每份收集量，对于梯度洗脱应标记不同溶剂的分界管号；再用薄层色谱或其他方法鉴定各段洗脱液的成分，合并 R_f 值相同者；最后将洗脱剂蒸除即可得到较纯的组分。

另外，还有干柱色谱，属于液－固色谱。由于原理与不加黏合剂的薄层色谱相同，因此薄色谱的分离条件通常适用于干柱色谱。干柱色谱多使用塑料柱，首先将干燥的吸附剂用小漏斗均匀地装入色谱柱中，干法上样；然后用洗脱剂洗脱展开至柱底即可。对有颜色的物质，可以直接将已分离的各色带切开，有荧光的物质可在紫外线灯下切分色带，取需要的部分，用溶剂回流提取，即得纯化产物。

（三）纸色谱

纸色谱的原理比较复杂，涉及分配、吸附等机制，但分配机制起主要作用，因此，纸色谱通常被归类为液－液分配色谱。滤纸是载体，固定相为纸上所含水分，流动相为有机溶剂，即展开剂。

所用滤纸应质地均匀、平整，具有一定机械强度；滤纸应纯净，不含影响色谱分离效果的杂质，也不应与所用显色剂发生反应，必要时可做特殊处理后再用。展开容器与薄层色谱类似，通常为圆形或长方形玻璃缸，缸上有磨口玻璃盖，应能密闭。展开方式有上行法、下行法、圆形展开等。纸色谱检测方法与薄层色谱相似，但一般不用浓硫酸，因为浓硫酸会使滤纸炭化，选择哪种展开方式取决于实验的具体需求和目标化合物的性质。

1. **条形滤纸**

（1）点样。取适当的色谱滤纸，按纤维长丝方向切成适当大小的纸条，离纸条一端约 2.5 cm 处用铅笔画一条点样基线，点样方法与薄层相同。

（2）展开。①上行法：设法在色谱缸盖上安置一悬钩，以便将点样后的条形滤纸挂在钩上。必要时也可将滤纸卷成筒形，直接放入色谱缸。色谱缸内加入适量展开剂，放置，待蒸气饱和后，再将悬挂的滤纸放下，浸入展开剂约 0.5 cm 即可，展开剂经毛细管作用沿滤纸上升，一般展开至 15 cm 后，取出，标记溶剂前沿，晾干，按规定方法检视。②下行法：设法将溶剂槽置于色谱缸上端，将点样后的滤纸条的点样端放在溶剂槽内，使其自然下垂。色谱开始前，色谱缸底部放一装有展开剂的平皿，待色谱缸内蒸气饱和后，向上端的溶剂槽内添加展开剂，使之浸没槽内滤纸（溶剂不可没过点样基线），展开剂即经毛细管作用沿滤纸移动进行展开，至规定距离后，取出滤纸，标记溶剂前沿，晾干，按规定方法检视。

2. 圆形滤纸

（1）点样。在圆形滤纸中心用铅笔画一半径为 2 cm 的圆作为基线，再按样品数将其平分成几等份，点样。

（2）展开。在圆形滤纸中心穿一小孔，孔中放一纸芯（纸芯一端剪成流苏状），吸展开剂。将点好样、装好纸芯的滤纸平放在平面皿内，皿底放展开剂，上面再盖一块平面皿使其密封，开始展开，至规定距离后，取出滤纸，标记溶剂前沿，晾干，按规定方法检视色点为弧形。

第九节　天然药物化学成分的分离新技术简介

1. 高速逆流色谱

高速逆流色谱（high-speed countercurrent chromatography，HSCCC）是一种利用样品在两相中分配系数的不同实现分离的技术，两种互不相溶的溶剂在高速旋转的螺旋管中单向分布，其中一种作为固定相，另一种作为流动相，由恒流泵输送载有样品的流动相穿过固定相。HSCCC 操作简单，应用范围广，不需要固相载体，分离速度快，产品纯度高，适用于制备型分离。

2. 高效液相色谱

高效液相色谱（high performance liquid chromatography，HPLC）的分离原理与常规柱色谱相同，但采用了微粒型填充剂和高压匀浆装柱技术。洗脱剂通过高压输液泵注入柱内，并配备高灵敏度的检测器和自动描记及收集装置，使它在分离速度和效能等方面显著优于常规柱色谱，具有高效化、高速化和自动化的特点。

3. 液滴逆流色谱

液滴逆流色谱（droplet countercurrent chromatography，DCCC）要求流动相通过固定液相柱时能形成液滴。流动相形成的液滴在细的分配萃取管中与固定相有效地接触、摩擦，不断形成新的表面，促进溶质在两相溶剂中的分配，使混合物中的不同成分因分配系数不同而达到分离。该法适用于分离各种极性较强的天然药物化学成分。

4. 分子印迹技术

分子印迹技术（molecular imprinting technology，MIT）模仿天然抗原 – 抗体反应原

理，制备对模板分子具有高度选择性的分子印迹聚合物。MIT 最大的特点在于其具有极高的选择性，在实现快速、高效地筛选、分离中药活性成分时显示了独特的优势，同时也有着广阔的应用前景。

5. **膜分离技术**

膜分离技术（membrane separation technology，MST）利用具有选择性的薄膜，在外界能量或化学位差的驱动下，对双组分或多组分混合物进行分离、分级、提纯或富集。与传统过滤不同，膜分离技术能够在分子层面进行分离，多数中药有效成分分子量较小，与杂质有较大差别，而膜分离技术正是利用膜孔径的大小特征对物质进行分离。膜的孔径一般为微米级，依据其孔径（或截留分子量）的不同，可将膜分为微滤膜、超滤膜、纳滤膜和反渗透膜等；根据材料的不同，可分为天然膜、无机膜和有机膜。

参考文献

［1］冯卫生，吴锦忠. 天然药物化学实验［M］. 3 版. 北京：中国医药科技出版社，2023.

［2］李丽华. 天然药物化学实验教程［M］. 北京：中国医药科技出版社，2017.

［3］邓勇，张学敏，张贵英，等. 中草药中有效成分的提取和分离技术［J］. 山东化工，2019，48（5）：74－75.

［4］杨世林，严春艳. 天然药物化学［M］. 2 版. 北京：科学出版社，2017.

［5］王晓，董红敬，于金倩. 天然产物提取与分离［M］. 2 版. 北京：化学工业出版社，2023.

第四章　天然药物化学成分的鉴定方法

第一节　化合物的纯度判断

在进行物质性质研究或结构测定前必须首先确定化合物的纯度，纯度不合格，会给后续的测定工作带来很大困难。判断一种化合物纯度的手段是多方面的，需要综合起来考虑，单一方法往往不足以提供全面的判断。

一、根据化合物结晶的形状、色泽和熔点进行判断

每种化合物的结晶都有一定的形状、色泽和熔点，这些特性可以作为初步鉴定的依据。纯结晶性化合物都有一定的晶形和均匀的色泽，通常在同一种溶剂下结晶形状是一致的。纯化合物结晶的熔点熔距应在 0.5 ℃左右，但由于晶体结构的原因可允许在 1 ～ 2 ℃内，如果熔距较长说明化合物不纯。但也有例外，特别是有些化合物仅有分解点，而熔点不明显，在加热过程中直接分解，无法根据熔点判断其纯度；另外，有些化合物具有双熔点的特性，即在某一温度已全部熔化，继续升高温度时又固化，在某一更高温度时又熔化或分解，这种情况也无法根据熔点来判断纯度。非结晶物质不具备上述物理性质，无法依据这种方法鉴定其纯度。

二、应用薄层色谱或纸色谱进行判断

薄层色谱和纸色谱是判断化合物纯度最常应用的方法，通常用 3 种以上的展开溶剂系统呈现为 1 个斑点者（比移值在 0.3 ～ 0.7 之间），可认为是单纯的化合物，个别情况下须采用正相和反相两种色谱方法加以确认。

三、气相色谱或高效液相色谱法

气相色谱（gas chromatography，GC）或高效液相色谱（HPLC）法也是判断化合物纯度的重要方法。气相色谱主要适用于在加热条件下能气化而不分解的物质，如植物中的挥发油。高效液相色谱应用范围更广，不但可用于挥发性物质，也适用于非挥发

性物质，具有高速、高效、灵敏、微量、准确的优点，已被广泛用于纯度的检测。

随着波谱技术发展，往往在解析化合物图谱时，可提示有无杂质存在，如在核磁共振氢谱上，观察到的质子数量少于预期，就表明化合物不纯。而这些杂质往往是同类型化合物或同系物，彼此性质相似，难以分离，波谱虽然可以识别杂质，但一般不用于直接检查杂质。

四、核磁共振氢谱和核磁共振碳谱

对于结构相似的天然产物中的化合物，其物理、化学性质非常接近，有时通过前面提到的方法都无法判断，这时就可以使用核磁共振氢谱（^{1}H-NMR）和核磁共振碳谱（^{13}C-NMR）。如在立体结构上存在差异的两个化合物，在^{1}H-NMR 和^{13}C-NMR 中能明显观察到两种化合物的 H 和 C 信号，并且根据信号峰的高低强弱能大致判断两种化合物的含量大小。但应用该方法成本较高，一般在纯度鉴定的初期阶段，可以用熔点、TLC 和 PC 进行初步判断，当纯度较高时则可以用 GC 和 HPLC，最后通过解析 NMR 谱图来证实其纯度。

在实际实验过程中，应该根据具体需要，选择相应的方法。每一种鉴定方法有其优点和局限性，在研究过程中为了证明某个化合物纯度达到测试要求，可能需要综合使用多种纯度鉴定方法。

第二节　结构研究程序

经典的结构研究都是采用各种化学方法将分子降解为几个稳定碎片，它们通常是一些比较易于鉴别或可通过合成证明的简单化合物，而后按降解原理合理地推导出原分子可能的化学结构，或用脱氢方法使化合物转为易于鉴别的芳香化合物，再推导其结构。这些方法包括锌粉蒸馏、碱裂解、霍夫曼降解脱胺等方法，各种氧化方法，硒粉或硫磺脱氢及一些水解方法，等等。随着近代物理方法的发展，许多经典的降解方法失去应用价值。自 1960 年以来，化合物结构的测定主要依赖各种波谱学方法，包括红外光谱（infrared spectroscopy，IR）、紫外可见吸收光谱（UV-visible absorption spectrum，UV-vis）、核磁共振（nuclear magnetic resonance，NMR）谱、质谱（mass spectrometry，MS）、旋光色散（optical rotatory dispersion，ORD）、圆二色光谱（circular dichroism，CD）和单晶 X 射线衍射（single-crystal X-ray diffraction）等。这些方法都有需要样品量少、对结构不破坏的优点，这些技术为化合物的结构分析提供了快速、准确且高效的手段。

第三节　结构研究中采用的主要方法

一、红外光谱

红外光谱是记录有机分子吸收红外光后产生化学键振动而形成的吸收光谱。由于核磁共振谱与质谱的普及，红外光谱的应用范围已逐渐缩小，目前，红外光谱在结构测定中的主要用途是确定化合物官能团，也可以将被测化合物的红外光谱图与数据库中的谱图进行对比确定化合物结构。

分子中价键的伸缩及弯曲振动出现在中红外区，即 4000 ～ 400 cm^{-1}，其中 4000 ～ 1600 cm^{-1}的区域为特征频率区，许多特征官能团，如羟基、氨基及重键（如 C═C、C≡C、C═O、N═O ）、芳环等的吸收均出现在这个区域。1600 ～ 400 cm^{-1}的区域为指纹区，其中许多吸收由原子或原子团间的键角变化而引起，形状比较复杂，犹如人的指纹，可据此进行化合物的真伪鉴别。

红外谱图按波数可分为以下 6 个区：

（1）4000 ～ 2500 cm^{-1}是 X—H（X 包括 C、N、O、S 等元素）的伸缩振动区。

（2）2500 ～ 2000 cm^{-1}是三键和累积双键（等）的伸缩振动区。

（3）2000 ～ 1500 cm^{-1}是双键的伸缩振动区，这是红外谱图中很重要的区域。这个区域内最重要的是羰基的吸收，大部分羰基化合物集中于 1900 ～ 1650 cm^{-1}，除去羧酸盐等少数情况外，羰基峰都尖锐或稍宽，吸收强度都较大，在羰基化合物的红外谱图中，羰基的吸收一般为最强峰或次强峰。碳 - 碳双键的吸收出现在 1670 ～ 1600 cm^{-1}范围，强度中等或较低。苯环的骨架振动在 1450 cm^{-1}、1500 cm^{-1}、1580 cm^{-1}、1600 cm^{-1}处的吸收特征不明显，后三处的吸收则表明苯环的存在。虽然这三处的吸收不一定同时存在，但只要在 1500 cm^{-1}或 1600 cm^{-1}附近有一处有吸收，原则上即可知有苯环（或杂芳环）的存在。

（4）1500 ～ 1300 cm^{-1}的区域主要提供 C—H 弯曲振动的信息。

（5）1300 ～ 910 cm^{-1}的区域，所有单键的伸缩振动频率、分子骨架的振动频率都在这个区域，部分含氢基团的一些弯曲振动和一些含重原子的双键（P═O、P═S）的伸缩振动频率也在这个区域。

（6）910 cm^{-1}之下的区域，苯环因取代而产生的吸收（900 ～ 650 cm^{-1}）是这个区域很重要的内容，是判断苯环取代位置的主要依据。

二、紫外可见吸收光谱

有机化合物的外层电子为：σ 键上的 σ 电子；π 键上的 π 电子；未成键的孤电子对 n 电子。从图 4 - 1 可看到，σ 电子只能从 σ 键的基态跃迁到 σ 键激发态，即 $\sigma\rightarrow$

σ^*，其能级差很大，对应的紫外吸收处于远紫外区；π 电子的跃迁为 $\pi \to \pi^*$，其能级差较 $\sigma \to \sigma^*$ 小，反映在紫外吸收上，吸收波长较 $\sigma \to \sigma^*$ 长；n 电子的跃迁有两种：$n \to \sigma^*$ 的吸收波长较短，$n \to \pi^*$ 是各种电子能级跃迁中能级差最小的，其吸收波长最长。其中，$\pi \to \pi^*$ 跃迁及 $n \to \pi^*$ 跃迁可因吸收紫外光及可见光引起，吸收光谱将出现在光的紫外及可见区域（200 ～ 700 nm），所测得的光谱叫紫外可见吸收光谱（UV-vis）。

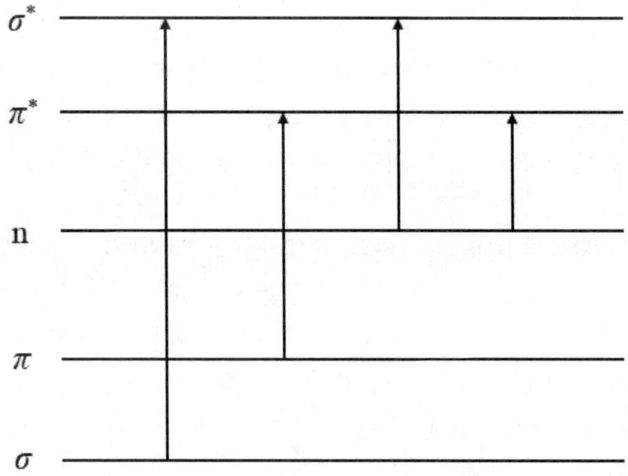

图 4－1　电子能级和跃迁类型

紫外分光光度计在结构确定的四大仪器中最价廉，因而也是最普及的仪器。其进行紫外测定也快速、方便，因而如能利用紫外数据解决结构问题时，应尽量使用它。紫外谱图提供的信息是有关化合物的共轭体系或某些羰基等存在的信息，可粗略归纳为下述几点：

（1）化合物在 220 ～ 800 nm 内无紫外吸收，说明该化合物是脂肪烃、脂环烃或它们的简单衍生物（氯化物、醇、醚、羧酸等）。

（2）在 220 ～ 250 nm 内显示强的吸收（ε 近 10000 或更大），表明存在共轭的 2 个不饱和键（共轭二烯或 α，β－不饱和醛酮）。

（3）在 250 ～ 290 nm 内显示中等强度吸收，且常显示不同程度的精细结构，说明苯环或某些芳杂环的存在。

（4）在 250 ～ 350 nm 内显示中、低强度的吸收，说明羰基或共轭羰基的存在。

（5）在 300 nm 以上的高强度吸收，说明该化合物具有较大的共轭体系。

由上述可见，UV 谱对于分子中含有共轭双键、α，β－不饱和羰基结构的化合物及芳香化合物的结构鉴定来说是一种重要手段，通常主要用于大体推断化合物的骨架类型。某些场合下，如香豆素类、黄酮类等化合物，它们的 UV 光谱在加入某些诊断试剂后可因分子结构中取代基的类型、数目及排列方式不同而发生不同的改变，故可用于测定化合物。

三、核磁共振谱

（一）核磁共振仪

1945 年，科学家发现磁场中的原子核会吸收一定频率的电磁波，产生核磁共振现象。1953 年，商用核磁共振仪器问世，它使用的磁体是永久磁体或电磁体，被称为连续波核磁共振谱仪。随着科学技术的不断发展，超导磁体取代了永久磁体和电磁体，脉冲技术和傅立叶变换技术取代了早期的连续波技术，这些技术革新促成了现代超导核磁共振波谱仪的发展，工作频率范围为 300 ～ 900 MHz。核磁共振波谱仪的工作原理都是利用原子核在外加磁场中发生核磁共振现象，产生自由感应衰减信号（被激发的原子发射出的信号），信号被接收、放大、传递，再转化成代表特定原子核信息的图谱，如氢谱、碳谱等，从而为化合物的结构分析提供了重要信息。

（二）在天然产物结构测定中的应用

1. 一维核磁共振谱

自由感应衰减信号通过傅立叶变换，从时域信号转换成频谱－谱线强度与频率的关系，这是一维谱，因为变量只有一个，即频率。

（1）核磁共振氢谱：核磁共振氢谱又称质子核磁共振谱，是磁场中观察到样品的氢质子产生共振的吸收峰的谱图。其横坐标为化学位移 δ，纵坐标代表谱峰的强度。谱图的每个谱峰下方对应的是峰面积，峰面积能定量反映氢质子数目的信息，即峰面积与氢质子的数目成正比。

核磁共振氢谱提供的重要结构信息，包括氢质子化学位移、偶合常数及峰的裂分情况、峰面积等。这些信息对于理解分子的结构特征至关重要。在过去，由于其高灵敏度和较早的发展历史，核磁共振氢谱几乎是核磁共振谱的代名词，是进行化合物结构鉴定的最常用和基础的图谱。

核磁共振氢谱的解析主要包括以下步骤：

A. 标定试剂和水的吸收峰。

B. 判断质子间的偶合和裂分情况，计算偶合常数。

C. 计算各质子的化学位移。

D. 根据峰面积计算质子的数量，最后在上述信息的基础上，推测结构中可能存在的结构片段。

（2）核磁共振碳谱：核磁共振碳谱是磁场中观察到样品的碳核产生共振的吸收峰谱图，常用的是全氢去偶核磁共振碳谱。核磁共振碳谱的优势在于：①碳原子构成有机化合物的骨架，掌握有关碳原子的信息在有机物结构鉴定中具有重要意义。从这个角度看，核磁共振碳谱的重要性大于核磁共振氢谱。②常见有机化合物核磁共振氢谱的化学位移值一般在 13.0 ppm 以内，而其核磁共振碳谱的化学位移值的变化范围可超过 220.0 ppm。由于核磁共振碳谱化学位移的变化范围比核磁共振氢谱大十几倍，化合物结构上的细微变化在核磁共振碳谱上的反映更充分。③核磁共振碳谱获得信息更多，如季碳在核磁共振碳谱也有吸收信号，而在核磁共振氢谱上则无法知道结构中是否有季碳及其数目多少。核磁共振碳谱解析的主要步骤为：

A. 溶剂峰的标定。

B. 碳信号的峰的数目：有助于判定化合物的类型，是结构解析非常重要的信息。

C. 碳原子的化学位移（δc）：化学位移值与碳原子的杂化情况（sp、sp^2、sp^3）、核外电子密度、碳原子上取代基的种类及其推拉电子的能力等因素密切相关。复杂分子结构的测定一般要借助氢谱、碳无畸变极化转移增强（distortionless enhancement by polarization transfer，DEPT）谱（45°、90°、135°），甚至 H－H 化学位移相关谱（chemical shift correlation spectroscopy，COSY）、C－H COSY、H－C COSY、远程 C－H COSY 等多种远程相关谱。

D. 峰强：尽管常规碳谱的峰强（峰面积）不定量，但还是具有一定的规律性：季碳（C═O，C═C 等）峰强显著偏低，因为季碳获得的核欧沃豪斯效应（nuclear Overhauser effect，NOE）大大少于连氢碳获得的 NOE（但反过来并不能说连氢质子越多的碳获得的 NOE 越多）。同为连氢碳，对称结构中的 2 个碳（如异丙基中 CH_3、）或 3 个碳（如戊丁基中的 CH_3）峰强近似为其他 1 个碳的峰强的 2 或 3 倍。在苯环碳中，对称位置的 2 个 CH 芳碳基本上是非对称位置 CH 芳碳的 2 倍。

（3）DEPT 谱：DEPT 谱属于碳谱的一种，是通过改变照射^{1}H 的第三种脉冲宽度（θ），使其作 45°、90°、135°变化而测定的^{13}C-NMR 谱。它的特点是可以知道全氢去偶碳谱中哪些碳信号是季碳，哪些是亚甲基，哪些是甲基和次甲基，为结构解析提供更多信息。

2. 二维核磁共振谱

二维核磁共振谱是 2 个时间变量经 2 次傅立叶变换所得到的 2 个独立的频率变量谱图。下面介绍几种常见的二维核磁共振图谱及它们的功能。

（1）H－H COSY 谱：在二维谱中，用得最多的是 H－H COSY。通常在 H－H COSY 谱上，横轴和纵轴均设定为^{1}H 的化学位移。有些化合物的核磁共振氢谱比较复杂，主要原因是氢质子之间的偶合关系复杂，偶合常数不同，裂分也较多，很难判定氢核的偶合关系，这时就可利用 H－H COSY 谱来解决。

（2）C－H 相关谱［异核多量子相关谱（heteronuclear multiple quantum coherence spectroscopy，HMQC）］：把^{1}H 核和与其直接相连的^{13}C 核关联起来，在图谱的一侧设定为^{1}H 的化学位移，另一侧设定为^{13}C 的化学位移。它是异核相关谱中最重要的一类。

核磁共振氢谱的化学位移变化范围小，易产生谱线重叠和复杂的谱图，尤其是活泼质子化学位移随测定试剂不同而改变。而核磁共振碳谱的化学位移变化则较大，这使得它能够提供更详细的信息，如果把两种信息沟通，对推测结构将有很大帮助。HMQC 谱的最大价值在于长碳链或环上那些裂分复杂的 CH 和 CH_2 的碳核与氢核归属，这是这类化合物解析的切入点，是解析其他二维谱的基础。

一维谱的解析中，我们虽然推测出结构中可能存在的片段，但是要进一步确定它们的连接位置和方式，需要更详细的信息，包括氢核与哪些碳核相连，哪些是活泼质子，同时验证一维核磁共振谱的解析结构的正确性，HMQC 谱正是为了解决这些问题而设。

（3）总相关谱（total correlation spectroscopy，TOCSY）：与普通的 H－H COSY 不同，TOCSY 显示的是整个自旋体系的相关性。不仅能观察到某质子相邻碳上质子的相关信号，还能看到它与整个自旋体系中其他质子的相关信号，这为结构片段的连接提供重要的依据。

（4）异核单量子相干谱－总相关谱（heteronuclear single quantum coherence spectroscopy-total correlation spectroscopy，HSQC-TOCSY）：把简单二维实验组合起来可以得到多种“混合”的二维相关实验。其中一个实用并且广受欢迎的实验是 HSQC-TOCSY，它不仅结合了 $^{1}H-^{13}C$ 偶合（HSQC），还显示了整个自旋体系的相关性（TOCSY），对含有糖取代基化合物的解析尤为重要。

（5）异核多键相关谱（heteronuclear multiple bond correlation spectroscopy，HMBC）：又称为碳－氢远程相关谱，主要用来确定结构片段的连接方式和顺序。

核磁共振谱在解析化合物的结构中都有很大作用，但在确定季碳与其他原子核的连接方式和顺序方面存在局限。要解决碳核的连接顺序以及碳核与其他杂原子核的连接就要利用 HMBC 谱，它是一种二维核磁共振技术，能通过碳－碳间连接（碳－碳间可以有杂原子间隔）完成结构片段的连接，揭示相隔 2～3 个化学键的碳氢相关性。

（6）2HBC 谱：2HBC 谱与 HMBC 谱一样，也是氢核与碳核的远程相关谱，它与 HMBC 谱的区别在于，只能观察到相隔 2 个键的氢核与碳核的相关峰，而观察不到与季碳的相关峰。与 HMBC 谱相比，2HBC 谱的优点在于所观察到的相关峰，一定是氢核与其相隔 2 个化学键的碳核的相关峰，可以结合 HSQC 谱排除与氢核相隔 1 个化学键的碳信号，其余的信号都是相隔 2 个化学键的碳信号，这使结构片段的连接更明确。

（7）核欧沃豪斯效应谱（nuclear Overhauser effect spectroscopy，NOESY）：用于研究分子中氢原子间的空间接近关系。当一个氢原子被选择性地照射饱和，则与该质子在空间位置上接近的一个或多个氢的信号强度增高的现象被称为欧沃豪斯效应（NOE）。采用一维方式，须选定某峰组，进行照射，然后记录此时的谱图，由扣除未辐照时常规核磁共振氢谱而得的差谱，得到 NOE 信息。由于选择性辐照已使该跃迁达到饱和，是一种稳定状态下的实验，因此灵敏度高。但若要对多个感兴趣的基团或谱峰均进行选择性辐照，不仅费时费力，还有可能遗漏。为了克服这些限制，研究人员会采用二维 NOESY 实验，它能够用一张谱图表示所有基团间的 NOE。二维实验虽然灵敏度稍差，但也是很有效的方法，提供了一种更全面高效的分析方法，能快速识别分子内部的空间关系。

3. 三种实用性 NMR 技术的使用介绍

随着梯度磁场和高频率核磁谱仪的发展，NMR 实验技术也随之发展，其实用性是天然化合物结构研究者关注的核心。由于样品中的水产生的吸收在 ^{1}H-NMR 谱图中会对其他质子信号产生严重的干扰，因此，NMR 实验需要严格的样品干燥处理过程，这里介绍两种在天然产物的结构解析中极具价值的实验技术及其应用。

（1）水峰抑制实验：水峰抑制实验可以抑制被测样品中因含水量高导致^{1}H-NMR谱图中水所产生的信号对其他质子信号的严重干扰问题。因此，不仅可以用于含水量高的样品的^{1}H-NMR 谱图测试，还可以用于只溶于水的样品的^{1}H-NMR 谱图测试，均可得到分辨率良好的^{1}H-NMR 谱图。

随着天然产物研究的发展，越来越多的样品需要在水溶液中或在含水量较大的情况下测定，水峰抑制技术的使用可以消除这些样品的^{1}H-NMR 谱图中水峰信号所产生的干扰。

（2）一维旋转坐标系的欧沃豪斯增强谱（one-dimensional rotating frame Overhauser-enhancement spectroscopy，1D-ROESY）实验：用于天然产物结构研究的 NMR 实验中的 ROESY 实验更关心灵敏度和实验时间，因为如果以中到远程范围的相互作用作为研究对象，ROE 信号可能很弱。而 2D 或 3D-NOESY 型实验多被用作测定大分子中 NOE 增益的方法，由于小分子有时不需要获得全部的 NOE 增益，1D 采集快、高数字化分辨、分析简便，因此一般认为采用 1D-NMR 实验比 2D 或 3D-NMR 更有优势。尤其当样品量有限或测定中、长距离自旋相互作用时，NOE 或 ROE 增益太弱，使用 1D-ROESY 实验十分必要。

（3）1D-TOCSY 实验：结构中化学环境相近的质子在^{1}H-NMR 中会有信号重叠，这给结构解析和信号归属带来困难。1D-TOCSY 实验可以看作是 2D-TOCSY 实验的一维简化。1D-TOCSY 实验的特点是对目标核使用选择性激发，就得到激发核以及与其在同一个自旋体系的质子信号，而非该自旋体系的其他质子则不出现在谱图中，从而大大简化了谱图。

四、质谱

自 20 世纪 50 年代后期以来，质谱（MS）成为鉴定有机物结构的重要方法，相比于核磁共振、红外、紫外，质谱有两个突出的优点：质谱法的灵敏度远远超过其他方法，样品的用量不断降低；质谱是唯一可以确定分子式的方法，而分子式对于结构推测至关重要，若无分子式，一般至少也需知道未知物分子量才能进行结构推测。

1. 质谱仪

质谱仪的组成包括：进样系统、电离和加速室、质量分析器、检测器、计算机－数据系统及真空系统。

2. 质谱图

不同质荷比的离子经质量分析器分开，而后被检测，记录下的谱图称为质谱图，简称质谱。质谱图的横坐标表示质荷比，一般从左到右为质荷比逐渐增大的方向。纵坐标为离子流的强度，最常见的标注方法为相对丰度，将最强峰（称为基峰）定为100%，其他离子的峰强度以其百分数表示。

3. 电离技术

电子轰击质谱（electron impact mass spectrometry，EI-MS）和化学电离质谱

(chemical ionization mass spectrometry，CI-MS）是有机结构分析中所应用的两大主要技术。EI-MS 是一种硬电离技术，通过高能量电子来轰击样品产生离子，适用于挥发性有机化合物；而 CI-MS 是一种软电离技术，与 EI 所产生的分子离子相比，CI 产生的分子离子不太容易发生裂解，应用该法可提高分子离子峰的强度，因此它是 EI 的很好补充。通过与带电的试剂气体反应产生离子，更适合具有热不稳定性的化合物或大分子化合物。虽然 EI-MS 和 CI-MS 是有机物结构分析中的主要技术，但在分析某些化合物时存在局限性，如易发生 α－裂解的官能团的化合物，或容易产生稳定的中性碎片的化合物。

4. **第二代质谱电离技术**

为了克服传统电离技术的不足，20 世纪 80 年代发展了第二代质谱电离技术，主要包括：

（1）快速气化：如快速加热产生离子的物理过程，包括解吸化学电离、快原子轰击、激光解吸电离、基质辅助激光解吸电离和等离子体解吸等。

（2）快速解析：如场解吸、场致电离、热喷雾电离和电喷雾电离等。

这些方法通过强静电场产生离子，可以在真空或大气压下进行。产生的离子可以使用传统的单级扇形质谱、多级串联质谱或傅里叶变换离子回旋共振质谱进行检测。

通过这些先进的电离技术，质谱法能够分析更广泛的化合物，包括不挥发性、热不稳定或大分子化合物，为有机化合物的结构鉴定提供了更强大的工具。

五、旋光谱和圆二色散谱

平面偏振光通过手性物质时，能使其偏振平面发生旋转，这种现象称为旋光。左旋圆偏振光和右旋圆偏振光在通过手性介质时不但产生了旋光现象，而且因吸收系数不同而表现出圆二色性。产生旋光现象和表现出圆二色性的两个因素——折射率的差和吸收系数的差都与光的波长有关，当以分子旋光度［φ］为纵坐标，以波长为横坐标作图，可得一条曲线，称为 ORD 曲线或旋光谱。当以分子椭圆率［θ］为纵坐标，以波长为横坐标作图，可得一条曲线，称为 CD 曲线或圆二色光谱。

旋光谱（ORD）和圆二色散谱（CD）是适合于测定有机化合物特别是天然有机化合物立体结构的方法，对于推断非对称分子的构型与构象有重要意义。在确定化合物的立体结构时，不论是用 ORD 还是 CD 都应得出相同的立体化学结果。通过研究含有不同发色团在各种手性中心周围的化合物的 ORD 和 CD，可获得一些经验规律，这些规律被综合整理并命名为八区律。利用 ORD 和 CD 的八区律可以测定含有酮基、共轭双键、不饱和酮、内酯、硝基及通过简单的化学转变能够转换成含有上述基团化合物的立体化学结构。

参考文献

［1］杨武德，柴慧芳. 中药化学与天然药物化学实验指导［M］. 5 版. 北京：中国中医药出版社，2019.

［2］吴立军. 天然药物化学实验指导［M］. 5 版. 北京：人民卫生出版社，2011.

［3］吴振龙，王英，叶文才. 天然生物活性分子高效发现的新策略和方法研究进展［J］. 药学进展，2022，46（3）：163 – 172.

［4］宁永成. 有机化合物结构鉴定与有机波谱学［M］. 2 版. 北京：科学出版社，2000.

下编　实验方法

第五章　糖和苷类化合物

实验一　苦杏仁苷的提取与分离

一、实验目的和要求

（1）掌握种子类药材的脱脂方法。
（2）掌握苦杏仁苷的溶解性能及其提取与分离方法。

二、实验方法

（一）概述

苦杏仁以其降气止咳平喘的功效而闻名，含苦杏仁苷、苦杏仁酶两种主要成分。苦杏仁苷的含量一般在3%以上，含有35%的油脂。苦杏仁苷（amygdalin），也称为扁桃苷（图5－1）。分子式为$C_{20}H_{27}NO_{11}$，分子量457.42。三水合物形态为斜方柱状结晶（水中结晶），熔点为200 ℃；无水物熔点为220 ℃，比旋光度为$[\alpha]_D^{20} = -42°$。1 g苦杏仁苷溶于12 mL水、900 mL乙醇或11 mL沸乙醇，易溶于沸水，几乎不溶于乙醚。乙醇能够有效地提取苦杏仁苷及部分脂溶性杂质，而将蛋白质、多糖等水溶性成分留在药材中。由于苦杏仁苷不溶于乙醚，因此在苦杏仁苷的饱和乙醇溶液中加入乙醚，可使苦杏仁苷结晶析出，从而实现其与其他成分的分离。这一过程是苦杏仁苷提取和纯化的关键步骤。

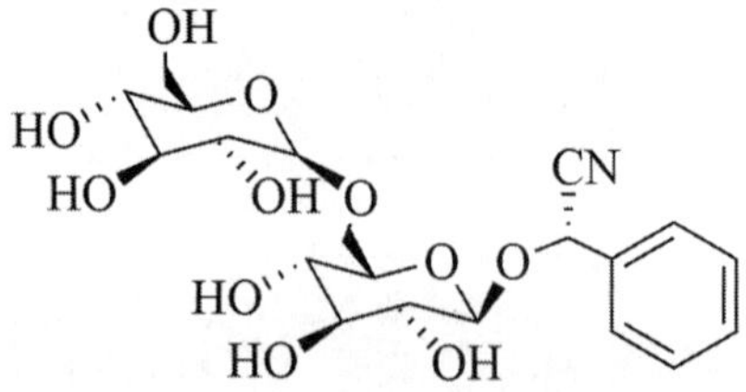

图5－1　苦杏仁苷结构式

（二）实验流程图

苦杏仁苷的提取与分离流程见图 5－2。

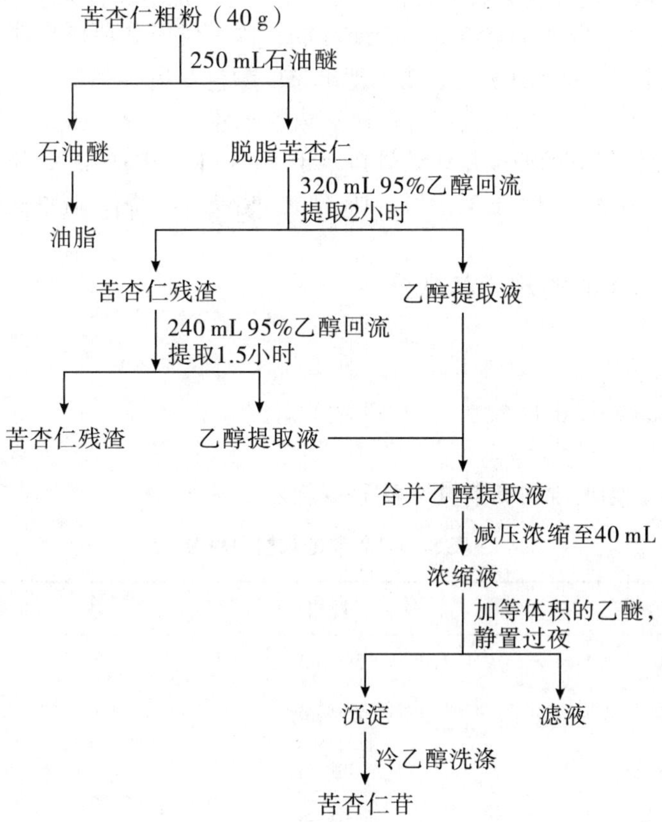

图 5－2　苦杏仁苷的提取与分离流程

（三）操作步骤

1. **苦杏仁苷的提取、分离**

取苦杏仁 40 g 捣碎后放脂肪提取器中，用 250 mL 石油醚提取苦杏仁中的脂肪油，持续约 1 小时，直至醚溶液点于滤纸上，挥去醚后不留油迹，过滤得脱脂苦杏仁，将其放入 500 mL 圆底烧瓶中，加入约 320 mL 95% 乙醇，回流提取 2 小时，趁热置于布氏漏斗中，用三层滤纸抽滤。在滤渣中加入 240 mL 95% 乙醇，回流提取 1. 5 小时，合并两次乙醇提取液，减压浓缩至 40 mL，加等体积的乙醚（微混）放置过夜，待结晶析出，过滤结晶，用冷乙醇洗涤，得苦杏仁苷。

2. **显色反应**

（1）在点滴板上放置少量苦杏仁苷，滴加一滴浓硫酸，观察到溶液变为紫红色。

（2）将少量苦杏仁苷，加水 1 ～ 2 mL 时溶解，再加入改良碘化铋钾试剂 1 ～ 2 mL，溶液先呈棕红色，随后逐渐转变为棕色沉淀。

3. 氰苷的鉴别反应

（1）苦味酸钠试验：取 6 粒苦杏仁，将其研磨成粉末放入 50 mL 锥形瓶中，加入 5 mL 5% 硫酸溶液，搅拌均匀后密封，取滤纸条，先滴加饱和苦味酸液让其浸润，稍微干燥后，再滴加 10% 碳酸钠溶液 1 ～ 2 滴浸润，待干燥后悬挂在装有上述溶液的锥形瓶上方，置于水浴中加热 10 分钟，观察滤纸条的颜色变化。

（2）普鲁士蓝反应：取少量苦杏仁研磨成粉末置于试管中加 2 ～ 3 滴水润湿，立即用 10% 氢氧化钠浸湿的滤纸封住试管口，于 50 ℃ 水浴中加热 10 分钟，在滤纸上滴加 10% 硫酸亚铁溶液、10% 盐酸溶液、1% 氯化铁溶液各 1 滴，观察其颜色。

三、仪器、药品的规格和数量

（一）仪器的规格和数量（一组计）

本实验所需仪器的规格和数量见表 5－1。

表 5－1　仪器的规格和数量

仪器名称	规格	数量
烧杯	500 mL	2
烧杯	250 mL	2
圆底烧瓶	250 mL	1
锥形瓶	250 mL	2
抽滤装置	—	1
回流提取装置	—	1
玻璃棒	—	1
玻璃漏斗	小号	1
分液漏斗	250 mL	1
加热型磁力搅拌器	—	1

（二）试剂及药品的规格和数量（一组计）

本实验所用试剂及药品的规格和数量见表5－2。

表5－2　试剂及药品规格和数量

试剂及药品名称	规格	数量
苦杏仁粉末	—	40 g
95%乙醇	分析纯	适量
乙醚	分析纯	适量
浓盐酸	分析纯	适量
浓硫酸	分析纯	适量
苦味酸	分析纯	适量
氢氧化钠	分析纯	适量
碳酸钠	分析纯	适量
α－萘酚	分析纯	适量
硫酸铜	分析纯	适量
硫酸亚铁	分析纯	适量
三氯化铁	分析纯	适量

四、注意事项

（1）α－萘酚试验极为敏感，因此，若试液中不慎混入少量滤纸或中药材的纤维均可产生阳性反应。

（2）当苷类物质的常规检测呈阳性反应时，可进一步进行特定类型苷的鉴定。

五、思考题

（1）为什么苦杏仁需要用乙醇回流提取两次？

（2）有哪些方法可以提高苦杏仁苷的产率？

六、参考文献

［1］杨武德，柴慧芳. 中药化学与天然药物化学实验指导［M］. 5 版. 北京：中国中医药出版社，2019.

［2］黄欣莉，吴伟杰，陈杭君，等. 桃仁中苦杏仁苷高效提取及其体外生物活性研究［J］. 中国食品学报，2023，23（4）：146－156.

［3］吴立军. 天然药物化学［M］. 6 版. 北京：人民卫生出版社，2011.

第六章　苯丙素类化合物

实验一　鬼臼毒素的提取与分离

一、实验目的和要求

（1）学习和掌握通过溶解手段来提取、分离木脂素类化合物的方法。
（2）要求得到 1 ～ 2 个化合物的纯品，并进行相应的鉴定。

二、实验方法

（一）概述

窝儿七来源于小檗科植物中华山荷叶（*Diphylleia sinensis* Li）和东北山荷叶（*Diphylleia grayi* Fr. Schmidt）的根及根茎部分。

在陕西地区，它作为一种民间草药被广泛使用，具有祛风除湿、活血祛瘀、解毒等功效。主要用于治疗风湿性关节炎、跌打损伤、月经不调、小腹疼痛、毒蛇咬伤、痈肿和疮疖等症状。药理实验表明，鬼臼毒素（一种从该植物中提取的化合物）具有抗癌作用，但对人体正常细胞的毒性也较强，故不直接用作抗癌药物，临床上更倾向于使用其衍生物进行治疗。对小鼠有免疫抑制作用，但由于治疗指数低，目前尚未发现其具有应用价值。

窝儿七中主要含有木脂素类化合物鬼臼毒素（podophyllotoxin）、山荷叶素（diphyllin）、苦鬼臼毒素（picropodophyllotoxin）、脱氢鬼臼毒素（dehydropodophyllotoxin）、4′ – 去甲鬼臼毒素（4′-demethylpodophyllotoxin）、α，β – 盾叶鬼臼素（α，β-peltatin）、α – 盾叶鬼臼毒素 –5 – *O* – β – 葡萄糖苷（α-peltatin-5-*O*-β-glucoside）、4′ – 去甲去氧鬼臼毒素（4′-demethyldesoxypodophyllotoxin）、4′ – 去甲鬼臼毒素 –4 – *O* – 葡萄糖苷（4′-demethylpodophyllotoxin-4-*O*-glucoside）。其标志性成分为鬼臼毒素、脱氢鬼臼毒素、山柰酚等。另外，药材还含有黄酮化合物山柰酚（kaempferol）、槲皮素（quercetin）。

鬼臼毒素（podophyllotoxin）：分子式 $C_{22}H_{22}O_8$，分子量 414.40，熔点为 183 ～ 184 ℃，$[\alpha]_D^{29} = -138°$（c1.0，$CHCl_3$）。23 ℃水中溶解度 120 mg/L，可溶于乙醇、三氯甲烷、丙酮、热苯和冰醋酸等（图 6－1）。

UV $\lambda_{max}^{C_2H_5OH}$nm（lgε）：292（3.60）。

IR（ν_{max}，cm^{-1}）：3610，1780，1592，1500，1424，1332，1243，1130，1045，1000，940。^{1}H－NMR（$CDCl_3$－DMSO）δ：1.74（w，1H，OH），2.82（t，1H，－CH），3.76（s，6H，－OCH_3×2），3.82（s，3H，－OCH_3），4.12（m，1H，CH），4.16（m，2H，－CH_2），5.97（s，2H，－OCH_2O－），6.37（s，2H，ArH×2），6.50（s，1H，ArH），7.12（s，1H，Ar－H）。

MS：*m/z*，414（$[M]^+$），399（$[M]^+-CH_3$），189，181，168。

脱氢鬼臼素（dehydropodophyllotoxin）：微黄色针晶，熔点为 228 ～ 290 ℃（分解），分子式 $C_{22}H_{18}O_8$（图 6－2）。

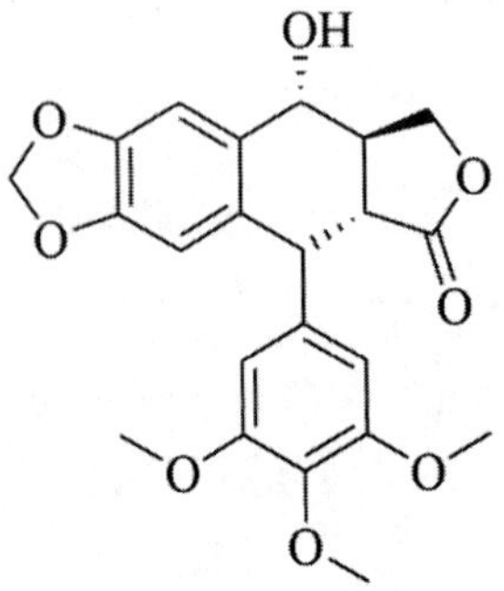

图 6－1　鬼臼毒素结构式

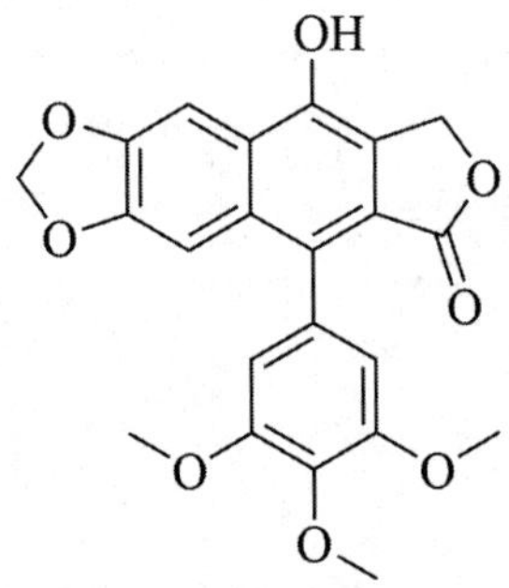

图 6－2　脱氢鬼臼毒素结构式

山柰酚（kaempferol）：又名山柰黄酮醇，黄色针晶，熔点为 276 ～ 278 ℃，分子式 $C_{15}H_{10}O_6$。

（二）实验流程图

鬼臼毒素的提取与分离流程如图 6－3 所示。

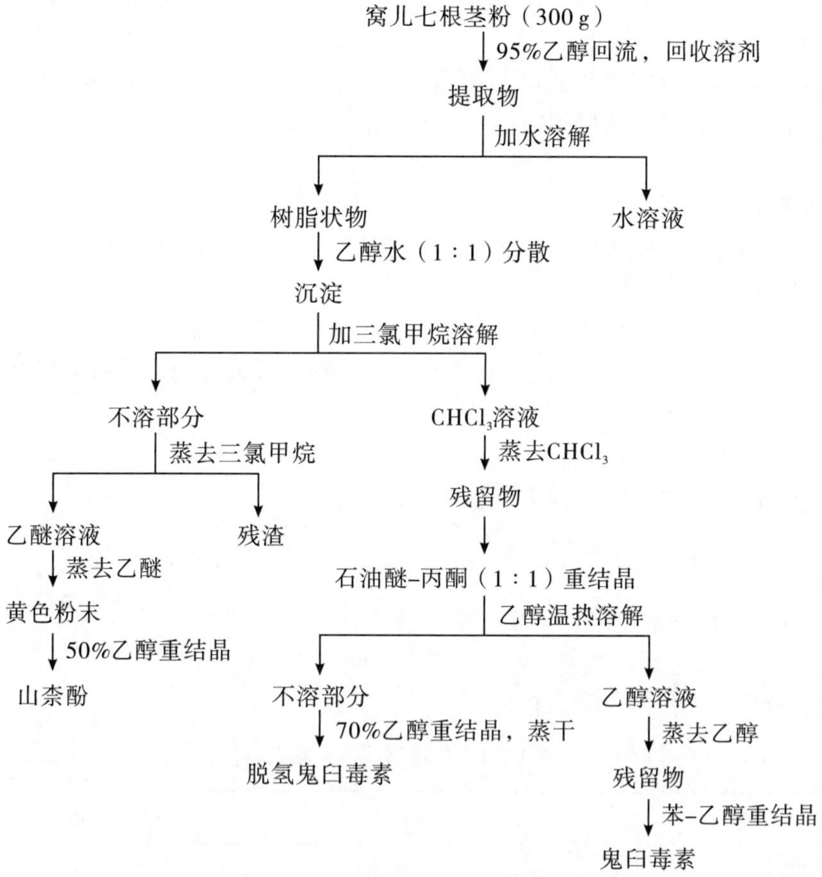

图 6－3　鬼臼毒素的提取与分离流程

（三）操作步骤

1. 提取与分离

取窝儿七的干燥茎根粉末 300 g 置于圆底烧瓶中，加 95% 乙醇浸没药粉，加 80 mL 乙醇，将烧瓶加热至回流状态，持续 15 分钟，过滤。重复此步骤，再向烧瓶中加入 95% 乙醇 80 mL 回流 10 分钟，过滤；再次重复，并将 3 次的乙醇提取溶液合并，浓缩回收提取液至糖浆状，加入 80 mL 水，此时会有黄棕色树脂状沉淀析出，静置 5 分钟使沉淀陈化。随后，倒去上层清液，加入 95% 乙醇 – 水（1∶1）混合液静置沉淀 5 分钟，过滤，干燥沉淀，得窝儿七树脂。将所得树脂研碎后用三氯甲烷 200 mL 分 3 次分散溶解，分成三氯甲烷溶解部分和三氯甲烷不溶解部分。

将三氯甲烷溶解部分蒸去三氯甲烷后，将残渣在石油醚 – 丙酮（1∶1）混合液中进行重结晶，过滤收集晶体，将晶体加 50 mL乙醇加热溶解，过滤不溶物，收集乙醇溶液并减压蒸发乙醇，得到的固体在甲醇中进行重结晶 3 次，得到白色针晶，为鬼臼毒素，测熔点，鉴定。乙醇不溶物在70%乙醇中重结晶3次，得微黄色针晶，即脱氢鬼臼毒素，测熔点，鉴定。

三氯甲烷不溶部分用乙酸乙酯分散溶解，每次50 mL，共3次，合并乙酸乙酯溶液，回收乙酸乙酯，得到黄色固体，用丙酮重结晶，得到黄色晶体即山柰酚，测熔点，鉴定。

2. **色谱鉴定**

样品：鬼臼毒素、脱氢鬼臼毒素及其对照品。

吸附剂：硅胶G板。

展开剂：三氯甲烷－甲醇（9∶1）或三氯甲烷－二氯甲烷（1∶1）。

显色剂：茴香醛浓硫酸试剂，110 ℃加热5分钟。或碘蒸气，熏后呈黄棕色。紫外灯254 nm下观察荧光。

三、仪器、药品的规格和数量

（一）仪器的规格和数量（一组计）

本实验所用仪器的规格和数量见表6－1。

表6－1　仪器的规格和数量

仪器名称	规格	数量
回流提取装置	—	1
抽滤装置	—	1
旋转蒸发仪	—	1
分液漏斗	500 mL	2
锥形瓶	500 mL	2
锥形瓶	250 mL	2
锥形瓶	50 mL	2
薄层色谱展开缸	—	1

（二）试剂及药品的规格和数量（一组计）

本实验所用试剂及药品的规格和数量见表6－2。

表 6-2　试剂及药品的规格和数量

试剂及药品名称	规格	数量
窝儿七根茎粉	—	300 g
95% 乙醇	分析纯	适量
丙酮	分析纯	适量
甲醇	分析纯	适量
二氯甲烷	—	适量
氯仿	分析纯	适量
乙酸乙酯	分析纯	适量
浓硫酸	分析纯	适量
碘	分析纯	适量

四、注意事项

(1) 用三氯甲烷对树脂状物进行分散溶解时要充分，保证木脂素和黄酮苷元的有效分离。

(2) 三氯甲烷分散溶解，能将树脂状沉淀中的木脂素苷元溶解出来，而混在树脂状沉淀中的黄酮苷元不溶于三氯甲烷，因此可以通过这一特性将它们分离，这种方法同样适用于其他木脂素类化合物的分离，因为粗木脂体中常夹杂有黄酮体。

(3) 木脂素在植物体内常与大量的树脂状物共存，在处理过程中容易树脂化，在分离过程中应注意。

五、思考题

(1) 亲脂性成分的分离方法?

(2) 根据木脂素的性质不同，可采取溶剂萃取、分级沉淀、重结晶等方法分离，如需进一步分离还可以采用什么方法?

(3) 对于具有内酯结构的木脂素可利用其溶于碱液的性质，与其他亲脂性成分分离，但对于有旋光活性的木脂素不适用，为什么?

六、参考文献

[1] 吴立军. 天然药物化学实验指导 [M]. 3 版. 北京：人民卫生出版社，2011.
[2] 裴月湖. 天然药物化学实验指导 [M]. 4 版. 北京：人民卫生出版社，2016.

[3] 白红云，赵晨，孙彦君，等．窝儿七的化学成分研究［J］．中草药，2024，55(2)：366－373.

[4] CANEL C, MORAES R M, DAYAN F E, et al. Podophyllotoxin [J]. Phytochemistry. 2000, 54 (2): 115－120.

[5] G TÓTH, K HORVÁTI, M KRASZNI, et al. Arylnaphthalene lignans with anti-SARS-CoV-2 and antiproliferative activities from the underground organs of *linum austriacum* and *linum perenne* [J]. Journal of natural products. 2023, 86 (4): 672－682.

实验二　秦皮中七叶苷、七叶内酯的提取、分离与鉴定

一、实验目的和要求

（1）掌握从秦皮中提取七叶苷、七叶内酯类成分的原理和操作。
（2）熟悉香豆素类成分的性质和鉴别方法。

二、实验方法

（一）概述

秦皮，学名为白蜡树（*Fraxinus chinensis* Roxb）或苦沥白蜡树（*F. rhynchophylla* Hance）或小叶白蜡树（*F. bungeana* A. DC）的树皮，它味道苦涩，性质微寒。具有清热、燥湿、收涩和明目的作用。主治温热痢疾、目赤肿痛等症状。

秦皮中含有多种内酯类成分及皂苷、鞣质等，主要化学成分包括七叶苷、七叶内酯、秦皮苷及秦皮素等。这些成分具有抗菌消炎的生理活性，七叶内酯对细菌性痢疾、急性肠炎有较好治疗效果，兼有退热作用，毒副作用小，且几乎无苦味，适合小儿服用。秦皮中主要成分的结构及性质如下：

（1）七叶苷（esculin）：又叫秦皮甲素、马栗树皮苷，白色粉末状结晶，熔点为205～206 ℃。易溶于热水（1∶15），可溶于乙醇（1∶24），微溶于冷水（1∶610），难溶于乙酸乙酯，不溶于乙醚、氯仿，在稀酸中可水解，水溶液中有蓝色荧光（图6－4）。

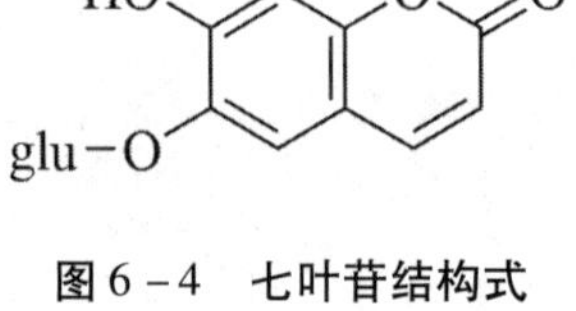

图6－4　七叶苷结构式

（2）七叶内酯（esculetin）：又名秦皮乙素，黄色针状结晶，熔点为276 ℃。易溶于沸乙醇及氢氧化钠溶液，可溶于乙酸乙酯，稍溶于沸水，几乎不溶于乙醚、氯仿（图6－5）。

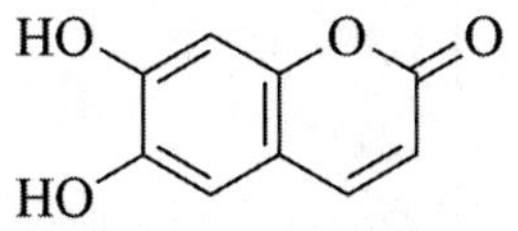

图6－5　七叶内酯结构式

（3）秦皮苷（fraxin）：熔点为205 ℃（图6－6）。

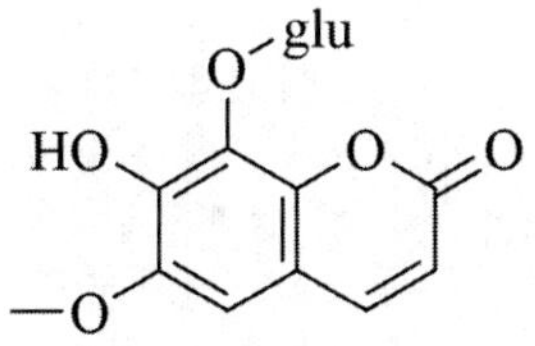

图6－6　秦皮苷结构式

（4）秦皮素（fraxetin）：熔点为227～228 ℃（图6－7）。

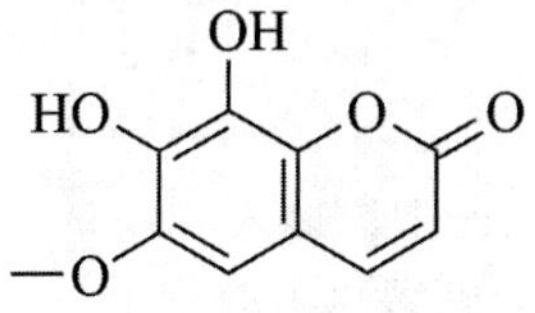

图6－7　秦皮素结构式

七叶苷、七叶内酯均能溶于沸乙醇，可用沸乙醇将二者提取出来，再利用二者在乙酸乙酯中的溶解性不同而分离。

（二）实验流程图

七叶苷、七叶内酯的提取与分离流程如图6－8所示。

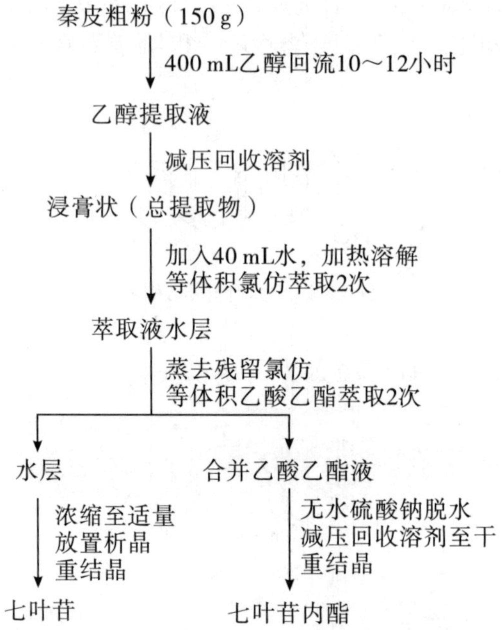

图 6－8　七叶苷、七叶内酯的提取与分离流程图

（三）操作步骤

1. 提取

取秦皮粗粉 150 g 于索氏提取器中，加入 400 mL 乙醇回流 10 ～ 12 小时，得乙醇提取液，减压回收溶剂至浸膏状，即得总提取物。

2. 分离

在上述浸膏中加 40 mL 水加热使之溶解，移于分液漏斗中，以等体积氯仿萃取 2 次，将氯仿萃取过的水层蒸去残留氯仿后加等体积乙酸乙酯萃取 2 次，合并乙酸乙酯液，以无水硫酸钠脱水，减压回收溶剂至干，残留物溶于温热甲醇中，浓缩至适量，放置析晶，即有黄色针状结晶析出，滤出结晶。甲醇、水反复重结晶，即得七叶内酯。

将乙酸乙酯萃取过的水层浓缩至适量，放置析晶，即有微黄色晶体析出，滤出结晶，以甲醇、水反复重结晶，即得七叶苷。

3. 鉴定

（1）化学检识：取七叶苷、七叶内酯各少许分别置于试管中，加入乙醇 1 mL 溶解。加入 1% $FeCl_3$溶液 2 ～ 3 滴，显暗绿色，再滴加浓氨水 3 滴，加水 6 mL，日光下观察显深红色。

（2）薄层鉴定。

吸附剂：硅胶 G。

样品：七叶苷、七叶内酯标准品及自制七叶苷、七叶内酯的醇溶液。

展开剂：甲醇－甲酸乙酯－甲苯（1∶4∶5）。

显色：①UV_{254}灯下观察，七叶苷为灰色荧光，七叶内酯为灰褐色。②以重氮化对硝基苯胺喷雾显色，七叶苷和七叶内酯均呈玛瑙色。

结果：七叶苷 $R_f=0.04$，七叶内酯 $R_f=0.28$。

三、仪器、试剂及药品的规格和数量

（一）仪器的规格和数量（一组计）

本实验所需仪器的规格和数量见表 6－3。

表 6－3　仪器的规格和数量

仪器名称	规格	数量
烧杯	500 mL	2
抽滤装置	—	1
索氏提取器	—	1
试管	10 ～ 15 mL	15
旋转蒸发仪	—	1
分液漏斗	小号	1
薄层色谱展开缸	—	1

（二）试剂及药品的规格和数量（一组计）

本实验所需试剂及药品的规格和数量见表 6－4。

表 6－4　试剂及药品的规格和数量

试剂及药品名称	规格	数量
秦皮粗粉	—	150 g
乙醇	分析纯	适量
甲酸乙酯	分析纯	适量
甲醇	分析纯	适量
氯仿	分析纯	适量
乙酸乙酯	分析纯	适量
无水硫酸铜	分析纯	适量

续上表

试剂及药品名称	规格	数量
氯化铁	分析纯	适量
浓氨水	分析纯	适量
重氮化对硝基苯胺	分析纯	适量

四、注意事项

（1）在进行回流提取操作时，温度不宜过高，以免溶剂过快挥发。

（2）在使用索氏提取器进行回流提取前，须在烧瓶内加适量的止暴剂，以确保实验过程的安全。

五、思考题

（1）索氏提取器提取药材的原理及优缺点是什么？适用于哪些化学成分的提取？

（3）七叶素和七叶苷在结构和性质上有何异同点？实验过程中，如何利用它们的共性和个性进行提取与分离？

六、参考文献

［1］胡君萍，王晓梅，王新玲. 天然药物化学实验指导［M］. 北京：科学出版社，2016.

［2］冯卫生. 天然药物化学实验［M］. 2 版. 北京：中国医药科技出版社，2017.

［3］杨世林，严春艳. 天然药物化学［M］. 2 版. 北京：科学出版社，2017.

实验三　补骨脂有效成分的提取与纯化

一、实验目的和要求

（1）掌握溶剂法提取、分离呋喃香豆素类化合物的方法。

（2）通过从补骨脂中分离补骨脂素和异补骨脂素，掌握干柱色谱法的应用。

（3）掌握鉴定香豆素类成分的方法。

二、实验方法

（一）概述

补骨脂为豆科植物补骨脂的成熟果实，其性温，味辛、苦，主要功效为补肾助阳、温中止泻。主要用于治疗肾虚阳痿、遗精遗尿、腰膝冷痛等症状；此外，补骨脂外用制剂为治疗白癜风常用药。补骨脂的化学成分复杂，含有多种香豆素和黄酮类化合物，主要活性成分有补骨脂素、异补骨脂素、补骨脂甲素、补骨脂乙素、补骨脂次素等。药理研究证实，补骨脂中黄酮类成分有明显扩张冠状动脉的作用，有助于改善心脏的血液循环。而补骨脂中的香豆素类成分，如补骨脂素和异补骨脂素被证实有光敏性，当与紫外线联合使用时，可以增加皮肤对光的敏感性，从而对治疗白癜风有一定疗效，是补骨脂制剂（补骨脂注射液、制斑素及复方补骨脂酊）中的主要成分。补骨脂中的主要成分如下。

（1）补骨脂素（psoralen）：无色针晶，熔点为 189 ～ 190 ℃。有挥发性，易溶于乙醇、三氯甲烷、丙酮、苯，微溶于水、石油醚、乙醚。（图 6 –9A）

（2）异补骨脂素（isopsoralen）：无色针晶，熔点为 138 ～ 140 ℃。溶解度与补骨脂素基本相同，难溶于石油醚。（图 6 –9B）

（3）补骨脂次素（psoralidin）：熔点为 292 ℃。（图 6 –9C）

（4）补骨脂甲素（bavachin）：又称为补骨脂双氢黄酮，无色结晶，熔点为 191 ～ 192 ℃。（图 6 –9D）

（5）补骨脂乙素（isobavachalcone）：又称为异补骨脂查尔酮，黄色针晶，熔点为 154 ～ 156 ℃。（图 6 –9E）

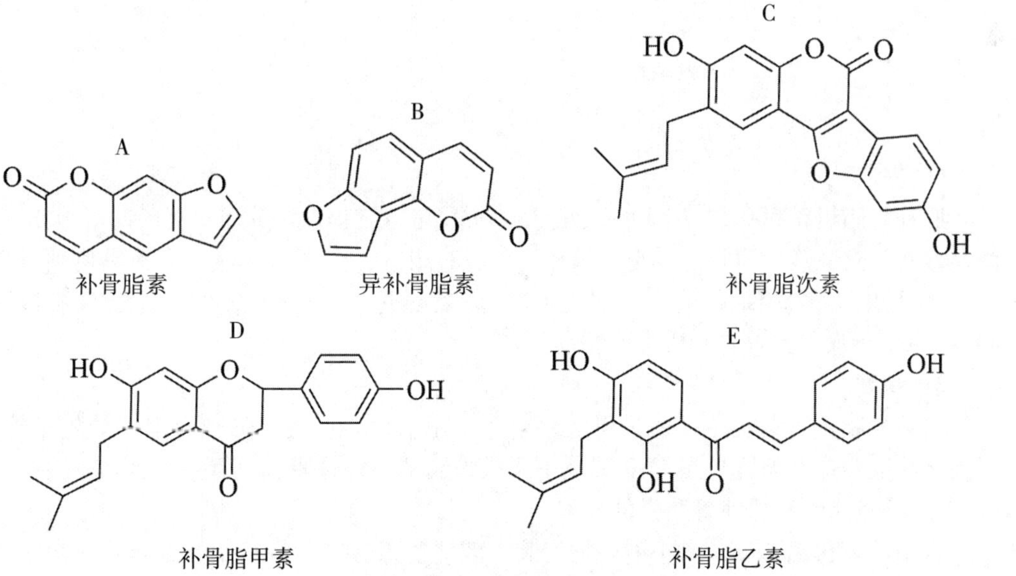

图 6 –9　补骨脂中主要成分的结构式

根据内酯类化合物在有机溶剂中溶解度大，在水中溶解度小的性质，可以采用乙醇作为溶剂来提取补骨脂素和异补骨脂素。进一步利用两种化合物极性的不同，对同一吸附剂的吸附能力不同而通过吸附色谱（氧化铝干柱）分离。

（二）实验流程图

补骨脂素的提取与分离流程见图 6－10。

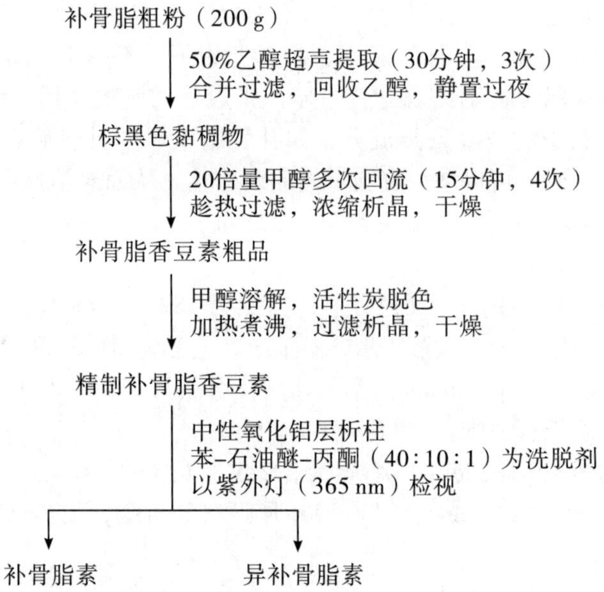

图 6－10　补骨脂素的提取与分离流程

（三）操作步骤

1. 提取

取补骨脂粗粉 200 g，用 50% 乙醇 1500 mL 超声波提取多次（30 分钟，3 次），过滤，合并 3 次滤液，回收乙醇至无醇味，放置过夜后，弃去上清液，取棕黑色黏稠物，加 20 倍量甲醇多次回流（15 分钟，4 次），趁热过滤，合并滤液并适当浓缩析晶，80 ℃ 以下干燥得到补骨脂香豆素粗品。

2. 精制

将补骨脂香豆素粗品以适量甲醇溶解后，用活性炭脱色，加热煮沸 5 分钟，趁热过滤，滤液冷却后静置析晶，80 ℃以下干燥得到精制补骨脂香豆素。

3. 补骨脂素和异补骨脂素的分离

取中性氧化铝 12 g，以小漏斗均匀装入玻璃色谱柱中。将精制补骨脂香豆素 0.2 g 以适量甲醇溶解，以 0.5 g 中性氧化铝拌样，60 ℃以下烘干后加入色谱柱柱床上，另加保护层、滤纸及脱脂棉以保护样品层。以苯－石油醚－丙酮（40：10：1）作为洗脱剂，洗脱展开至柱底后，以紫外灯（365 nm）检视，截取两端蓝色荧光色带，分别用甲醇回流提取后过滤，回收溶剂，浓缩析晶，即得补骨脂素和异补骨脂素。

4. **鉴定**

（1）显色反应。

A. 异羟肟酸铁反应：取少量自制补骨脂素和异补骨脂素分别置于试管中，加入 1 mol/L 盐酸羟胺甲醇溶液 2～3 滴，再加入 1% 氢氧化钠甲醇溶液 2～3 滴，水浴加热至反应完全，冷却后用 5% 盐酸溶液调节 pH 至 3～4，滴加 1% 三氯化铁试液 1～2 滴，溶液呈现红色至紫红色。

B. 开闭环试验：取少量样品加稀氢氧化钠溶液 2 mL，加热，观察记录现象，样品开环成盐逐渐溶解澄清；再加入稀盐酸 1 mL，观察记录现象，样品恢复内酯结构析出浑浊。

C. 观察荧光：取少量样品溶解于三氯甲烷，点于滤纸上，紫外光灯（365 nm）下观察荧光，应显示蓝色荧光。

（2）补骨脂素和异补骨脂素 TLC 鉴定。

A. 吸附剂：硅胶 H 薄层板。

B. 样品：自制补骨脂素、异补骨脂素及补骨脂素和异补骨脂素对照品甲醇溶液。

C. 展开剂：苯－乙酸乙酯（9：1）或苯－石油醚－丙酮（40：10：1）。

D. 显色：紫外灯（365 nm）下检视，斑点应显蓝色。

三、仪器、药品的规格和数量

（一）仪器的规格和数量（一组计）

本实验所需仪器的规格和数量见表 6－5。

表 6－5　仪器的规格和数量

仪器名称	规格	数量
烧杯	1000 mL	1
烧杯	500 mL	1
锥形瓶	1000 mL	1
锥形瓶	500 mL	1
玻璃棒	—	1
圆底烧瓶	1000 mL	1
喷雾瓶	500 mL	1

续上表

仪器名称	规格	数量
抽滤装置		1
循环水泵		1
水浴锅		1
超声波清洗器		1
恒温干燥箱		1
薄层色谱展开缸		1
加热型磁力搅拌器		1

（二）试剂及药品的规格和数量（一组计）

本实验所需试剂及药品的规格和数量见表6－6。

表6－6　试剂及药品的规格和数量

试剂及药品名称	规格	数量
补骨脂粗粉	—	200 g
95%乙醇	分析纯	适量
苯	分析纯	适量
甲醇	分析纯	适量
氯仿	分析纯	适量
丙酮	分析纯	适量
石油醚	分析纯	适量
CMC-Na	分析纯	适量
硅胶 G	—	适量
氢氧化钠	分析纯	适量
三氯化铁	分析纯	适量
盐酸羟胺	分析纯	适量
中性氧化铝	200～300 目	适量
活性炭	分析纯	适量
补骨脂素	对照品	适量
异补骨脂素	对照品	适量

四、注意事项

（1）实验所选取原料应用未经炮制的补骨脂果实，因为炮制过程会使补骨脂素和异补骨脂素含量降低。

（2）考虑到香豆素类化合物的特点，虽然可以使用碱溶酸沉法（内酯开闭环）进行提取，但补骨脂种子中含有较多油脂类成分，在碱性条件下易皂化；同时多糖类物质可能在处理过程中形成胶状物而无法过滤，影响分离产率。

五、思考题

（1）从中药中提取香豆素类成分还有哪些方法?

（2）异羟肟酸铁反应的机理是什么?

六、参考文献

[1] 张永红. 天然药物化学实验指导 [M]. 福建：厦门大学出版社，2013.

[2] 李丽华. 天然药物化学实验教程 [M]. 北京：中国医药科技出版社，2017.

[3] 冯卫生. 天然药物化学实验 [M]. 2 版. 北京：中国医药科技出版社，2017.

[4] 杨秀伟，许青霞，吕倩，等. 补骨脂化学成分研究进展 [J]. 中国现代中药，2024，26（4）：733 -748.

[5] BUCHMAN C D，HURLEY T D. Inhibition of the aldehyde dehydrogenase 1/2 family by psoralen and coumarin derivatives [J]. Journal of medicinal chemistry，2017，60（6）：2439 -2455.

实验四 厚朴中厚朴酚等成分的提取、分离与鉴定

一、实验目的和要求

（1）掌握渗漉法的原理和操作技术。

（2）掌握碱溶酸沉法提取、分离酚性成分的原理和方法。

二、实验方法

（一）概述

厚朴，来源于木兰科植物厚朴（*Magnolia officinalis* Rehd. et Wils.）或其变种凹叶厚朴（M. *officinalis* Rehd. et Wils. var. biloba Rehd. et Wils.）的干燥树皮和根皮。厚朴落叶中厚朴酚、和厚朴酚的含量分别相当于厚朴皮中含量的16%和17%。厚朴具有温中下气、燥湿消痰的功效，研究发现厚朴具有抗菌、抗痉挛、抗过敏、抗肌肉松弛等多重药理作用。厚朴酚为木脂素类成分，具有显著的中枢神经抑制、抗肌肉松弛作用和对应激性溃疡的预防作用；此外，厚朴酚对革兰阳性菌、耐酸菌、类酵母菌和丝状真菌有显著的抗菌活性。厚朴酚与和厚朴酚、四氢和厚朴酚及代谢产物四氢厚朴酚均对致龋菌有较强的抵制作用。

厚朴中的主要成分包括厚朴酚、和厚朴酚、异厚朴酚等，此外还含有以 β - 桉叶醇为主要成分的挥发油及少量水溶性生物碱木兰箭毒碱，另外约含5%酚类物质。

1. 厚朴酚

厚朴酚（magnolol）分子式 $C_{18}H_{18}O_2$，无色针状结晶（水）或无色片状结晶（环己烷），熔点101～102 ℃。不溶于水，易溶于乙醇、三氯甲烷、乙酸乙酯等有机溶剂，可溶于苛性碱溶液。（图6－11A）

2. 和厚朴酚

和厚朴酚（honokiol）为厚朴酚的同分异构体。无色针状结晶（环己烷），熔点85～86 ℃。不溶于水，易溶于乙醇、三氯甲烷、苯、乙酸乙酯等有机溶剂，可溶于苛性碱溶液。（图6－11B）

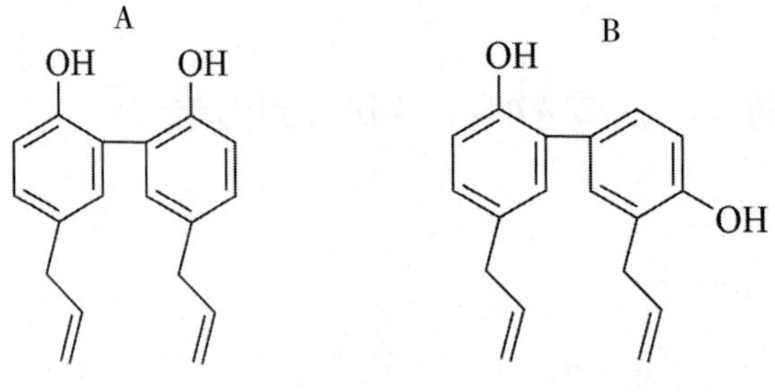

厚朴酚　　　　和厚朴酚

图6－11　厚朴酚、和厚朴酚的结构式

利用厚朴酚、和厚朴酚的酚酸性，采用碱溶酸沉法提取，并与杂质分离。

（二）实验流程

厚朴酚、和厚朴酚的提取与分离流程见图 6－12。

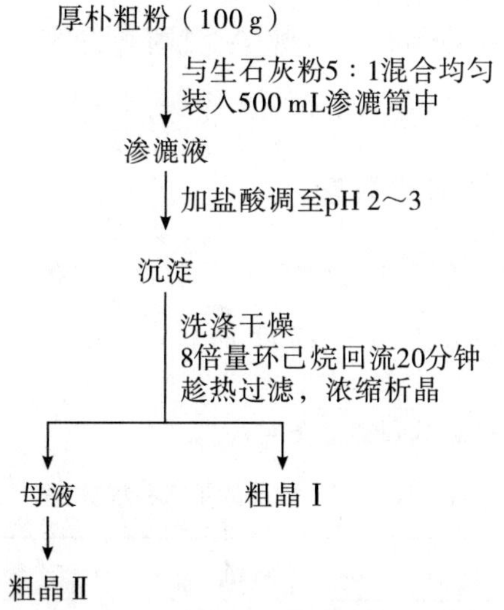

图 6－12　厚朴酚、和厚朴酚的提取与分离流程

（三）操作步骤

1. 提取

称取厚朴粗粉 100 g，与生石灰粉按 5：1 重量比混合均匀，装入 500 mL 渗漉筒中，轻轻撞击，使其均匀致密地分布。药粉面上覆一圆形滤纸（或滤布），并压上数个玻璃珠，加入蒸馏水约 150 mL，使整个药粉湿润，放置 2 小时以上。用 20 倍量的蒸馏水渗漉，收集渗漉液，放置过夜。

2. 分离与精制

倾取渗漉液的上清液，搅拌下加盐酸调至 pH 2 ～ 3，充分沉淀，收集沉淀物，用水洗涤至近中性。干燥后，将沉淀物置圆底烧瓶中，用 8 倍量环己烷回流 20 分钟，趁热抽滤，适当浓缩后放置析晶。抽滤得粗晶Ⅰ，母液再放置析晶，抽滤得粗晶Ⅱ，两次结晶分别用环己烷重结晶。取结晶作薄层色谱鉴别，测定熔点。

3. 鉴定

（1）呈色反应。

A. 三氯化铁试验：取结晶少许置小试管内，加 2 mL 甲醇使溶解，加三氯化铁试剂 1 滴，观察颜色变化。

B. 间苯三酚试验：取结晶少许置小试管内，加 2 mL 甲醇使溶解，加间苯三酚盐酸溶液（取 10% 间苯三酚醇溶液 1 mL，加盐酸 9 mL 制成）5 滴，观察颜色变化。

（2）薄层色谱鉴定。

吸附剂：硅胶 G－CMC－Na 薄层板。

样品：结晶Ⅰ、结晶Ⅱ、厚朴酚对照品甲醇溶液。

展开剂：苯－乙酸乙酯（8∶2）。

展开方式：平衡 15 分钟后，上行展开 10 cm。

显色：①置紫外光灯（365 nm）下观察；②喷洒 5% 香草醛－硫酸试剂，105 ℃加热，10 分钟后日光下观察。

三、仪器、药品的规格和数量

（一）仪器的规格和数量（一组计）

本实验所需仪器的规格和数量见表 6－7。

表 6－7　仪器的规格和数量

仪器名称	规格	数量
渗漉筒	500 mL	1
烧杯	500 mL	2
圆底烧瓶	500 mL	1
抽滤装置	—	1
回流提取装置	—	1
试管	10 ～ 15 mL	10
玻璃棒	—	1
薄层色谱展开缸	—	1
加热型磁力搅拌器	—	1
喷雾瓶	—	1

（二）试剂及药品的规格和数量（一组计）

本实验所需的试剂及药品的规格和数量见表 6－8。

表 6－8　试剂及药品的规格和数量

试剂及药品名称	规格	数量
厚朴粗粉		100 g
生石灰	分析纯	适量
盐酸	分析纯	适量
环己烷	分析纯	适量
三氯化铁	分析纯	适量
甲醇	分析纯	适量
间苯三酚	分析纯	适量
苯	分析纯	适量
乙酸乙酯	分析纯	适量
厚朴酚	标准品	适量
香草醛	分析纯	适量
浓硫酸	分析纯	适量

四、注意事项

（1）由于市场上厚朴存在多种混杂品，历史上主要来源多为野生，现基本以人工种植为主，选原料时注意原植物品种。植物化学研究证实，厚朴酚主要存在于木兰科植物中，其中以木兰亚属中皱皮木兰组含量最为丰富。

（2）进行渗滤提取时，确保原料在提取筒中装填均匀，松紧度适中，并保证充分湿润，流速适宜（以 2 ～ 3 mL/min 为宜），则渗漉提取效率较高。

（3）药材产地不同，品种不同，含厚朴酚、和厚朴酚的比例也不同，这可能影响其药理效果和临床应用。

五、思考题

（1）提取厚朴酚还有哪些方法？本实验用渗漉法提取，有何优点？

（2）如何鉴别木脂素类化合物？

六、参考文献

［1］国家药典委员会. 中华人民共和国药典（一部）［M］. 北京：中国医药科技出版社，2020.

［2］张永红. 天然药物化学实验指导［M］. 福建：厦门大学出版社，2013.

［3］DAI S Y，QIN W X，YU S，et al. Honokiol and magnolol：a review of structure－activity relationships of their derivatives［J］. Phytochemistry. 2024，223：114132.

第七章　醌类化合物

实验一　虎杖蒽醌类成分及白藜芦醇苷的提取与鉴定

一、实验目的和要求

（1）掌握用 pH 梯度萃取法分离酸性不同的蒽醌类成分的原理和操作。
（2）熟悉亲脂性成分和亲水性成分的分离方法。
（3）熟悉亲水性苷类成分的纯化方法。
（4）了解蒽醌类成分及白藜芦醇苷的一般性质和鉴别反应。

二、实验方法

（一）概述

虎杖，为蓼科植物虎杖（*Polygonum cuspidatum* Sieb. et Zucc.）的干燥根茎和根，也被称为阴阳莲，其味微苦且性微寒，具有利湿退黄、清热解毒、散瘀止痛和止咳化痰的功效。它在民间疗法中用于治疗湿热黄疸、淋浊、风湿痹痛、痈肿疮毒、水火烫伤、闭经、跌打损伤、肺热咳嗽等症状。近年来虎杖在烫伤治疗、止血、消结石和降血脂等方面均显示出一定的疗效。现代药理学研究表明，虎杖具有抗菌、抗病毒及镇咳平喘的作用，因此它常被用于治疗急性炎症、烧烫伤、肝炎、气管炎等疾病。

虎杖主要含有蒽醌类成分，此外还含有二苯乙烯类、黄酮类、水溶性多糖和鞣质等成分。蒽醌类成分包括大黄酚、大黄素、大黄酸、大黄素甲醚、大黄素甲醚葡萄糖苷、大黄素葡萄糖苷等。二苯乙烯类成分有白藜芦醇及白藜芦醇苷，该类成分具有降血脂的作用。

虎杖中主要成分的理化性质：

（1）大黄酸，分子式为 $C_{15}H_8O_6$，黄色针状结晶，熔点为 321 ～ 322 ℃，330 ℃分解。能溶于碱、吡啶，微溶于乙醇、苯、三氯甲烷、乙醚和石油醚，不溶于水。

UV：$\lambda_{max}^{CH_3OH}$ nm（lgε），222（4.40），249（4.18），272（4.18），293sh（4.14），437（4.02）。

IR（ν_{max}，cm^{-1}）：1701，1637。

（2）大黄素，分子式为 $C_{15}H_{10}O_5$，橙黄色针状结晶（乙醇），熔点为 256 ～ 257 ℃（乙醇或冰醋酸），能升华。易溶于乙醇、碱液，微溶于乙醚、三氯甲烷，不溶于水。

UV：λ nm（lgε），220，225（4.31），265（4.29），290（4.30），439（4.14）。

IR（ν_{max}，cm^{-1}）：3450，3000（br），1669，1624，1580，1465，1380，1340，1270，1200，1160。

（3）大黄素甲醚，分子式为 $C_{16}H_{12}O_5$，砖红色单斜针状结晶，熔点为 203 ～ 207 ℃（苯）。溶于苯、三氯甲烷、吡啶及甲苯，微溶于醋酸及乙酸乙酯，不溶于甲醇、乙醇、乙醚和丙酮。

UV：λ nm（lgε），226（4.45），255（4.22），267（4.25），288（4.22），440（4.02）。

IR（ν_{max}，cm^{-1}）：3400，1668，1625，1570。

（4）大黄酚，分子式为 $C_{15}H_{10}O_4$，橙黄色六方形或单斜形结晶（乙醇或苯）熔点为 196 ～ 197 ℃（乙醇或苯），能升华。易溶于沸乙醇，可溶于丙酮、三氯甲烷、苯、乙醚和冰醋酸，微溶于石油醚、冷乙醇，不溶于水。

UV：λ nm（lgε），224（4.73），257（4.48），277（4.18），287（4.18），429（4.14）。

IR ν_{max}（cm^{-1}）：1680，1630，1607，1560，1478。（图 7 – 1）

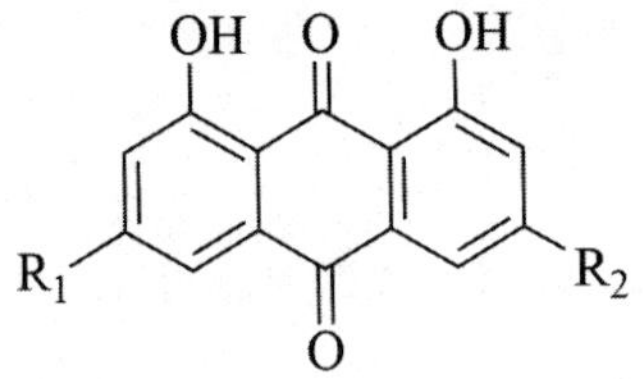

大黄酸	$R_1 = H$	$R_2 = COOH$
大黄素	$R_1 = CH_3$	$R_2 = OH$
大黄素甲醚	$R_1 = CH_3$	$R_2 = OCH_3$
大黄酚	$R_1 = CH_3$	$R_2 = H$

图 7 – 1　虎杖中蒽醌类成分结构式

（5）羟基蒽醌苷类。大黄素甲醚葡萄糖苷，黄色针状结晶，熔点为 235 ℃；大黄素 – 8 – *O* – *β* – *D* – 葡萄糖苷，浅黄色针状结晶，熔点为 190 ～ 191 ℃；大黄素 – 1 – *O* – *β* – *D* – 葡萄糖苷，熔点为 239 ～ 241 ℃；大黄酸葡萄糖苷，熔点为 266 ～ 267 ℃；大黄酚葡萄糖苷熔点为 45 ～ 246 ℃。（图 7 – 2）

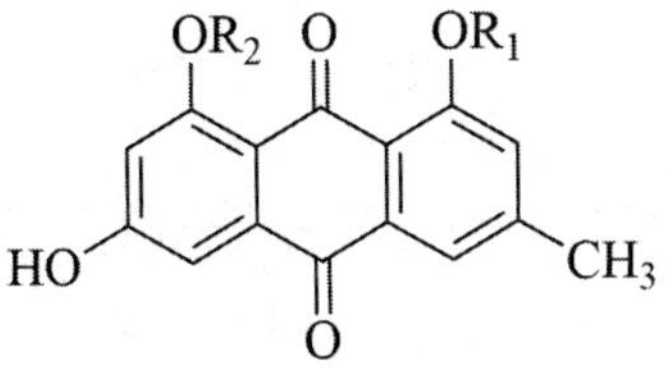

大黄素-8-O-β-D-葡萄糖苷　$R_1=H$　$R_2=glc$
大黄素-1-O-β-D-葡萄糖苷　$R_1=glc$　$R_2=H$

图7-2　虎杖中羟基蒽醌苷类化合物结构式

（6）白藜芦醇，分子式为 $C_{14}H_{12}O_3$，无色针状结晶，熔点为256～257 ℃，216 ℃升华，易溶于乙醚、三氯甲烷、甲醇、乙醇、丙酮等。

（7）白藜芦醇苷，又名虎杖苷、云杉新苷（peceid），分子式为 $C_{20}H_{22}O_8$，无色结晶，熔点为223～226 ℃（分解），易溶于甲醇、丙酮、热水，可溶于乙酸乙酯，稍溶于冷水，但可溶于碳酸钠和NaOH水溶液，难溶于乙醚（此化合物具顺、反两种异构体，能够互相转化，所得常是两者的混合物，以反式为多）。（图7-3）

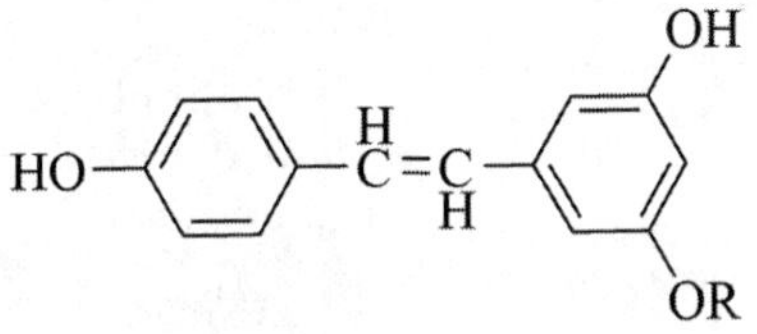

白藜芦醇　R=H
白藜芦醇苷　R=glc

图7-3　白黎芦醇及白黎芦醇苷结构式

（8）β-谷甾醇，分子式为 $C_{29}H_{50}O$，无色针状结晶，熔点为139～140 ℃，难溶于水，可溶于乙醇，易溶于苯、三氯甲烷等亲脂性溶剂。（图7-4）

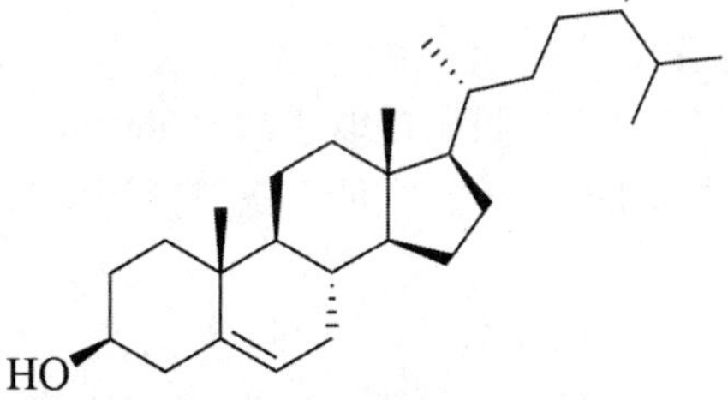

图7-4　β-谷甾醇结构式

虎杖中的蒽醌类成分由于结构中羧基和酚羟基数目及位置不同而呈现不同强度的酸性，根据此性质，在乙醚萃取出亲脂性成分后，利用碱性递增的水溶液（5% $NaHCO_3$、5% Na_2CO_3、2% NaOH）自乙醚中提取出游离蒽醌类成分，达到分离目的。

（二）实验流程图

蒽醌类成分及白藜芦醇苷的提取与分离流程见图7－5。

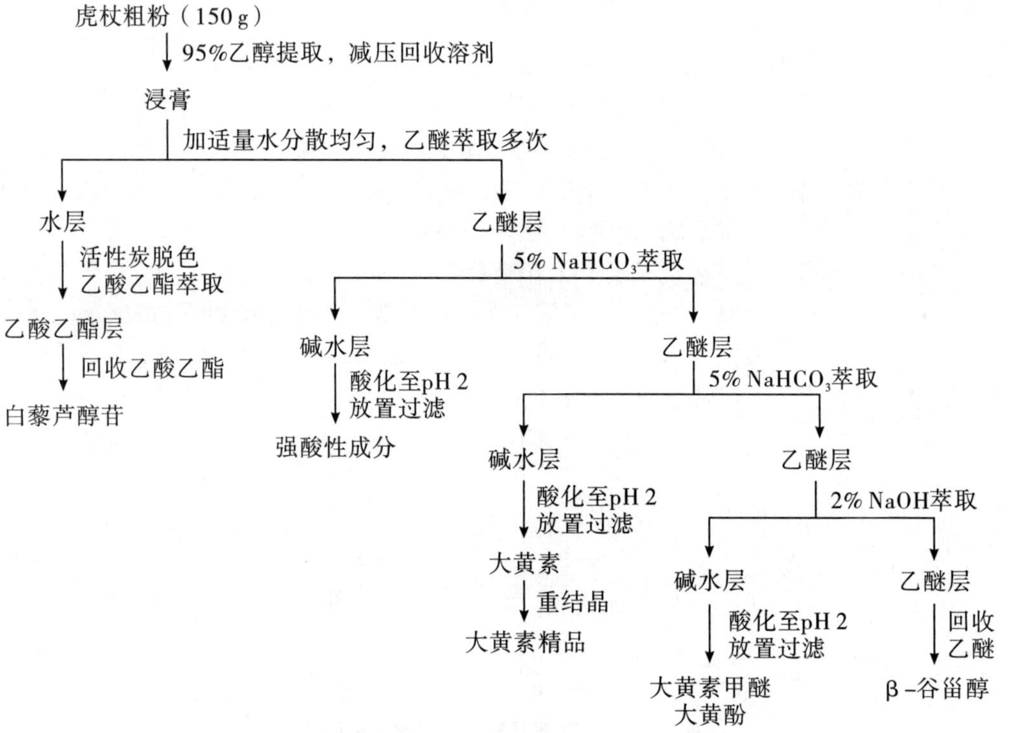

图7－5　蒽醌类成分及白藜芦醇苷的提取与分离流程

（三）操作步骤

1. 乙醇总提取物的制备

取虎杖粗粉150 g，用95%乙醇回流提取2次（500 mL回流1小时，450 mL回流30分钟），合并乙醇液。放置如有沉淀，抽滤1次，减压回收乙醇至糖浆状（要求乙醇回收至无醇味）。

2. 总游离蒽醌的提取

将上述糖浆状物转移至三角瓶中，加入30 mL水，分散均匀后加100 mL乙醚，不断振摇后放置。将上层乙醚液倾入另一500 mL三角瓶中（切勿将水倒出），或用吸管吸出，瓶中糖浆状物再以乙醚多次萃取，每次萃取的乙醚用量顺序为50 mL、40 mL（4次），合并乙醚液为总游离蒽醌，乙醚提取的剩余物中含水溶性成分，继续分离需在第4项中完成。

3. 游离蒽醌的分离

（1）强酸性成分大黄酸的分离：上述乙醚液转移至分液漏斗中，用5% $NaHCO_3$ 水溶液（测定 pH）萃取 3 ～ 4 次（40 mL，30 mL ×2 次或 30 mL ×3 次），合并碱液层，在搅拌下慢慢滴加 6 mol/L 盐酸至 pH 为 2。放置，抽滤，水洗沉淀至近中性，干燥，得深褐色粉末，为强酸性部分。

（2）中等酸性成分大黄素的分离：以上用 $NaHCO_3$ 萃取过的乙醚液用 5% 碳酸钠（测定 pH）萃取 5 ～ 9 次（40 mL ×3 次，30 mL ×4 次）。碱液用量视碱水层萃取液颜色较浅为止。合并碱液，加浓盐酸调 pH 为 2。稍放置。抽滤。沉淀以水洗至中性，干燥，称重，用甲醇重结晶（1∶25 ～ 1∶30），得大黄素结晶，熔点为 256 ～ 257 ℃。

（3）弱酸性成分大黄酚和大黄素甲醚的分离：以上经碳酸钠萃取过的乙醚液用 2% NaOH（测 pH）萃取 4 ～ 5 次，每次 20 mL，合并 NaOH 溶液。同（2）法处理。

（4）中性成分植物甾醇类化合物的分离：上述 NaOH 萃取过的乙醚液，用水洗至中性，以无水 Na_2SO_4 脱水，回收乙醚的残留物，即得 β－谷甾醇粗品。

用甲醇溶解少量 β－谷甾醇，供 TLC 鉴识用。

4. 白藜芦醇葡萄糖苷的分离

取“2.”中乙醚提取过的糖浆状物，挥去乙醚，置圆底烧瓶中加 500 mL 水，搅拌混合后，加热 20 ～ 30 分钟，倾出上层液，稍冷过滤。滤液加活性炭煮沸 10 分钟，趁热过滤。滤液置蒸发皿中，浓缩至 15 ～ 20 mL。水液用乙酸乙酯（15 mL ×2 次）萃取。回收乙酸乙酯，残留物用 5 mL 95% 乙醇溶解，供鉴识用。

5. 检识

（1）色谱法鉴定。

A. 游离蒽醌的硅胶 TLC。

对照品：大黄素甲醚或大黄酚、大黄素。

样品：中等酸性成分部分、弱酸性成分部分、强酸性部分。

展开剂：苯－乙酸乙酯（8∶2）。

显色剂：5% KOH 溶液喷洒。

B. 甾醇类成分的硅胶 G 薄层色谱。

对照品：β－谷甾醇。

样品：中性脂溶性部分。

展开剂：环己烷－丙酮（8∶2）。

显色剂：10% 磷钼酸乙醇溶液 120 ℃烘烤数分钟。

（2）定性反应。

A. 游离蒽醌的反应：分别取大黄素、大黄素甲醚和大黄酚混合物及强酸性部分少许，用乙醇（或甲醇）溶解，进行如下反应。

a. Bornträger 反应：取试液 1 mL，滴加 2% NaOH 溶液观察颜色。

b. 醋酸镁试验：取试液 1 mL，加入 0.5% 乙酸镁/乙醇溶液 2 ～ 3 滴，观察颜色。

B. 固醇类显色反应 Liebermann-Burchard 试验：取样品少许，加 1 mL 醋酐溶解，加浓硫酸 1 滴，观察颜色变化（此试验可在蒸发皿或点滴板上进行）。

C. 白藜芦醇苷的呈色反应：取样品少许，用乙醇溶解，进行如下反应。

a. 荧光反应：将试液滴在滤纸上，在紫外光下观察荧光。

b. 三氯化铁－铁氰化钾反应：将试液用毛细管滴在滤纸上，喷上述试剂观察颜色。

c. 偶合反应：取试液 1 mL，加 0.5 mL 5% 碳酸钠，然后滴入新配制的重氮化试剂 1～2 滴，观察颜色。

d. Molish 反应：取试液 1 mL，加入等体积的 10% α－萘酚乙醇液，摇匀，沿试管壁滴加 2～3 滴浓硫酸，观察两液界面颜色。

e. Gibb's 反应：取试液 1 mL，滴加 0.5% 2,6－二氯苯醌氯亚胺的乙醇溶液 2～3 滴，并加碳酸钠调 pH 至 10 左右，观察颜色（Gibb's 试剂须临用前配制）。

三、仪器、药品的规格和数量

（一）仪器的规格和数量（一组计）

本实验所需仪器的规格和数量见表 7－1。

表 7－1　仪器的规格和数量

仪器名称	规格	数量
烧杯	1000 mL	1
烧杯	500 mL	2
烧杯	250 mL	2
量筒	500 mL	1
量筒	100 mL	1
锥形瓶	250 mL	2
抽滤装置	—	1
回流提取装置	—	1
玻璃棒	—	1
玻璃漏斗	小号	1
分液漏斗	500 mL	1
薄层色谱展开缸	—	1
加热型磁力搅拌器	—	1
旋转蒸发仪	—	1

（二）试剂及药品的规格和数量（一组计）

本实验所需试剂及药品的规格和数量见表7－2。

表7－2　试剂及药品的规格和数量

试剂及药品名称	规格	数量
虎杖	—	150 g
95%乙醇	分析纯	适量
乙醚	分析纯	适量
浓盐酸	分析纯	适量
浓硫酸	分析纯	适量
氢氧化钠	分析纯	适量
碳酸氢钠	分析纯	适量
碳酸钠	分析纯	适量
α－萘酚	分析纯	适量
苯	分析纯	适量
醋酸镁	分析纯	适量
氨水	分析纯	适量
2,6－二氯苯醌氯亚胺	分析纯	适量
三氯化铁	分析纯	适量
醋酐	分析纯	适量
磷钼酸	分析纯	适量

四、注意事项

（1）虎杖中蒽醌类化合物的种类和含量受到采收季节和贮存时间影响。由于部分游离蒽醌类衍生物有升华性，新鲜采集的原药材通常含有较高含量的蒽醌类成分。贮存时间长的药材饮片中蒽醌类成分含量低，因此实验选材时要注意。

（2）在盐酸酸化时可能会产生大量CO_2气体，操作时应谨防气体产生导致内容物溢出。

（3）使用碱液萃取乙醚溶液时，如果碱水层变为红色，则是由于Bornträger反应，加酸后溶液变为黄色。

（4）大黄酚和大黄素甲醚的分离比较困难，因为在薄层色谱条件下它们可能会在同一位置出现斑点。为了进一步分离可用磷酸氢钙柱色谱，以石油醚展开。在下层黄色带被洗脱后，可用甲醇重结晶得大黄酚；上层黄色带被洗脱后，同样可用甲醇重结晶得到大黄素甲醚。

五、思考题

（1）实验操作中有什么应注意的操作？
（2）尝试总结萃取操作程序及注意事项。
（3）过滤方式有几种？怎样选用？

六、参考文献

[1] 裴月湖. 天然药物化学实验指导 [M]. 4 版. 北京：人民卫生出版社，2016.
[2] 冯卫生. 天然药物化学实验 [M]. 2 版. 北京：中国医药科技出版社，2017.
[3] 梁春晓，王珊珊，陈淑静，等. 虎杖化学成分及药理活性研究进展 [J]. 中草药，2022，53（4）：1264－1276.
[4] QIU Q, FU F, WU Y, et al. Rhei Radix et Rhizoma and its anthraquinone derivatives: potential candidates for pancreatitis treatment [J]. Phytomedicine, 2024, 129: 155708.

实验二 茜草中醌类成分的提取、分离与鉴定

一、实验目的和要求

（1）学习茜草中醌类成分的提取、分离的一般步骤。
（2）掌握分液漏斗的使用和萃取分离的操作要点。
（3）熟悉柱色谱原理，并掌握柱色谱实验操作方法。
（4）掌握醌类化合物的鉴定方法。

二、实验方法

（一）概述

1. 原植物

茜草科植物茜草（*Rubia cordifolia* L.）的根部是药用部位。味苦，性寒。归肝、心经，具有凉血止血和活血化瘀的功效，常用于治疗血热咯血、吐血、尿血、便血、崩漏、闭经、产后血淤腹痛、跌打损伤、风湿痹痛、黄疸和痔肿等症状。现代药理学研究发现，其还具有止血、抗血小板凝聚、升高白细胞、镇咳祛痰、抗菌、抗肿瘤、

抑制尿路结石等多种药理作用。

2. **化学成分**

茜草中主要化学成分为蒽醌及其苷类、萘醌及其苷类、环己肽类（图7－6）。

蒽醌化合物：羟基茜草素（purpurin）、异羟基茜草素（xanthopurpurin）、茜草素（alizarin）、茜黄素（rubiadin）、亮黄素乙醚（lucidin ethyl ether）、茜草酸（ruberythric acid）、去甲虎刺醛（nordamnacanthal）、1－羟基－2－甲基蒽醌（1-hydroxy-2-methylanthraquinone）、1，3，6－三羟基－2－甲基蒽醌（1，3，6-trihydroxy-2-methylanthraquinone）、1，4－二羟基－2－甲基蒽醌（1，4-dihydroxy-2-methylanthraquinone）、1，2－二羟基蒽醌－2－O－*β*－*D*－吡喃葡萄糖苷（1，2-dihydroxyanthraquinone）、1，3，6－三羟基－2－甲基蒽醌3－O－(6－O－乙酰基)－*α*－*L*－吡喃鼠李糖－（1－2）－*β*－*D*－吡喃葡萄糖苷［1，3，6-trihydroxy-2-methylanthraquinone-3-O-（6-O-acetyl）-*α*-*L*-rhamnopyranose-（1-2）-*β*-*D*-glucopyranoside］、1，3，6－三羟基－2－甲基蒽醌－3－O－*α*－*L*－吡喃鼠李糖－（1－2）－*β*－D－吡喃葡萄糖苷［1，3，6-trihydroxy-2-methylanthraquinone-3-O-*α*-*L*-（1－2）-*β*-D-glucopyranoside］、1，3，6－三羟基－2－甲基蒽醌－3－O－*β*－*D*－吡喃葡萄糖苷（1，3，6-trihydroxy-2-methylanthraquinone-3-O-*β*-*D*-glucopyranoside）、1－乙酰氧基－6－羟基－2－甲基蒽醌－3－O－*α*－*L*－吡喃鼠李糖苷［1-acetoxy-6-hydroxy-2-methylanthraquinone-3-O-*α*-*L*-rhamnopyranose-（1－2）-*β*-*D*-glucopyranoside］。

萘醌化合物：大叶茜草素（mollugin）（图7－6B）、呋喃大叶茜草素（furomollugin）、茜草内酯（rubilactone）。

环己肽类（hexapeptides）：黑果茜草萜（rubiprasin）A、B，茜草阿皮醇（rubiarbonol）D。

A

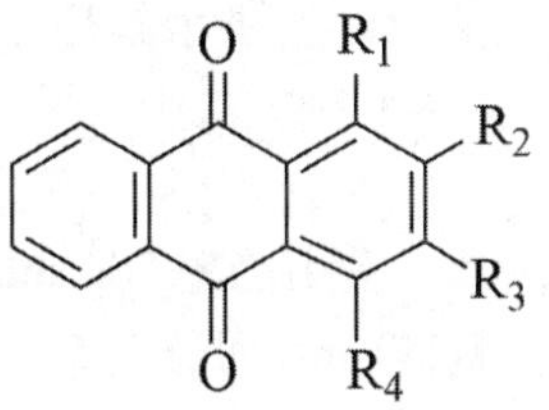

羟基茜草素	$R_1=OH$	$R_2=OH$	$R_3=H$	$R_4=OH$
茜草素	$R_1=OH$	$R_2=OH$	$R_3=H$	$R_4=H$
1－羟基－2－甲基蒽醌	$R_1=OH$	$R_2=CH_3$	$R_3=H$	$R_4=H$
茜黄素	$R_1=OH$	$R_2=CH_3$	$R_3=OH$	$R_4=H$

B

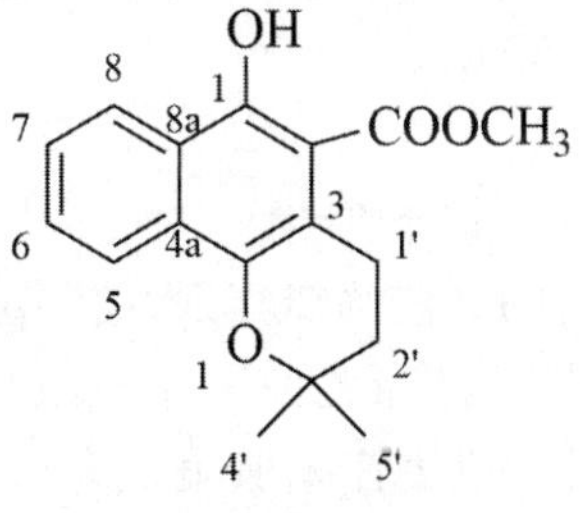

大叶茜草素

图7－6　茜草中主要化学成分的结构式

（二）实验流程图

茜草中醌类成分的提取与分离流程见图 7－7。

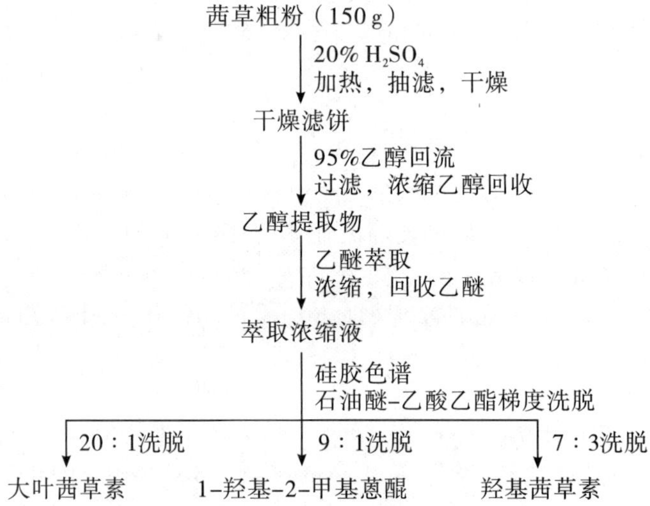

图 7－7　茜草中醌类成分的提取与分离流程

（三）操作步骤

1. 酸水解

取茜草粗粉 150 g，加 20% 硫酸溶液 500 mL，加热 1 小时，抽滤，滤饼水解后于 70 ℃左右干燥。

2. 醌类总苷元的提取

干燥滤饼置于 1000 mL 圆底烧瓶中，以 95% 乙醇回流提取，第一次用乙醇 500 mL 回流 1 小时，第二次用乙醇 300 mL 回流 0.5 小时，第三次用乙醇 250 mL 回流 0.5 小时，合并醇液。放置，若有沉淀，再抽滤，减压回收乙醇的浸膏。

浸膏加适量水稀释后，于 250 mL 分液漏斗中，以乙醚萃取，每次 80 mL，共 5 次，合并萃取液，回收溶剂得总苷元浸膏。

3. 分离和提纯

将总苷元浸膏经硅胶色谱进一步分离纯化。

（1）装柱：取 200 ～ 300 目的硅胶约 200 g，按湿法装柱。

（2）加样：将总苷元浸膏溶于适量乙醚，于蒸发皿中用 100 ～ 200 目硅胶拌样，水浴加热挥去溶剂，均匀加样品于色谱柱床顶端。

（3）洗脱：以石油醚－乙酸乙酯为洗脱液进行梯度洗脱，分段收集，每份 100 mL，用硅胶薄层色谱跟踪检查，合并相同部分，适当浓缩，放置析晶。20：1 洗脱部分得大叶茜草素；9：1 洗脱部分经重结晶或硅胶色谱纯化得 1－羟基－2－甲基蒽醌；7∶3 洗脱部分经重结晶或硅胶色谱纯化得羟基茜草素，其中以大叶茜草素含量最高。

4. **实验产物结构鉴定的相关谱实例**

大叶茜草素结构鉴定的相关谱如下。

IR：（ν_{max}，cm^{-1}），3416，2972，1651，1637，1448，1360，1342，1248，1013，806，770。

^{1}H-NMR（$CDCl_3$，500 MHz）δ：1.46（6H，s），3.94（3H，s），5.61（1H，d，J=10 Hz），7.05（1H，d，J=10 Hz），7.46（1H，m），8.15（1H，d，J=8 Hz），8.34（1H，d，J=8 Hz），12.16（1H，s）。

^{13}C-NMR（$CDCl_3$，125 MHz）δ：156.40（C－1），102.11（C－2），112.47（C－3），141.46（C－4），128.92（C－4a），123.94（C－5），129.19（C－6），126.15（C－7），121.82（C－8），124.99（C－8a），122.22（C－1′），128.67（C－2′），74.51（C－3′），26.77（C－4′），172.35（CO），52.12（OCH_3）。

三、仪器、药品的规格和数量

（一）仪器的规格和数量（一组计）

本实验所需仪器的规格和数量见表 7－3。

表 7－3　仪器的规格和数量

仪器名称	规格	数量
烧杯	500 mL	2
烧杯	250 mL	2
圆底烧瓶	1000 mL	1
锥形瓶	250 mL	2
抽滤装置	—	1
回流提取装置	—	1
玻璃棒	—	1
玻璃漏斗	小号	1
分液漏斗	250 mL	1
色谱柱	—	1
薄层色谱展开缸	—	1
旋转蒸发仪	—	1
加热型磁力搅拌器	—	1

（二）试剂及药品的规格和数量（一组计）

本实验所需试剂及药品的规格和数量见表7－4。

表7－4　试剂及药品的规格和数量

试剂及药品名称	规格	数量
茜草粗粉	—	150 g
20%硫酸	分析纯	500 mL
95%乙醇	分析纯	1050 mL
乙醚	分析纯	400 mL
醋酐	分析纯	10 mL
硅胶	200～300目	适量
硅胶	100～200目	适量
乙酸乙酯	分析纯	适量
石油醚	分析纯（60～90 ℃）	适量

四、注意事项

（1）在装填色谱柱时，硅胶最好一次倾入，避免由于不同粒度的硅胶沉降速度不同而导致硅胶出现分段现象，影响分离效果。

（2）色谱柱的填装紧密程度会直接影响分离效果。若柱中留有气泡或填充不均甚至有断层或暗沟，将影响渗滤速度和色谱带的均一性；若填装时过分敲击，又会导致柱体填充太紧密使流速过慢（若流速过慢，接收滴出液的容器可以用吸滤瓶，并安装合适的塞子，再接上水泵，用水泵减压维持适当的流速）。

（3）在加样后，应在柱顶表面放置脱脂棉或滤纸，用于防止加入流动相时吸附剂被冲起而影响分离效果。

（4）在柱色谱实验中，应确保硅胶在整个过程中保持在液面以下。这是因为当柱中的流动相低于吸附剂层时，可能会使柱体干裂，严重影响色谱的分离效果。

五、思考题

（1）色谱柱如填充得不均匀对实验会有什么影响？如何避免？

（2）在进行硅胶色谱过程中应注意哪些问题？

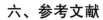

六、参考文献

［1］吴立军. 天然药物化学实验指导［M］. 5 版. 北京：人民卫生出版社，2011.

［2］陈毅，王海丽，薛露，等. 茜草的研究进展［J］. 中草药，2017，48（13）：2771－2779.

［3］CHEN X，LAN W，XIE J. Natural phenolic compounds：antimicrobial properties，antimicrobial mechanisms，and potential utilization in the preservation of aquatic products［J］. Food chemistry. 2024，440：138198.

实验三　大黄中蒽醌类化合物的提取与分离

一、实验目的和要求

（1）掌握 pH 梯度萃取法提取、分离大黄中各种蒽醌苷元的原理及操作方法。

（2）学习羟基蒽醌类化合物的颜色反应及薄层色谱鉴别方法。

二、实验方法

（一）概述

大黄记载于《神农本草经》等许多文献中，主要用于治疗泄下、健胃、清热、解毒等。自古以来，大黄在植物性泻下药中占有重要位置，是一味很早就被各国药典所收录的闻名世界的生药。大黄的品种多样，优质的大黄主要源于蓼科植物掌叶大黄（*Rheumpalmatum* L.），大黄（*R. officinale* Baill.）及唐古特大黄（*R. tanguticum* Maxim. ex Balf.）的根茎和根。在大黄中，含有多种游离的羟基蒽醌类化合物，以及这些化合物与糖所形成的苷类。

已经知道的羟基蒽醌主要有下列五种，主要化学成分的结构（图 7－8）及物理性质（表 7－5）如下。

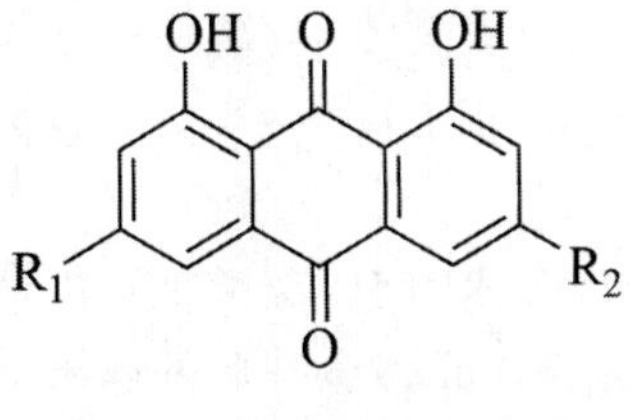

图 7－8　羟基蒽醌的结构式

表 7－5　羟基蒽醌的物理性质

R_1	R_2	名称	晶体	熔点
—H	—COOH	大黄酸（Rhein）	黄色针晶	318～320 ℃
$—CH_3$	—OH	大黄素（Emodin）	橙色针晶	256～257 ℃
—H	$—CH_2OH$	芦荟大黄（Aloe-emodin）	橙色细针晶	206～208 ℃
$—OCH_3$	$—CH_3$	大黄素甲醚（Physcion）	砖红色针晶	203～207 ℃
—H	$—CH_3$	大黄酚（Chrysophanol）	金色片状结晶	196 ℃

大黄中蒽醌苷元结构不同，因而酸性强弱也不同。大黄酸连有—COOH，酸性最强；大黄素连有β—OH，酸性第二；芦荟大黄素连有苄醇—OH，酸性第三，大黄素甲醚和大黄酚均具有1,8－二酚羟基，前者连有$—OCH_3$和$—CH_3$，后者只连有$—CH_3$，因而后者酸性排在第五位。

根据大黄中蒽醌类成分酸性强弱不同的特性，以乙醚提取脂溶性成分后，利用碱度递增的碱水液，自乙醚提取液中萃取酸度递减的游离蒽醌类成分。

（二）实验流程图

大黄中蒽醌类成分的提取与分离流程如图7－9所示。

（三）操作步骤

1．乙醇总提取物制备

取大黄粗粉50 g，用250 mL乙醇回流提取2次，每次45分钟，放冷，抽滤，滤液浓缩至无醇味。

2．游离蒽醌的提取

将总乙醇提取物用100 mL水溶解，用乙醚萃取，每次40 mL，重复3次，合并乙醚液为总游离蒽醌乙醚溶液，水层为水溶性成分。

3．游离蒽醌的分离

（1）强酸性成分的分离。将上述乙醚液用5%碳酸氢钠水溶液萃取3次，每次用量20 mL。合并碱液，在搅拌下滴加浓盐酸，调节pH至2，放置，倾去上清液，抽滤，用水洗涤沉淀。60 ℃干燥，得深褐色粉末，主要为大黄酸。

（2）中等酸性成分的分离。将上述用5%碳酸氢钠水溶液萃取过的乙醚液再用5%碳酸钠水溶液萃取3次，每次用量20 mL，合并后的碱液同（1）法处理，所得产物为棕黄色粉末，主要为大黄素。

（3）弱酸性成分的分离。将上述用5%碳酸钠水溶液萃取过的乙醚液再用5%氢氧化钠水溶液萃取3次，每次用量20 mL，合并后的碱液同（1）法处理，所得产物为黄色粉末，为芦荟大黄素、大黄酚和大黄素－6－甲醚的混合物。

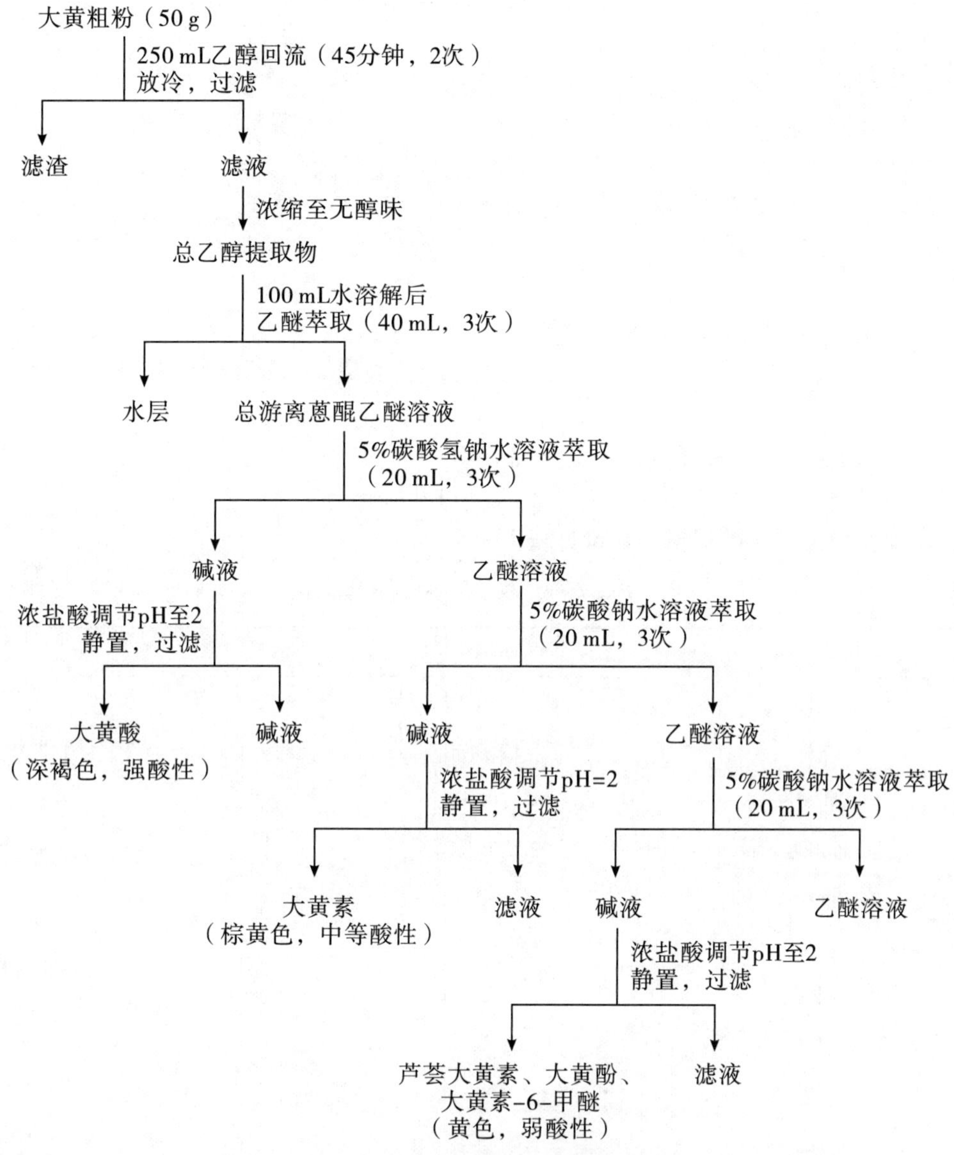

图7－9　大黄中蒽醌类成分的提取与分离流程

4. **鉴定**

（1）呈色反应。

A. 取以上各产物少量，分别置于试管中，加5%氢氧化钠溶液数滴，观察颜色变化。

B. 取以上各产物少量，分别置于试管中，加少量甲醇溶解，再滴加醋酸镁甲醇溶液数滴，观察颜色变化。

(2) TLC 鉴别。

吸附剂：硅胶 G-CMC-Na 薄层板。

展开剂：石油醚－乙酸乙酯（3.5∶1.5）。

对照品：大黄酸、大黄素、大黄素－6－甲醚和芦荟大黄素的乙醇液。

样品：①强酸性成分；②中等酸性成分；③弱酸性成分。

显色：先在可见光下观察有色斑点出现的位置，再在紫外光下观察荧光，最后氨熏后显色。

三、仪器、药品的规格和数量

（一）仪器的规格和数量（一组计）

本实验所需仪器的规格和数量见表 7－6。

表 7－6　仪器的规格和数量

仪器名称	规格	数量
烧杯	500 mL	2
烧杯	250 mL	2
圆底烧瓶	500 mL	1
锥形瓶	50 mL	2
量筒	250 mL	1
量筒	100 mL	1
抽滤装置	500 mL	1
回流提取装置	—	1
分液漏斗	500 mL	1
玻璃棒	—	1
玻璃漏斗	小号	1
薄层色谱展开缸	—	1

（二）试剂及药品的规格和数量（一组计）

本实验所需试剂及药品的规格和数量见表 7－7。

表 7－7　试剂及药品的规格和数量

试剂及药品名称	规格	数量
大黄粗粉		50 g
乙醇	分析纯	250 mL
乙醚	分析纯	120 mL
浓盐酸	分析纯	适量
碳酸氢钠	分析纯	适量
碳酸钠	分析纯	适量
氢氧化钠	分析纯	适量
浓硫酸	分析纯	适量
石油醚	分析纯	适量
乙酸乙酯	分析纯	适量

四、注意事项

（1）在回收乙醇的过程中要注意，应严格遵守安全操作规程，浓缩时应控制好温度和时间，确保乙醇完全挥发，避免浓缩物过于黏稠。

（2）用碱液进行萃取时要注意，需要精确控制碱液的浓度和使用量，以确保萃取效果。在酸化时，加酸要慢，并持续搅拌以保证充分反应。

（3）使用分液漏斗时，应确保操作正确。

（4）乙醚具有易燃易爆的特性，操作时应确保实验室内良好的通风条件，严禁在乙醚接触的区域内使用明火，以防发生爆炸或火灾。

五、思考题

（1）大黄中 5 种羟基蒽醌化合物的酸性和极性大小应如何排列？为什么？

（2）pH 梯度萃取法的原理是什么？适用于哪些中药成分的分离？

（3）蒽醌类化合物及其苷的薄层色谱用什么作吸附剂、展开剂和显色剂？

（4）蒽醌类与醋酸镁显色反应的必要条件是什么？其颜色反应与羟基所在的位置有何关系？

六、参考文献

[1] 张永红. 天然药物化学实验指导［M］. 福建：厦门大学出版社，2013.

[2] 冯卫生. 天然药物化学实验［M］. 2 版. 北京：中国医药科技出版社，2017.

[3] 曾健，李聪，熊磊，等. 大黄有效成分及其药理作用研究进展［J］. 山东化工，2024，53（10）：135－137，141.

[4] ZHANG Y，JIANG Y，SHANG K，et al. Updated pharmaceutical progress on plant antibiotic rhein and its analogs：bioactivities，structure-activity relationships and future perspectives［J］. Bioorganic & medicinal chemistry，2024，113：117895.

第八章　黄酮类化合物

实验一　芦丁和槲皮素的提取与分离

一、实验目的和要求

（一）实验目的

（1）通过芦丁的提取和精制过程，掌握利用碱－酸法提取黄酮类化合物的原理及基本操作。

（2）通过芦丁结构的检识，深入了解黄酮及苷类化合物结构研究的常规流程和方法。

（3）结合理论教学系统了解紫外－可见光谱（UV）法及核磁共振（NMR）等谱学技术在黄酮类化合物结构鉴定中的应用。

（二）实验要求

（1）获得3个化合物：芦丁、槲皮素、芦丁的全乙酰化合物。

（2）结合实验结果，分析芦丁及其衍生物在聚酰胺薄层板上的色谱行为。

（3）根据实验及UV、NMR数据初步推断出芦丁的结构，并对黄酮类化合物结构测定有一定的认识。

二、实验方法

（一）概述

芦丁（rutin）也被称为维生素P、芸香苷、路丁、路通、络通等，于1842年首次从植物芸香中被分离出来，是一种在植物界广泛分布的黄酮类化合物，目前已发现含有芦丁的植物超过70种，包括烟叶、槐花、荞麦和蒲公英等。槐米（为植物 *Sophora* japonica 的未开放花蕾）和荞麦中的芦丁含量较高，可作为大量提取芦丁的原料。芦丁是由槲皮素（quercetin）的 3 位羟基与芸香糖（rutinose）结合形成的苷。芸香糖是一种由一分子葡萄糖（glucose）和一分子鼠李糖（rhamnose）通过 1－6 糖苷键连接而成的双糖。在形成芦丁的过程中，槲皮素与芸香糖会发生脱水反应。（图 8－1）

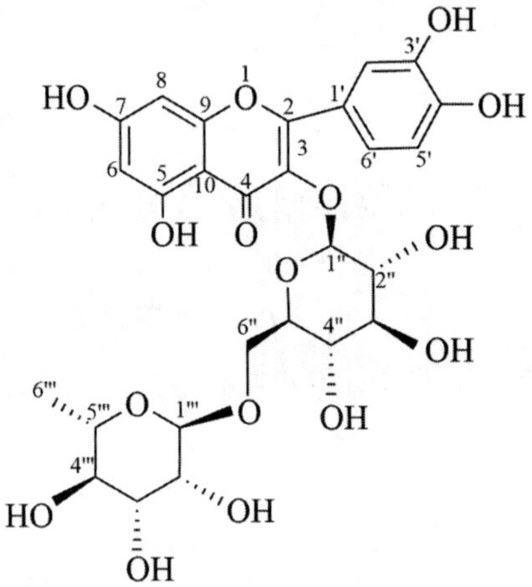

图 8－1　芦丁结构式

芦丁是淡黄色的粉末状或非常细的淡黄色针状结晶体，无味，见光易发生变质，须避光保存，含有三分子的结晶水，熔点为 174 ～ 178 ℃，无水物的熔点为 188 ～ 190 ℃。在不同溶剂中的溶解度如下：冷水中约为 1 : 10000；热水中约为 1 : 200；冷乙醇中约为1 : 650；热乙醇中约为 1 : 60；冷吡啶中约为 1 : 12，微溶于丙酮、乙酸乙酯，不溶于苯、乙醚、三氯甲烷、石油醚，溶于碱而呈黄色。

提取芦丁的方法有很多种，目前我国多采用碱提取－酸沉淀的方法，该方法的提取原理基于芦丁分子中的酚羟基，这些基团可以与碱反应形成水溶性的盐。当向这些盐溶液中加入酸并调节至适宜的 pH 时，芦丁会重新以游离形式析出，从而得到粗制的芦丁。除了碱提取－酸沉淀法，还可以采用沸水提取或醇提法来提取芦丁。

芦丁具有维生素 P 样作用，有助于维持及恢复毛细血管的正常弹性，主要用于辅助治疗高血压病，也可以用于预防和治疗因缺乏芦丁而引起的出血症状。芦丁通常以口服形式给药，也可制备成注射剂。最近药理研究显示，芦丁也具有抗老年痴呆和抗衰老等作用。

（二）实验流程图

芦丁的提取与分离流程如图 8－2 所示。

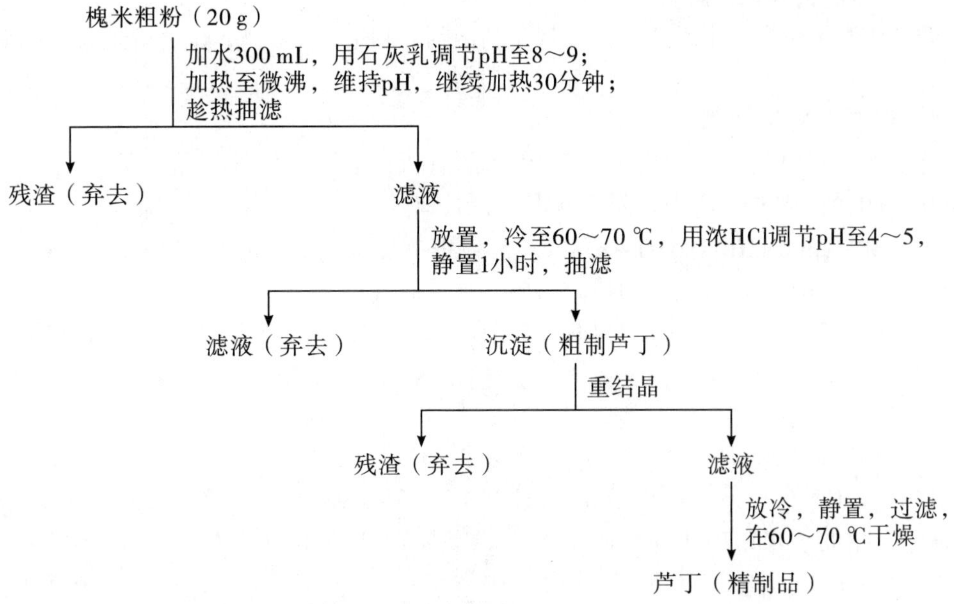

图 8－2　芦丁的提取与分离流程

（三）操作步骤

1. 芦丁的提取

称取槐米 20 g，置于干燥的研钵中用钵棒挤压成粗粉备用，取 1 ～ 1.5 g 的石灰粉（CaO），置于洁净的小研钵中，加入 10 mL 水后研成乳液备用。将粉碎的槐米置于 500 mL 烧杯中，加水 300 mL，在搅拌下加入上述制备的石灰乳，调节 pH 至 8 ～ 9，加热至微沸，维持 pH 继续加热 30 分钟，趁热抽滤。弃去滤渣，待液体冷至 60 ～ 70 ℃，用浓盐酸调节 pH 至 4 ～ 5，静置 1 小时，析出粗制芦丁，抽滤，弃去滤液，收集粗制芦丁。将粗制芦丁悬浮于蒸馏水中，加热煮沸 15 分钟，然后趁热过滤，弃去不溶物。溶液充分静置，过滤，收集芦丁结晶，在 60 ～ 70 ℃干燥，得精品芦丁。

2. 芦丁的鉴定

取芦丁 3 ～ 4 mg，加乙醇 5 ～ 6 mL 使其溶解，分成三份做以下试验：

（1）盐酸－镁粉反应：取上述溶液 1 ～ 2 mL，加 2 滴浓盐酸，再加少许镁粉，注意观察颜色变化情况。

（2）氧氯化锆/枸橼酸反应：取上述溶液 1 ～ 2 mL，先滴加 2% 氧氯化锆/甲醇溶液，注意观察颜色变化情况，再继续向试管中加入 2% 枸橼酸/甲醇溶液，并详细记录颜色变化情况。

（3）Molisch 反应：取上述溶液 1 ～ 2 mL，加入等体积的 10% α－萘酚/乙醇溶液并摇匀，沿管壁滴加浓硫酸，注意观察两液面间产生的颜色变化。

3. 芦丁的紫外光谱解析

取芦丁溶于色谱纯甲醇中，加入规定的试剂，测定其 UV 谱，试解析光谱并初步判断其结构。

4. 芦丁的 NMR 解析

芦丁的（三甲基硅醚为内标）NMR 谱的解析：取干燥好的精品芦丁 7 ～ 10 mg，溶于 0.5 mL 的 DMSO - d_6中，测定 NMR 谱图，对其部分碳、氢信号归属如下：

^{1}H-NMR（300 MHz DMSO - d_6）δ：5 - OH（12.61），7 - OH（10.87），4′ - OH（9.70），3′ - OH（9.23），6′H（6.20），8 - H（6.39），2′ - H（7.53），5′ - H（6.84），6′ - H（7.55），Glcl″ - H（5.33），RhamL‴ - H（5.33），Rham 6‴ - CH_3（0.99）。

δ（3.0 ～5.0，糖上的其他质子信号）。

^{13}C-NMR（75MHz DMSO - d_6）δ：156.5（C - 2），133.4（C - 3），177.5（C - 4），156.7（C - 5），98.8（C - 6），164.2（C - 7），93.7（C - 8），161.3（C - 9），104.1（C - 10），121.7（C - 1′），115.3（C - 2′），144.8（C - 3′），148.5（C - 4′），116.3（C - 5′），121.3（C - 6′）；Glc 101.3（C - 1″），74.1（C - 2″），76.5（C - 3″），70.5（C - 4″），76.0（C - 5″），67.1（C - 6″）；Rha 100.8（C - 1‴），70.1（C - 2‴），70.6（C - 3‴），71.9（C - 4‴），68.3（C - 5‴），17.8（C - 6‴）。

（注：本实验选用 DMSO - d_6作为测试溶剂，是因为考虑到溶剂的黏度较高，在氢谱中可以看到一些活泼质子信号，参考者可根据自己的实际情况选用不同的测试溶剂和 NMR 仪器，也可以补做或选做十乙酰化芦丁的核磁谱图，对比芦丁的 NMR 谱图进行结构分析。）

5. 芦丁的水解、乙酰化及糖与苷元的鉴定

（1）水解方法：精密称取芦丁 1 g（±0.01 g），加 1% 硫酸溶液 100 mL，加热 40 分钟，放冷静置，过滤。所得沉淀用少许水洗除酸，干燥称重，然后用 95% 乙醇（约 10 mL）进行重结晶，即得苷元。

（2）糖的鉴定：取上述水解母液 10 mL，用氢氧化钡（1 ～ 1.5 g，并预先用 10 mL 水调至成乳液）中和至中性，过滤出生成的硫酸钡沉淀，滤液用热水浴浓缩至 1 mL 备用。取 1 张圆形滤纸，用铅笔画出通过圆心的三条直线，将滤纸等分为 6 份，对角点样法两次将样品、葡萄糖、鼠李糖标准品点于距圆心一定距离（>0.5 mm）处，并将滤纸芯通过圆滤纸的圆心，在滤纸芯的毛细作用下用正丁醇 - 乙酸 - 水（4∶1∶5）上层溶液作径向展开。

显色剂：邻苯二甲酸苯胺喷洒后，在 105 ℃下加热数分钟，观察结果并记录。

（3）芦丁的乙酰化：取芦丁 100 mg，置于干燥的 50 mL 锥形瓶中，加 8 mL 醋酐和 2 mL 吡啶振摇使之完全溶解，接上回流冷凝管，水浴上加热 30 分钟，放冷，在搅拌下将反应液倾入 70 mL 冰水中一直搅拌至油滴消失为止，抽滤并洗涤沉淀，干燥后以 95% 乙醇重结晶，得芦丁的乙酰化物。

（4）芦丁、芦丁乙酰化产物及苷元的聚酰胺薄层色谱：准备聚酰胺薄层板，分别点上适量芦丁、芦丁乙酰化产物及苷元样品，同时以标准品（或已知对照品）芦丁、槲皮素作为对照，使用75%乙醇液作为展开剂，展开至适当距离后，取出薄层板吹干，分别在日光、紫外灯下观察样品斑点的颜色与荧光，并记录。再将薄层板用氨蒸气熏一下，并观察颜色和荧光变化，使用2% $AlCl_3$溶液对薄层板进行显色，观察样品斑点的颜色和荧光变化，将结果填入表8－1，并对比不同化合物的颜色、紫外特征与结构的关系。根据聚酰胺分离黄酮类化合物的原理，针对引起待分离组分 R_f 差异的原因进行讨论。

表8－1　样品斑点颜色与荧光变化

样品	75%醇溶液		NH_3		2% $AlCl_3$	
	日光	紫外	日光	紫外	日光	紫外
芦丁						
槲皮素						
全乙酰化芦丁						

三、仪器、药品的规格和数量

（一）仪器的规格和数量（一组计）

本实验所需仪器的规格和数量见表8－2。

表8－2　仪器的规格和数量

仪器名称	规格	数量
研钵	—	1
烧杯	500 mL	2
烧杯	250 mL	2
锥形瓶	50 mL	2
锥形瓶	15 ～ 25 mL	3
抽滤装置	—	1
回流提取装置	—	1
试管	10 ～ 15 mL	3
玻璃棒	—	1
玻璃漏斗	小号	1

续上表

仪器名称	规格	数量
水浴锅	—	1
薄层色谱展开缸	—	1
加热型磁力搅拌器	—	1

（二）药品的规格和数量（一组计）

本实验所需药品的规格和数量见表 8 – 3。

表 8 – 3　药品的规格和数量

药品名称	规格	数量
槐米	—	20 g
镁粉	分析纯	少许
石灰粉	分析纯	适量
氧氯化锆	分析纯	适量
枸橼酸	分析纯	适量
α – 萘酚	分析纯	适量
无水吡啶	分析纯	适量
醋酐	分析纯	适量
95% 乙醇	分析纯	适量
氢氧化钡	分析纯	适量
邻苯二甲酸苯胺	分析纯	适量
葡萄糖	标准品	适量
鼠李糖	标准品	适量
浓硫酸	分析纯	适量
浓盐酸	分析纯	适量

四、注意事项

（1）处理槐米时应避免粉碎过细，以免过滤时速度过慢。

（2）加入石灰乳既可达到碱溶解提取芦丁的目的，还能除去槐米中的大量多糖类黏液质，但 pH 不宜过高，防止钙与芦丁形成螯合物沉淀析出。

（3）pH 过低会使芦丁形成镁盐重新溶解，降低收率（最佳 pH 为 4）。

（4）利用芦丁在冷热水中的溶解度差异来实现重结晶的目的。沉淀后的粗制品应进行初步称量，再按照芦丁在热水中约 1：200 的溶解度加蒸馏水进行重结晶。也可以用冷、热乙醇进行重结晶和精制。

（5）在样品溶液中加入 2% 氧氯化锆的甲醇溶液之后，如果溶液呈黄色，表示可能有 C_3—OH 或 C_5—OH。再加入 2% 枸橼酸甲醇溶液，若黄色不褪，表示有 C_3—OH；如黄色褪去，加水稀释后转为无色，表示无 C_3—OH，但有 C_5—OH（上述两种条件生成的锆络合物对酸的稳定性不同，其中 C_3—OH 与 4 - 羰基形成的络合物的稳定性大于 C_5—OH 与 4 - 羰基形成的络合物）。

五、思考题

（1）苷类结构的检识大体程序如何？

（2）苷类水解有几种催化方法？

（3）芦丁的全乙酰化物的制备过程中为什么要保证无水条件？

六、参考文献

[1] 吴立军. 天然药物化学实验指导［M］. 6 版. 北京：人民卫生出版社，2011.

[2] 华会明. 天然药物化学实验指导［M］. 6 版. 北京：人民卫生出版社，2023.

[3] 李星，李静. 槐米中芦丁提取工艺研究进展［J］. 现代农业科技，2022（3）：214 - 216.

[4] PAN R Y, MA J, KONG X X, et al. Sodium rutin ameliorates Alzheimer's disease-like pathology by enhancing microglial amyloid - β clearance［J］. Science advances, 2019, 5（2）: e6328.

[5] LIU H, XU Q, WUFUER H, et al. Rutin is a potent senomorphic agent to target senescent cells and can improve chemotherapeutic efficacy［J］. Aging cell, 2024, 23（1）: e13921.

实验二　金银花苷的提取、分离与鉴定

一、实验目的和要求

（一）实验目的

（1）通过金银花苷的提取与精制，掌握用金属络合法提取黄酮类化合物的原理及操作。

（2）通过金银花苷的结构检识，了解苷类结构研究的一般程序和方法。
（3）了解 UV 及 NMR 在黄酮类化合物结构鉴定中的应用。

（二）实验要求

（1）获得 3 个化合物：金银花苷、木樨草素、金银花苷的全乙酰化合物。
（2）能够根据化学试验及 UV、NMR 数据初步推断出金银花苷的结构，并对黄酮类化合物的结构测定有一般性的了解。

二、实验方法

（一）概述

忍冬（又称为金银花）具有清热解毒、凉散风热、保肝利胆等功效，是我国传统的药食同源植物。金银花苷是忍冬科植物忍冬（*Lonicera japonica* Thunb.）的主要有效成分，有较高的生物活性，具有抗菌、抗病毒、增强机体免疫力、抗氧化及抗自由基生成、抗癌防癌和抑制脂肪酶等功效，并且无毒无害。临床上常用于解热、抑菌、消炎的银黄注射液就是由金银花与黄芩苷配制而成的。金银花苷的结构为木樨草素的 7—OH 与葡萄糖形成的单糖苷。金银花苷能溶于水和醇溶液，不溶于三氯甲烷等非极性溶剂。结构如图 8 – 3 所示。

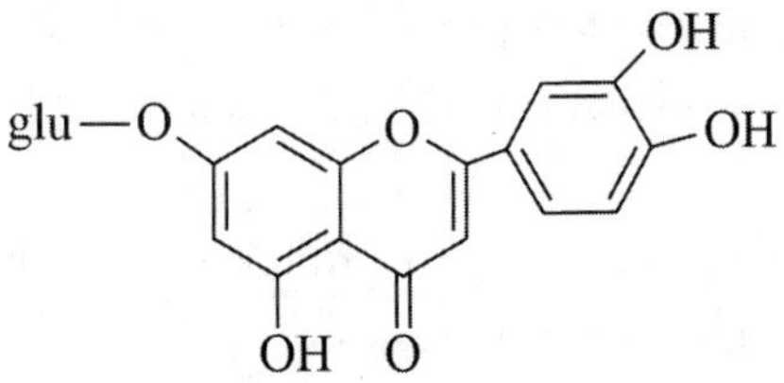

图 8 – 3　金银花苷结构式

提取金银花苷采用金属络合法，其原理是金银花苷可与金属钙离子（Ca^{2+}）形成不溶性的螯合物沉淀，其他杂质则留在水溶液中。将沉淀悬浮于 95% 乙醇中，并加入硫酸除去钙离子，而金银花苷能溶于乙醇中，最后蒸去乙醇即得金银花苷。

（二）实验流程图

金银花苷的提取与分离流程如图 8 – 4 所示。

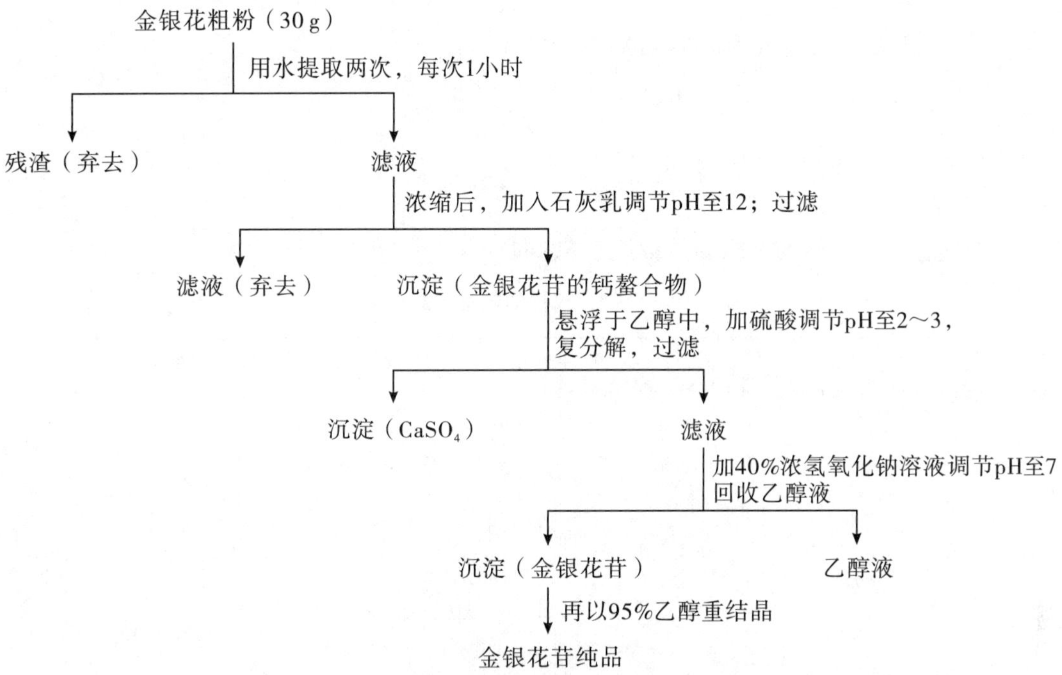

图 8－4　金银花苷的提取与分离流程

（三）操作步骤

1．提取与精制

（1）准确称取金银花粗粉 30 g，置于 500 mL 烧杯中，加 6 ～ 8 倍量水（250 mL），加热煮沸 1 小时，重复此提取步骤两次，然后合并提取液。

（2）将提取液浓缩后，加入 20% ～ 30% 的石灰乳调节 pH 至 12，过滤。

（3）收集沉淀，悬浮于乙醇中，加入适量硫酸调节 pH 至 2 ～ 3，使沉淀中的钙离子与硫酸生成沉淀，过滤，得到硫酸钙沉淀。

（4）在滤液中滴加 40% 氢氧化钠溶液调节 pH 至 7，回收乙醇液，蒸发至干即得金银花苷。

2．金银花苷的鉴定（设计实验同实验一）

（1）进行定性鉴别反应，以确认金银花苷的存在。

（2）进行金银花苷的 UV 与 NMR 测定。

（3）金银花苷的水解、糖的鉴定与 TLC 检测。

A．水解方法。

B．糖的鉴定。

C．金银花苷的全乙酰化。

D．金银花苷、乙酰化产物及苷元的聚酰胺 TLC。

三、仪器、药品的规格和数量

（一）仪器的规格和数量（一组计）

本实验所需仪器的规格和数量见表 8－4。

表 8－4　仪器的规格和数量

仪器名称	规格	数量
烧杯	500 mL	2
烧杯	250 mL	2
锥形瓶	50 mL	2
锥形瓶	15～25 mL	3
抽滤装置	—	1
回流提取装置	—	1
试管	10～15 mL	3
玻璃棒	—	1
玻璃漏斗	小号	1
水浴锅	—	1
分液漏斗	250 mL	1
薄层色谱展开缸	—	1
加热型磁力搅拌器	—	1

（二）药品的规格和数量（一组计）

本实验所需药品的规格和数量见表 8－5。

表 8－5　药品的规格和数量

药品名称	规格	数量
金银花粗粉	—	30 g
镁粉	分析纯	适量
氧化钙	分析纯	适量

续上表

药品名称	规格	数量
无水吡啶	分析纯	适量
醋酐	分析纯	适量
95%乙醇	分析纯	适量
氢氧化钡	分析纯	适量
葡萄糖	标准品	适量
氢氧化钠	分析纯	适量
浓硫酸	分析纯	适量
浓盐酸	分析纯	适量
α-萘酚	分析纯	适量
氯化铝	分析纯	适量

四、注意事项

（1）在粉碎金银花时，应避免将颗粒研磨得过细，以防止在过滤过程中降低过滤速度。

（2）加入石灰乳不仅有助于使金银花苷在碱性条件下溶解，还能去除金银花中所含的大量多糖和黏液质。但须注意控制 pH，过高的 pH 可能导致金银花苷发生氧化破坏。

（3）如果 pH 过低，金银花苷可能会形成钙盐并重新溶解，这将减少最终的收率。

（4）在样品溶液中加入2%的二氯氧化锆甲醇溶液后，如果溶液呈现黄色，这可能表明存在 C3—OH 或 C5—OH 官能团。接着，如果再加入2%的枸橼酸甲醇溶液，黄色不消失，则表明存在 C3—OH；如果黄色消失，并且在加水稀释后溶液变为无色，则表明不存在 C3—OH，但存在 C5—OH。这是因为 C3—OH 与4-羰基形成的锆络合物的稳定性高于 C5—OH 与4-羰基形成的络合物，导致它们对酸的稳定性不同。

五、思考题

（1）苷类结构的检识大体程序如何？

（2）怎样确定金银花苷分子中只含有一分子葡萄糖？

（3）苷元的结构是怎样确定的？

六、参考文献

[1] 吴立军. 天然药物化学实验指导 [M]. 5 版. 北京：人民卫生出版社，2011.
[2] 华会明. 天然药物化学实验指导 [M]. 6 版. 北京：人民卫生出版社，2023.
[3] 田洋. 金银花中黄酮类化合物的提取分离纯化研究进展 [J]. 农业科技与装备，2016，(8)：66 - 67，71.
[4] WU Y，JIANG L ，RA W，et al. Antimicrobial activities of natural flavonoids against foodborne pathogens and their application in food industry [J]. Food chemistry，2024，460：140476.

实验三　葛根素的提取、分离与鉴定

一、实验目的和要求

（1）掌握异黄酮类化合物的性质和柱色谱分离方法的一般操作。
（2）了解异黄酮类化合物的波谱解析程序和特征。

二、实验方法

（一）概述

葛根是豆科植物野葛 [*Pueraria lobata*（Willd.）Ohwi] 的干燥根，为中医常用的祛风解表药成分之一，主治发热无汗、头痛颈强及斑疹不透等症。葛根素是从葛根中提取所得，可减少心肌耗氧量，提高心肌的收缩能力，并对脑血管平滑肌和冠状动脉血管有舒张作用。临床上主要用于治疗缺血性心脑血管疾病、抗缺血再灌注损伤、降血压、降血脂、降血糖、β - 受体阻滞等。

葛根中主要成分为异黄酮类化合物。所含非黄酮类成分有芳香族化合物、香豆素类、甾萜类、三萜皂苷及蔗糖等。从葛根中分离出的异黄酮类化合物结构如图 8 - 5 所示，其物理性质见表 8 - 6。

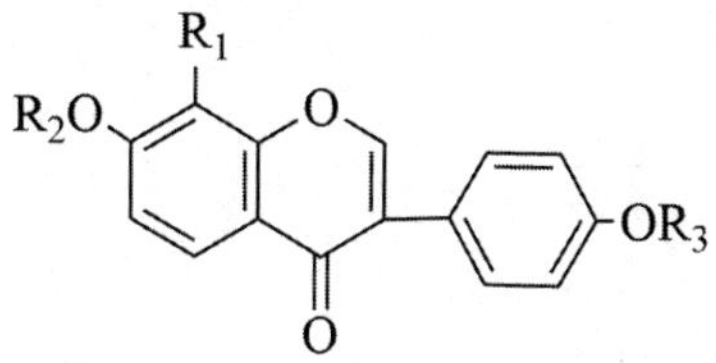

大豆素：$R_1 = R_2 = R_3 = H$
大豆苷：$R_1 = R_2 = H$，R_3 = 吡喃葡萄糖
葛根素：R_1 = 吡喃葡萄糖，$R_2 = R_3 = H$
大豆素 -4′,7 - 二葡萄糖苷：$R_1 = H$，$R_2 = R_3$ = 葡萄糖

图 8 - 5　葛根中分离出的异黄酮类化合物结构式

表 8 - 6　葛根中分离出的异黄酮类化合物理性质

名称	形状	熔点/℃	旋光 $[\alpha]_D^{20}$	分子式	溶解度
葛根素（Puerarin）	白色针状结晶（甲醇 - 醋酸）	203 ～ 205	+18. 14°（甲醇）	$C_{21}H_{20}O_9$	溶于热水、甲醇、乙醇，不溶于乙酸乙酯、氯仿、苯
大豆素（Daidzein）	白色针状结晶（甲醇 - 水）	320（d.）		$C_{15}H_{10}O_4$	溶于热甲醇、乙醇、丙酮，不溶于热水、氯仿、苯
大豆苷（Daidzin）	白色针状结晶（水）	221 ～ 222	-42°（0. 06 氢氧化钠）	$C_{21}H_{20}O_9$	溶于热水、甲醇、乙醇，丙酮，不溶于氯仿、苯
大豆素 -4′，7 - 葡萄糖苷（Daidzein-4′,7-diglucoside）	白色针状结晶（85% 乙醇）	241		$C_{27}H_{30}O_{14}$	—

葛根素的光谱数据：

UV：$\lambda_{max}^{C_2H_5OH}$nm（logε），248（4. 51），305（4. 02，sh）。

IR（ν_{max}^{KBr}，cm^{-1}）：3226，1626，1587，1515，1445。

葛根素的乙酰化合物：熔点为 120 ～ 122 ℃。

MS：m/z，688（M^+），626，584，524，482，404，362，267，149，118。

^{1}H-NMR（δ）：8. 10（s，1H），7. 13（2H，d，J = 9 Hz），7. 16（1H，d，J = 10 Hz），7. 54（2H，d，J = 9 Hz），8. 13（1H，d，J = 10 Hz），2. 32，2. 45（3H，均 s），1. 76，2. 05，2. 05，2. 09（3H，均 s）。

（二）实验流程图

葛根素的提取与分离流程如图 8 - 6 所示。

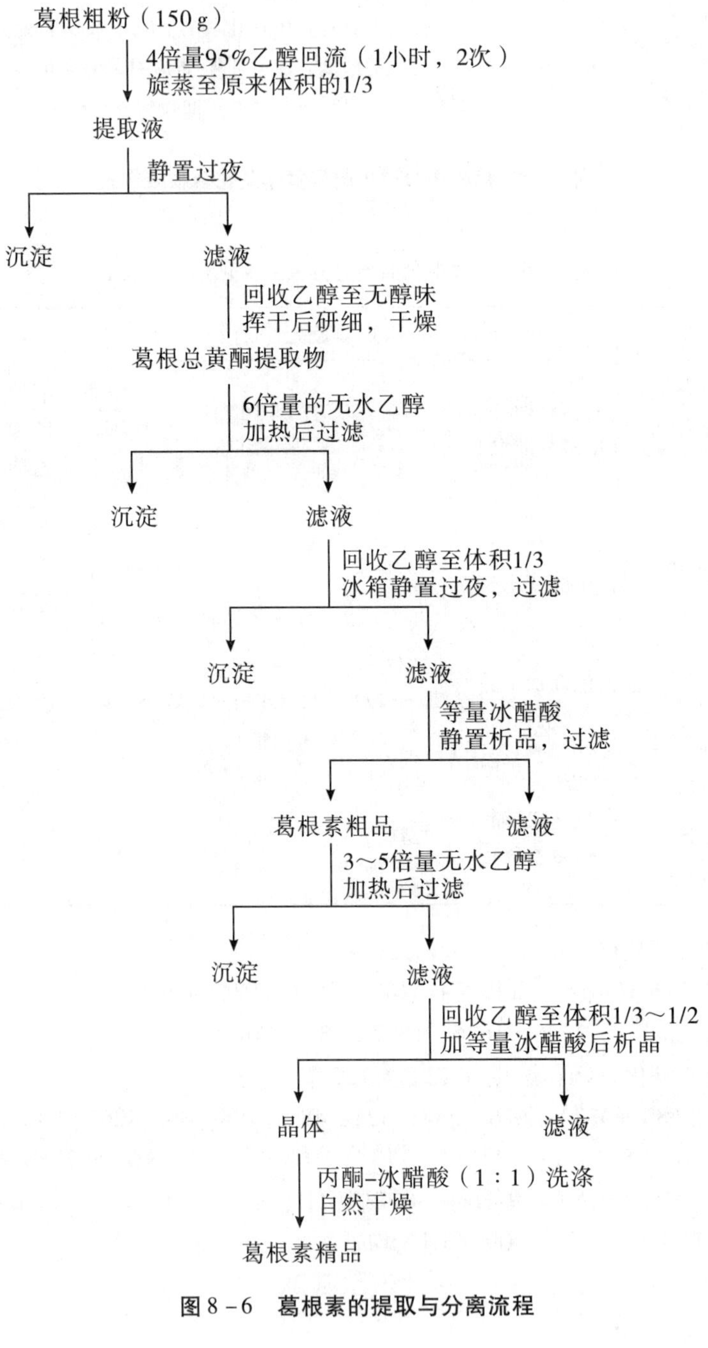
葛根粗粉（150 g）
4倍量95%乙醇回流（1小时，2次）
旋蒸至原来体积的1/3
提取液
静置过夜
沉淀
滤液
回收乙醇至无醇味
挥干后研细，干燥
葛根总黄酮提取物
6倍量的无水乙醇
加热后过滤
沉淀
滤液
回收乙醇至体积1/3
冰箱静置过夜，过滤
沉淀
滤液
等量冰醋酸
静置析品，过滤
葛根素粗品
滤液
3～5倍量无水乙醇
加热后过滤
沉淀
滤液
回收乙醇至体积1/3～1/2
加等量冰醋酸后析晶
晶体
滤液
丙酮–冰醋酸（1：1）洗涤
自然干燥
葛根素精品

图 8－6　葛根素的提取与分离流程

（三）操作步骤

1. 葛根素的提取与精制

称取葛根粗粉 150 g，加入 4 倍量 95% 乙醇，回流提取 1 小时，倒出上清液，再对残渣进行回流提取 1 次，合并 2 次的提取液。减压回收乙醇至原体积的 1/3，静置过夜，过滤除去沉淀物。继续回收滤液中的乙醇至无醇味，将水挥干，边搅拌边研细，100 ℃烘烤 2 小时得到葛根总黄酮提取物。将所得固体与 6 倍体积的无水乙醇混合，加热至溶解，放冷，滤去沉淀。将滤液中的乙醇回收至原体积的 1/3，于冰箱内放置过夜，以便糖分结晶沉淀。第二天，过滤去除结晶的糖分。向滤液加入等量冰醋酸。放置待结晶完全析出后，过滤，收集葛根素粗品。

在葛根素粗品中加 3 ～ 5 倍量无水乙醇，加热溶解，冷却过滤。将滤液溶剂回收至原体积的 1/2 ～ 1/3，后加等量冰醋酸放置，使析晶完全。过滤，用少量丙酮 - 冰醋酸（1∶1）混合溶剂洗涤结晶，在室温下自然干燥，得葛根素精品。

2. 葛根素的分离

称取 200 mg 葛根素精品，加入 1 ～ 2 mL 甲醇溶解，用 0.3 g 硅胶（200 ～ 300 目）进行柱色谱前的样品吸附拌样，在通风橱挥干溶剂备用。称取 5 g 的 200 ～ 300 目柱色谱硅胶进行装柱，干法上样，用氯仿 - 甲醇（5∶1）为洗脱剂进行柱色谱洗脱。每 10 mL 为 1 馏分。所用洗脱剂总体积约为 150 mL。使用硅胶 TLC 检测，将含葛根素单一色点的馏分合并，回收溶剂至干，加入少量无水乙醇溶解，然后加入等量冰醋酸，静置析晶，过滤并收集结晶，得葛根素纯品，在 60 ℃真空干燥。

3. 葛根素的鉴定

（1）色谱鉴定。

纸色谱：展开剂为 5% 碳酸钠水溶液。

硅胶 GF254 薄层：展开剂为氯仿 - 甲醇（5∶1）。

聚酰胺 TLC：展开剂为①氯仿 - 甲醇（9∶1）；②50% 乙醇。

样品：葛根素标准品、纯品、精品及粗品。

显色：①氯化铁 - 铁氰化钾显色剂；②365 nm 紫外光灯下观察。

（2）测定熔点。

A. 制备乙酰化物：用乙酸酐 - 吡啶制备葛根素的乙酰化物（具体操作参照实验一“芦丁”实验部分）。乙醇 - 冰醋酸混合溶剂重结晶，干燥，测定其熔点。

B. 光谱鉴定：测定葛根素的 UV、IR 及葛根素乙酰化物的 MS 和 ^{1}H-NMR。

三、仪器、药品的规格和数量

（一）仪器的规格和数量（一组计）

本实验所需仪器的规格和数量见表8－7。

表8－7　仪器的规格和数量

仪器名称	规格	数量
圆底烧瓶	1000 mL	1
烧杯	500 mL	2
锥形瓶	50 mL	2
锥形瓶	15～25 mL	3
抽滤装置	—	1
回流提取装置	—	1
试管	10～15 mL	15
玻璃棒	—	1
玻璃漏斗	小号	1
薄层色谱展开缸	—	1
加热型磁力搅拌器	—	1

（二）试剂及药品的规格和数量（一组计）

本实验所需试剂及药品的规格和数量见表8－8。

表8－8　试剂及药品的规格和数量

药品名称	规格	数量
葛根	—	150 g
硅胶	200～300目	适量
95%乙醇	分析纯	适量
冰醋酸	分析纯	适量
丙酮	分析纯	适量

续上表

药品名称	规格	数量
甲醇	分析纯	适量
氯仿	分析纯	适量
碳酸钠	分析纯	适量
氯化铁	分析纯	适量
铁氰化钾	分析纯	适量
乙酸酐	分析纯	适量
吡啶	分析纯	适量

四、注意事项

在进行 TLC 检验合并馏分时，应在薄层板上点样葛根素对照品。通过与对照品的色谱行为进行比较，将含有葛根素且呈现单一斑点的馏分进行合并。

五、思考题

（1）聚酰胺色谱的实验方法及注意事项。

（2）葛根素与一般黄酮类化合物性质有哪些异同，为什么？

六、参考文献

［1］徐任生，赵维民，叶阳. 天然产物活性成分分离［M］. 北京：科学出版社，2012.

［2］吴立军. 天然药物化学实验指导［M］. 6 版. 北京：人民卫生出版社，2011.

［3］裴月湖. 天然药物化学实验指导［M］. 4 版. 北京：人民卫生出版社，2016.

［4］李静，江培. 葛根素提取和分离纯化方法的研究进展［J］. 黑龙江医药，2014，27（1）：92－95.

［5］XU H，YU S，LIN C，et al. Roles of flavonoids in ischemic heart disease：cardioprotective effects and mechanisms against myocardial ischemia and reperfusion injury［J］. Phytomedicine，2024，126：155409.

第九章　萜类化合物

实验一　紫杉烷二萜类的提取、分离与鉴定

一、实验目的和要求

学习从红豆杉属植物中提取、分离和鉴定紫杉烷二萜类化合物的方法。

二、实验方法

（一）概述

红豆杉为一种珍贵的药用植物，东北红豆杉中主要含有活性多糖、黄酮类化合物、二萜类化合物、生物碱、植物多酚等天然活性物质。其中，二萜类化合物紫杉烷具有良好的抗肿瘤、抗炎活性。一般采用传统提取方法、超声波辅助提取法、微波辅助提取法、固相萃取法等方法提取紫杉烷。东北红豆杉中的紫杉烷类化合物数目繁多，其中多数有较强的生物活性。紫杉烷类化合物（包括抗癌药紫杉醇）是从红豆杉属植物中分离到的二萜类化合物。紫杉醇（图9－1）和巴卡亭－Ⅲ（图9－2）是紫杉烷类化合物中重要且具有代表性的化合物。紫杉醇是一种新型的天然抗肿瘤药物，而巴卡亭－Ⅲ则是紫杉醇的重要的二萜母核部分。

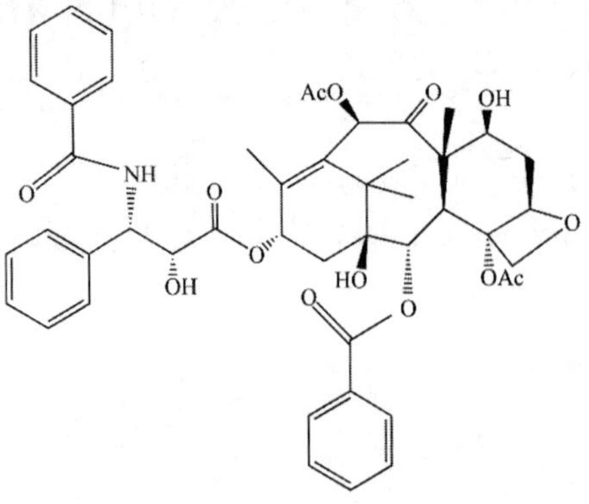

图9－1　紫杉醇结构式

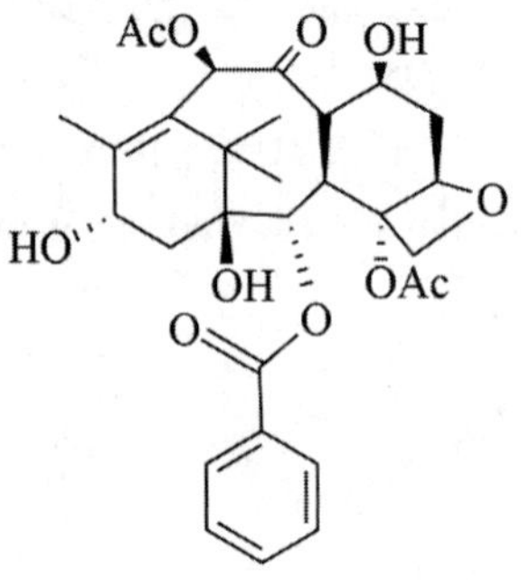

图9－2　巴卡亭－Ⅲ结构式

紫杉烷二萜是一类具有小到中等极性的成分，可用乙醇或甲醇等醇类溶剂提取，再通过萃取（三氯甲烷－水）、色谱和重结晶等方法分离纯化，所得产物使用硅胶薄层色谱鉴别，用三氯甲烷和甲醇的混合溶剂展开，香草醛－硫酸溶液喷雾并加热至显色，紫杉烷类可显不同颜色的色斑。

（二）实验流程图

紫杉烷二萜的提取与分离流程如图 9－3 所示。

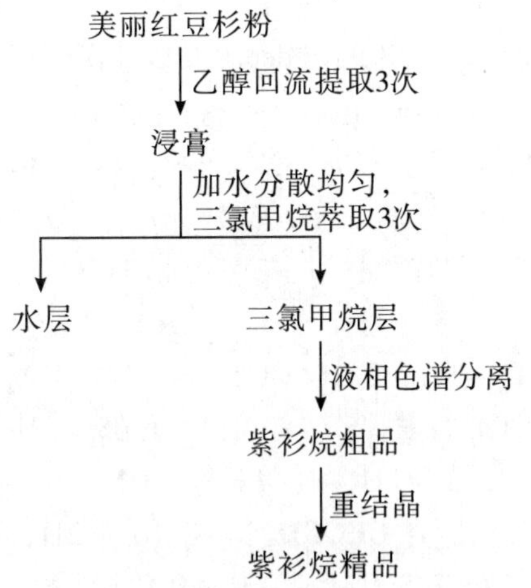

图 9－3　紫杉烷二萜的提取与分离流程

（三）操作步骤

1. 植物材料准备

准备美丽红豆杉即南方红豆杉（*Taxus chinensis* var. mairi Cheng et L. K. Fu）或其他种的叶和小枝。

2. 提取

将准备好的植物材料，用乙醇回流提取 3 次，每次 2 小时。过滤后，滤液置于 45 ℃ 减压浓缩，得到浸膏。

3. 萃取

将得到的浸膏与水混合后，使用合适的有机溶剂（即二氯甲烷、三氯甲烷、己烷、石油醚等）萃取。通过三氯甲烷萃取 3 次，收集三氯甲烷层即可得到富集的紫杉烷类化合物。

4. 液相色谱分离

采用常压或低压色谱法对三氯甲烷溶解的化合物进行分离，包括正相柱色谱和反相柱色谱。正相柱色谱，通常使用硅胶或氧化铝作为固定相；而反相柱色谱常用十八烷基键合硅胶。在柱色谱过程中，应使用 TLC 或 HPLC 进行监测。

5. 薄层色谱鉴定

制备样品溶液，将上一步骤所得紫杉烷样品溶于少量二氯甲烷（或三氯甲烷）中。使用硅胶薄层板检测，以三氯甲烷和甲醇的混合溶液（95∶5）作为展开剂，用5%香草醛－硫酸试剂，在 105 ℃下加热至样品显色。

6. 重结晶纯化

在振摇和加热条件下，将紫杉烷样品溶解于少量乙醇或甲醇中，静置使其析晶。结晶形成后，通过减压过滤，抽干和干燥得到纯紫杉烷结晶。

7. 巴卡亭－Ⅲ的波谱数据

巴卡亭－Ⅲ：熔点为 236 ～ 238 ℃（dec.）；$[\alpha]_D^{25} = -54°$（CH_3OH）。

UV：λnm，230（13900），274（1000），282（850）。

CI-MS：*m/z*，587［M＋H］$^+$，569，527，509，405，345，123。

^{1}H-NMR（400 MHz，$CDCl_3$）δ：5.60（1H，d，*J*＝7.5 Hz，H－3），3.86（1H，d，*J*＝7.3Hz，H－2），4.97（1H，d，*J*＝8.6 Hz，H－5），2.55（1H，m，6β－H），1.85（1H，m，6α－H），4.45（1H，m，7－H），6.30（1H，s，10－H），4.88（1H，br. t，*J*＝8.8 Hz，13－H），2.27（1H，m，14－H），1.08（3H，s，16－H），1.08（3H，s，17－H），2.04（3H，s，18－H），1.65（3H，s，19－H），4.29（1H，d，*J*＝8.4 Hz，20β－H），4.13（1H，d，*J*＝8.4 Hz，20α－H），2.27（3H，s，4－$OCOCH_3$），2.23（3H，s，10－$OCOCH_3$），8.10［2H，d，*J*＝7.9 Hz，*o*－*H*（BzCOO）］，7.46［2H，t，*J*＝7.8 Hz，m－H（BzCOO）］，7.59［1H，t，*J*＝7.5 Hz，*p*－H（BzCOO）］。

^{13}C-NMR（100 MHz，$CDCl_3$）：79.1（s，C－1），74.9（d，C－2），46.1（d，3－C），80.8（s，4－C），84.4（d，5－C），35.6（t，6－C），72.3（d，7－C），58.7（s，8－C），204.1（s，9－C），76.2（d，10－C），131.9（s，11－C），146.3（s，12－C），68.0（d，13－C），38.6（t，14－C），42.7（s，15－C），20.9（q，16－C），27.0（q，17－C），15.6（q，18－C），9.4（q，19－C），76.4（t，20－C），170.6（s，4－$COCH_3$），171.3（s，10－$COCH_3$），22.6（q，4－$COCH_3$），20.9（q，10－$COCH_3$），167.1（s，*o*－BzCOO），129.3（s，1－BzCOO），130.1（d，*o*－BzCOO），128.6（d，*m*－BzCOO），133.7（d，*p*－BzCOO）。

三、仪器、药品的规格和数量

（一）仪器的规格和数量（一组计）

本实验所需仪器的规格和数量见表 9－1。

表 9－1　仪器的规格和数量

仪器名称	规格	数量
锥形瓶	50 mL	2
色谱柱	2 cm × 10 cm	1
分液漏斗	100 mL	1
旋转蒸发仪	—	1
硅胶 G 薄层板	—	适量
薄层色谱展开缸	—	1

（二）试剂及药品的规格和数量（一组计）

本实验所需试剂及药品的规格和数量见表 9－2。

表 9－2　试剂及药品的规格和数量

试剂药品名称	规格	数量
美丽红豆杉	—	适量
环己烷	分析纯	适量
石油醚	分析纯	适量
二氯甲烷	分析纯	适量
三氯甲烷	分析纯	适量
95% 乙醇	分析纯	适量
甲醇	分析纯	适量
香草醛	分析纯	少许
浓硫酸	分析纯	适量

四、注意事项

（1）红豆杉植物材料应是新鲜或经过适当干燥处理的，以防止紫杉烷类化合物在提取过程中降解。

（2）5% 香草醛－硫酸喷雾剂应是新鲜配制的，以确保得到更好的显色效果。

五、思考题

（1）描述紫杉烷提取和分离的一般过程。
（2）描述在薄层色谱实验中，紫杉烷的色斑在加热时的变色过程。
（3）至今已从红豆杉属植物中分离得到多少种紫杉烷类化合物？

六、参考文献

［1］冯锋，罗建光．天然药物化学实验与指导［M］．3 版．北京：中国医药科技出版社，2019.

［2］姜萍，曲腁靓．东北红豆杉枝叶中紫杉宁提取分离及其抗肿瘤活性［J］．林产化学与工业，2023，43（3）：137－144.

［3］ZHAO Y，WANG F S，PENG L Y，et al．Taxoids from *Taxus chinensis*［J］．Journal of natural products．2006，69（12）：1813－1815.

实验二　穿心莲内酯的提取、分离与鉴定及亚硫酸氢钠加成物的制备

一、实验目的和要求

（1）掌握穿心莲内酯的提取、分离及鉴定。
（2）了解穿心莲内酯类化合物的结构，利用其极性和溶解度进行分离的原理。
（3）掌握活性炭脱叶绿素的方法。

二、实验方法

（一）概述

穿心莲为爵床科植物穿心莲［*Andrographis paniculata*（Burm. f.）Nees］的全草或叶，又名春莲秋柳、一见喜、榄核莲、苦胆草、金香草、金耳钩、万病仙草等，在我国资源分布广泛，尤其在广东、广西、福建等地栽培面积较大，是最具代表性的“大南药”之一。味苦，性寒。归心、肺、大肠、膀胱经。能清热解毒、凉血、消肿、燥湿。用于治疗感冒发热、咽喉肿痛、顿咳劳嗽、泄泻痢疾、热淋涩痛、痈肿疮疡、毒蛇咬伤等症。穿心莲作为穿心莲属中最具代表性的中药之一，在临床应用上已有 2000

多年历史，被称为“中国的草药之王”。

穿心莲中含有多种苦味素，主要为二萜内酯类化合物，其中包括去氧穿心莲内酯（deoxyandrographolide）、穿心莲内酯（andrographolide）、新穿心莲内酯（neo-andrographolide）、高穿心莲内酯（homoandrographolide）、潘尼内酯（panicolide）、穿心莲烷（andrographan）、穿心莲酮（andrographon）、穿心莲甾醇（andrographosterin）等。其中穿心莲内酯、新穿心莲内酯是穿心莲抗菌、消炎的主要有效成分。穿心莲中还含有穿心莲甾醇、β-谷甾醇-D-葡萄糖苷、5-羟基-7,8,2′,3′-四甲氧基黄酮、5-羟基-7,8,2′-三甲氧基黄酮、5,2′-二羟基-7,8-二甲氧基黄酮、芹菜素-7,4′-二甲醚、2-谷甾醇和磷酸二氢钾、14-去氧-11-氧化穿心莲内酯、14-去氧-11,12-二去氢穿心莲内酯、甾体皂苷、糖类、缩合鞣质、叶绿素、无机盐等。

1. 穿心莲中主要成分的结构及性质

（1）穿心莲内酯：$C_{20}H_{30}O_6$，又称穿心莲乙素，为无色方形或长方形结晶，熔点为230～232 ℃，$[\alpha]_D^{20}=-126°$。味极苦，可溶于甲醇、乙醇、丙醇、吡啶中，微溶于三氯甲烷、乙醚，难溶于水及石油醚。

UV：λ_{max} 223 nm。

IR（ν_{max}^{KBr}，cm^{-1}）：3390，1760，1724，900。

ESI-MS（pos）m/z：373 $[M+Na]^+$，389 $[M+K]^+$，723 $[2M+Na]^+$。

ESI-MS（neg）m/z：349 $[M-H]^-$，331 $[M-H-H_2O]^-$。

^{1}H-NMR（C_5H_5N）δ：0.70（3H，s，CH_3-20），1.51（3H，s，CH_3-18），1.9（signal overlapped）（H-9），2.73（br t，J=7.0 Hz，H-11），3.60～3.64（signal overlapped）（2H，br m，H-19_A，H-3），4.43（1H，d，J=10.5 Hz，H-19_B），4.50（1H，dd，J_1=10.5 Hz，J_2=2.5 Hz，H-15_A），4.60（1H，dd，J_1=10.0 Hz，J_2=6.0 Hz，H-15_B），4.85（1H，br d，J=1.0 Hz，H-17_A），4.88（1H，br d，J=1.0 Hz，H-17_B），5.37（br m，H-14），7.18（1H，td，J_1=7.0 Hz，J_2=1.5 Hz，H-12）。

^{13}C-NMR（C_5H_5N）δ：37.4，29.1，80.0，43.3，55.5，24.5，38.3，148.0，56.5，39.3，25.1，147.0，130.3，66.1，75.4，170.7，108.8，23.8，64.2，15.3。（图9-4）

（2）去氧穿心莲内酯：$C_{20}H_{30}O_4$，又叫穿心莲甲素，为无色片状或长方形结晶，熔点为175～176.5 ℃，$[\alpha]_D^{20}$=20°～26°（1%三氯甲烷）。味稍苦，可溶于甲醇、乙醇、丙醇、吡啶、三氯甲烷、乙醚、苯，微溶于水。（图9-5）

（3）新穿心莲内酯：$C_{26}H_{40}O_8$，又称穿心莲丙素、穿心莲苷，为无色柱状结晶，熔点为167～168 ℃、$[\alpha]_D^{20}$=22.5°～45°（无水乙醇）。无苦味，可溶于甲醇、乙醇、丙醇、吡啶，微溶于三氯甲烷和水，不溶于乙醚和石油醚。（图9-6）

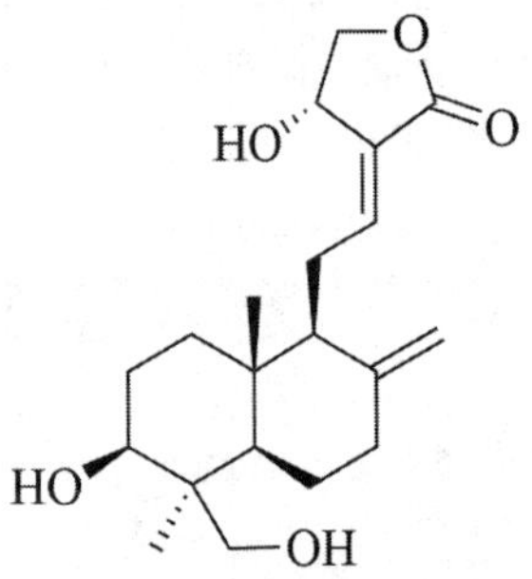

图9-4　穿心莲内酯结构式

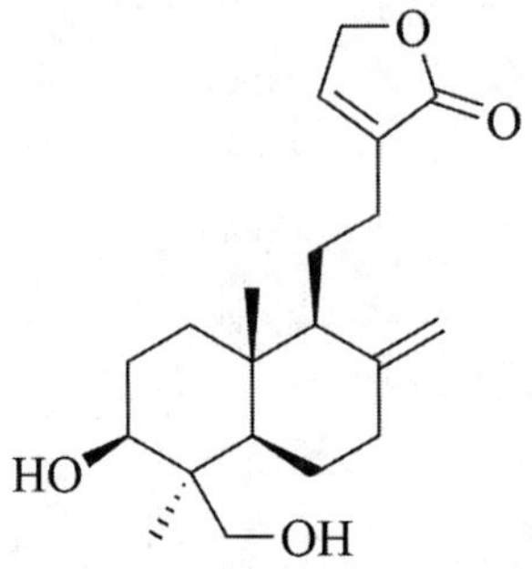

图9-5　去氧穿心莲内酯结构式

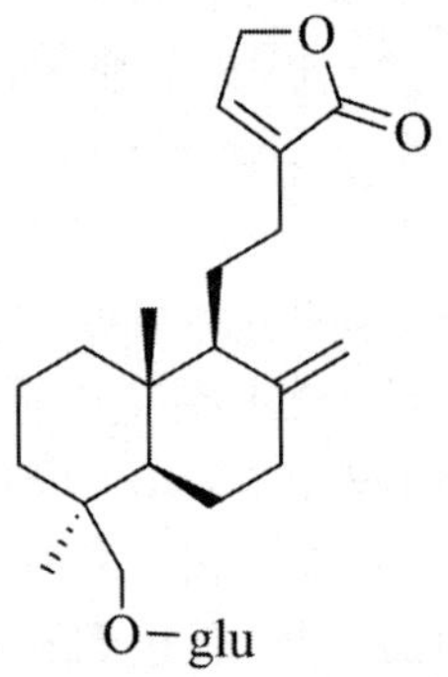

图9-6　新穿心莲内酯结构式

（4）脱水穿心莲内酯：分子式为 $C_{20}H_{23}O_4$，即14-脱氧-11,12-二脱氧穿心莲内酯。为无色针晶，熔点为203～204 ℃。易溶于乙醇、丙酮，可溶于三氯甲烷，微溶于苯，几乎不溶于水。本品与脱氧穿心莲内酯极性相似，但用硝酸银溶液饱和的薄层色谱可以将它们分开。（图9-7）

（5）14-去氧-11-氧（代）穿心莲内酯：分子式为 $C_{20}H_{28}O_6$，为无色针状结晶，熔点为98～100 ℃。（图9-8）

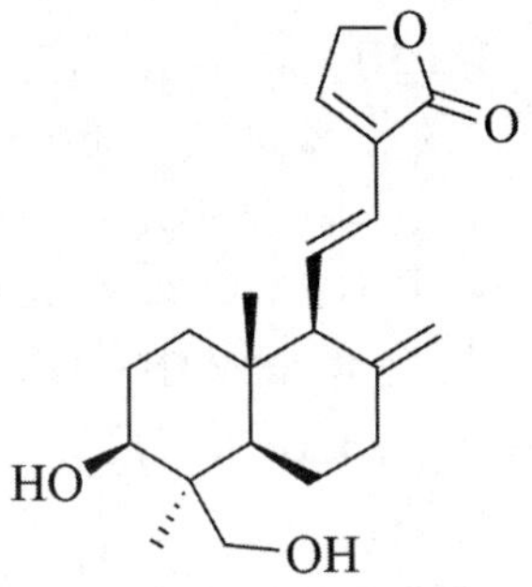

图9-7　脱水穿心莲内酯结构式

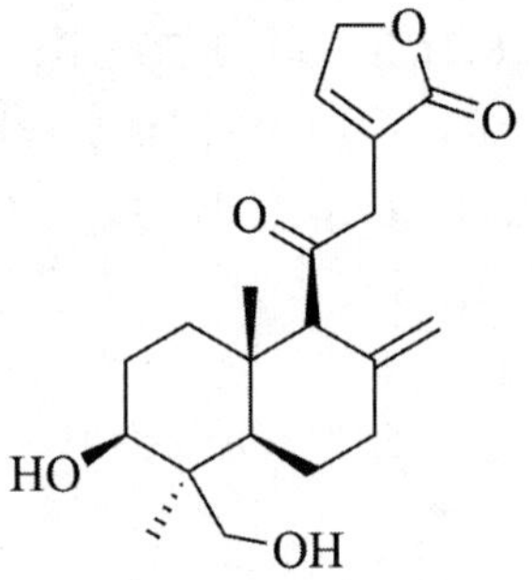

图9-8　14-去氧-11-氧（代）穿心莲内酯结构式

（6）高穿心莲内酯：分子式为 $C_{22}H_{32}O_6$，熔点为115 ℃。

（7）穿心莲烷：$C_{40}H_{82}$，熔点为67～68 ℃。

（8）穿心莲酮：$C_{32}H_{64}O$，熔点为85 ℃。

（9）穿心莲甾醇：熔点为135 ℃。

（10）5-羟基-7,8,2′,3′-四甲氧基黄酮：熔点为150～151 ℃。（图9-9）

（11）5-羟基-7,8,2′-三甲氧基黄酮：橙黄色结晶，熔点为190～191 ℃。（图9-10）

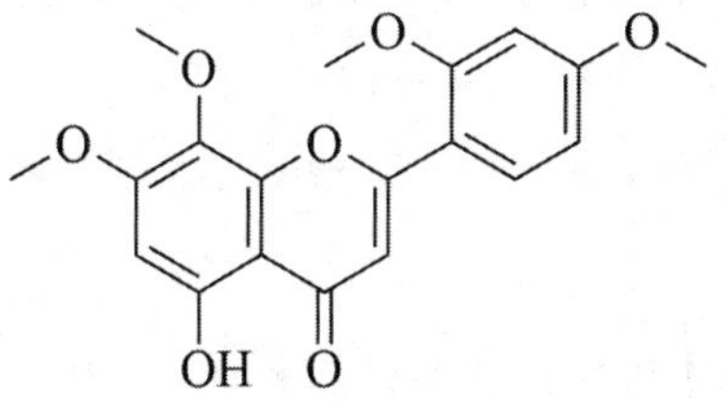

图 9-9　5-羟基-7,8,2′,3′-四甲氧基黄酮结构式

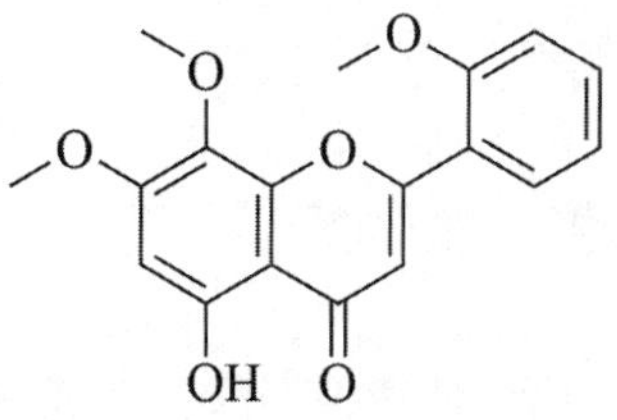

图 9-10　5-羟基-7,8,2′-三甲氧基黄酮结构式

（12）5,2′-二羟基-7,8-二甲氧基黄酮：浅黄色绒毛状针晶（三氯甲烷中结晶），熔点为 263 ～ 264 ℃。（图 9-11）

（13）芹菜素-7,4′-二甲醚：熔点为 174 ～ 174.5 ℃。（图 9-12）

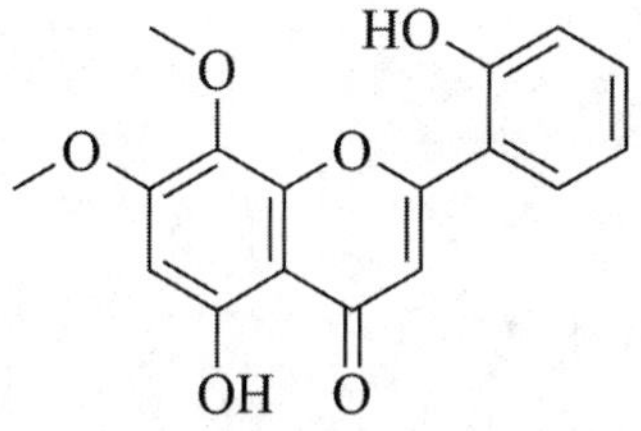

图 9-11　5,2′-二羟基-7,8-二甲氧基黄酮结构式

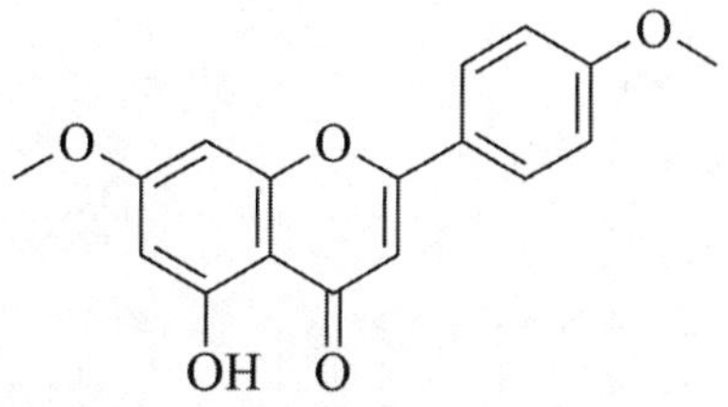

图 9-12　芹菜素-7,4′-二甲醚结构式

（14）穿心莲新苷苷元：分子式为 $C_{20}H_{30}O_3$，熔点为 92 ～ 94 ℃。（图 9-13）

（15）去氧穿心莲内酯苷：分子式为 $C_{26}H_{40}O_9$，熔点为 199 ～ 200 ℃。（图 9-14）

（16）穿心莲内酯苷：分子式为 $C_{26}H_{40}O_{10}$，熔点为 203 ～ 204 ℃。

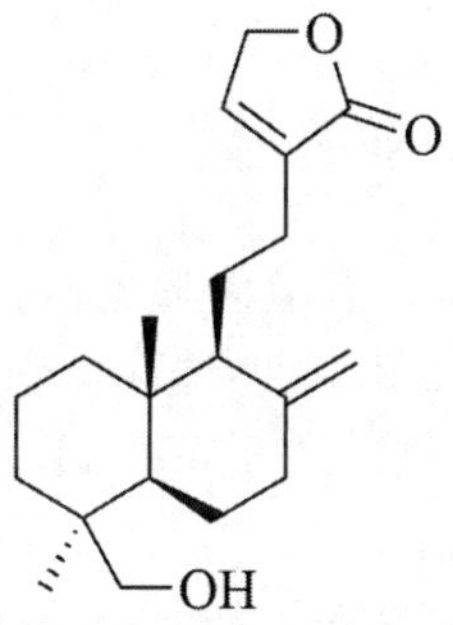

图 9-13　穿心莲新苷苷元结构式

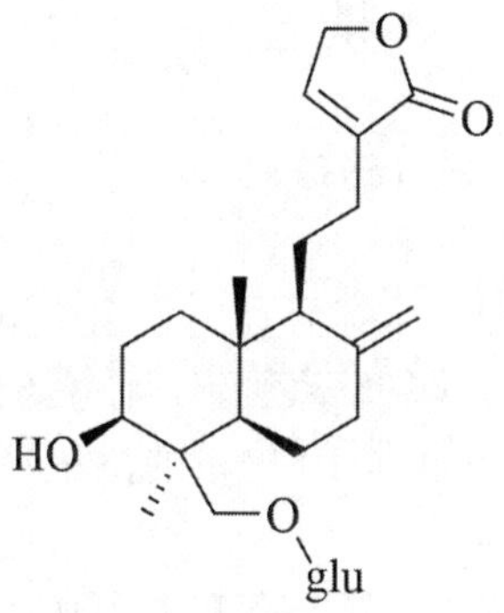

图 9-14　去氧穿心莲内酯苷结构式

2. **实验原理**

甲醇、乙醇、丙酮等溶剂对穿心莲中的内酯类化合物具有良好的溶解性，因此可以通过乙醇提取这些化合物。基于穿心莲内酯和脱氧穿心莲内酯在三氯甲烷中的溶解度差异，可以通过初步的溶剂分离来区分它们。进一步地，由于两者在化学结构上的

差异，可以采用氧化铝柱色谱法来实现它们的分离。为了增强穿心莲内酯在水中的溶解度，可以将其转化为亚硫酸氢钠加成物。

（二）实验流程图

穿心莲内酯的提取与分离、亚硫酸氢钠加成物的制备流程如图9－15所示。

穿心莲粗粉（100 g）

↓ 95%乙醇提取

合并乙醇提取液

↓ 回收乙醇至小体积，放冷、静置

穿心莲内酯类总提取物

↓ 脱色

膏状物

↓ 分离

穿心莲内酯粗品

↓ 三氯甲烷回流精制

穿心莲内酯精品

↓ $NaHSO_3$加成

穿心莲内酯亚硫酸氢钠加成物

图9－15　穿心莲内酯提取与分离、亚硫酸氢钠加成物的制备流程

（三）操作步骤

1. 内酯类成分的提取

（1）提取。

A. 渗漉法：取穿心莲全草粗粉100 g，加1～1.5倍量95%乙醇拌匀，30分钟后装入渗漉筒内，加95%乙醇至刚过药粉1～2 cm，浸泡24小时后开始渗漉，控制流速1～2 mL/min，收集10倍量的渗漉液，将提取液回收乙醇至400 mL左右，即为内酯类成分总提取物。

B. 冷浸法：取穿心莲粗粉100 g，加95%乙醇800 mL冷浸24小时，过滤，药渣加400 mL乙醇，同法冷浸一次，合并浸出液，浓缩至适量，即为内酯类成分总提取物。

C. 回流提取法：称取穿心莲粗粉100 g，置圆底烧瓶中，加95%乙醇以浸过药粉2 cm为度，回流提取1小时，过滤，药渣再加适量乙醇回流提取2次，每次1小时，过滤，合并3次滤液，回收乙醇至总体积的1/5量，放冷，即为内酯类成分总提取物。

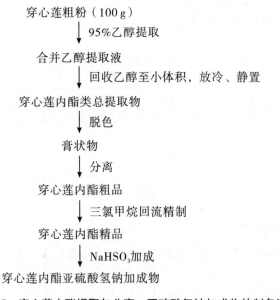

（2）脱色。

A. 活性炭法：将上述内酯类成分的总提取物加入原料量的 15% ～ 20% 活性炭，加热回流 30 分钟，脱色后的溶液再浓缩至 15 ～ 20 mL 左右，放置析晶。

B. 稀醇法：将内酯类成分的总提取物中的醇浓度调节至 30%，放置 12 ～ 24 小时，以析出叶绿素和部分内酯。倾出上层清液，滤除叶绿素，用少量 30% 乙醇洗涤 2 次，将洗液与滤液合并。得到的浅棕色液体，回收乙醇至无醇味，冷却后会析出膏状物，最后分离膏状物。

2. 分离、精制

（1）穿心莲内酯的分离。

A. 结晶法：将活性炭脱色后的浓缩液放置析晶，滤取结晶，并用少量水洗涤从而得到含有含少量脱氧穿心莲内酯的穿心莲内酯粗品。剩余的母液将用于进一步分离脱氧穿心莲内酯。

B. 萃取法：由烯醇法脱色得到的膏状物，加 100 mL 三氯甲烷，加热回流使其溶解，放冷倒入分液漏斗中，加入一定量的水振摇，放置 24 小时以上，分为三层（上层为水层，中层为不溶物层，下层为三氯甲烷层），分取中间一层，用少量丙酮洗涤黏稠物，干燥即得穿心莲内酯粗品。

（2）穿心莲内酯的精制。

A. 乙酸乙酯法：将得到的穿心莲内酯粗品与丙酮按 1∶40 的比例混合，加热回流 10 分钟，随后进行过滤以移除不溶物。对于剩余的不溶物，再次与丙酮以 1∶20 的丙酮比例混合，加热回流 10 分钟，然后过滤。将两次过滤所得的丙酮溶液合并，随后蒸发至原体积的 1/3，析出晶体。将析出的白色颗粒状晶体过滤收集，得到纯净的穿心莲内酯。最后，通过薄层色谱法进行鉴定。

B. 丙酮法：将穿心莲内酯粗品加 40 倍量丙酮，加热回流 10 分钟，过滤，不溶物再加 20 倍量丙酮，加热回流 10 分钟，过滤，合并二次丙酮液，回收丙酮至三分之一量，放置析晶，滤取白色颗粒状结晶，即为穿心莲内酯精品，做薄层色谱鉴定。

C. 三氯甲烷法：将穿心莲内酯粗品加入 3 倍量三氯甲烷加热回流 2 小时，过滤，不溶物用 15 倍量 95% 乙醇重结晶（必要时再用 1% 活性炭脱色 30 分钟）即得穿心莲内酯精品，做薄层色谱鉴定。

（3）脱氧穿心莲内酯的分离：将结晶法析出的穿心莲内酯母液或萃取法的下层三氯甲烷及三氯甲烷法精制穿心莲内酯时的三氯甲烷回流液水浴蒸发至稠膏状，再加三氯甲烷 70 mL，搅拌后，滤出三氯甲烷层，残渣再加三氯甲烷 10 mL 同法处理，合并 2 次滤液，水浴回收至 5 mL，将此浓缩液上氧化铝柱（2 cm × 30 cm，用中性氧化铝 30 ～ 35 g，三氯甲烷湿法装柱），用三氯甲烷洗脱，控制流速为 2 ～ 3 mL/min，每份 10 mL，收 12 ～ 15 份。各馏分浓缩后薄层鉴定，合并相同馏分，蒸干三氯甲烷，用丙酮结晶 2 次，得白色结晶，即为脱氧穿心莲内酯，做薄层色谱鉴定。

3. 穿心莲内酯亚硫酸氢钠加成物的制备

取穿心莲内酯精制品 0.5 g，置 50 mL 圆底烧瓶中，加 95% 乙醇 5 mL 及计算量的 4% 的亚硫酸氢钠水溶液，加热回流 30 分钟，接入蒸发皿中蒸发至无醇味，再加 5 mL

水溶解，冷却后过滤，滤液用少量三氯甲烷洗涤 3 次，合并水层并减压蒸发至近干。加乙醇 10 ～ 20 mL 溶解，滤除不溶物，乙醇溶液浓缩放置或抽干，得白色粉末。测熔点（熔点为 226 ～ 227 ℃或分解）。（图 9 – 16）

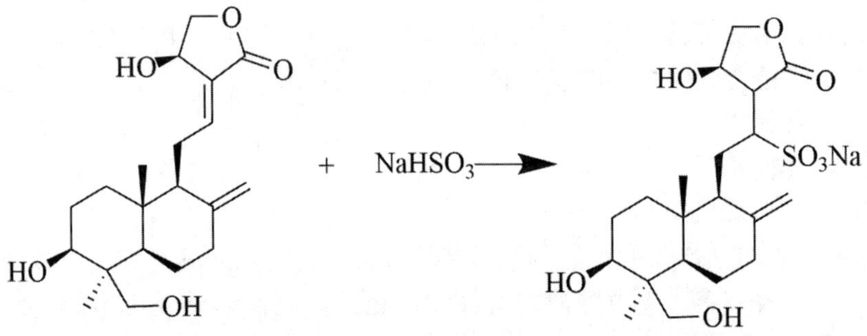

图 9 – 16　穿心莲内酯亚硫酸氢钠加成物制备的化学反应方程式

4. **鉴定**

（1）穿心莲内酯的鉴定。

A. 物理常数：熔点为 230 ～ 232 ℃。

B. 薄层色谱。

吸附剂：硅胶 G – CMC 板。

展开剂：三氯甲烷 – 无水乙醇（20∶1）。

显色剂：碘蒸气。

结果：穿心莲内酯在常量下为一个斑点。

C. 显色反应。

a. 亚硝酰铁氰化钠碱液反应（Legal 反应）：取穿心莲内酯结晶少许放在比色板（白色瓷板）上，加乙醇 0.2 mL 溶解，加 0.3% 亚硝酰铁氰化钠溶液 2 滴，10% 的氢氧化钠溶液 2 滴。

b. 3,5 – 二硝基苯甲酸碱液反应（Kedde 反应）：取穿心莲内酯结晶少许于比色板上，加乙醇 0.2 mL 溶解，加 3,5 – 二硝基苯甲酸碱液 2 滴，呈紫色。

c. 50% 氢氧化钾醇试剂反应：穿心莲内酯结晶遇氢氧化钾甲醇溶液呈紫色。

d. 浓硫酸的反应：穿心莲内酯遇浓硫酸呈橙红色。

D. 穿心莲内酯中脱氧穿心莲内酯的限量检查。

样品的制备：取 10 mg 精制穿心莲内酯溶于 2 mL 丙酮中。

薄层板的制备：取色谱用硅胶 G – CMC 适量加 2.8 倍量水调成糊后，铺于 10 cm × 15 cm 板晾干后 105 ℃活化 30 分钟。

点样：用微量注射器吸取样品，依次点 5 μL、10 μL、15 μL、20 μL、25 μL、30 μL 六个点及标准品一个点，用三氯甲烷 – 无水乙醇（20∶1）展开。

显色：展开后，取出薄层板，挥干溶剂后于碘缸内显色，5 分钟内 30 μL 处可微显脱氧穿心莲内酯斑点，25 μL 处不得显脱氧穿心莲内酯斑点。

（2）脱氧穿心莲内酯的鉴定。

A. 测熔点：熔点为 175 ～ 176.5 ℃。

B. 薄层鉴定：条件同穿心莲内酯。

（3）穿心莲内酯亚硫酸氢钠加成物的鉴定。

A. 测熔点：熔点为 226 ～ 227 ℃。

B. 薄层鉴定。

吸附剂：硅胶 G－CMC 板。

展开剂：①三氯甲烷－甲醇（9∶1）（展开剂Ⅰ）；②三氯甲烷－正丁醇－甲醇（2∶1∶2）（展开剂Ⅱ）；③三氯甲烷－丙酮－乙醇－水（5∶5∶5∶1）（展开剂Ⅲ）。

显色剂：3，5－二硝基苯甲酸碱性溶液。

样品：①穿心莲内酯乙醇液（样品 a）；②穿心莲内酯亚硫酸氢钠加成物（样品 b）。

结果：用展开剂Ⅰ，样品 b 留在原点：用展开剂Ⅱ、Ⅲ，样品 a 移至前沿；样品 b 的 R_f值在 0.5 左右。

三、仪器、药品的规格和数量

1. 仪器规格和数量（一组计）

本实验所需仪器规格和数量见表 9－3。

表 9－3　仪器规格和数量

仪器名称	规格	数量
渗漉装置	—	1
圆底烧瓶	1000 mL	1
温度计	—	1
回流提取装置	—	1
水浴锅	—	1
循环水泵	—	1
抽滤装置	—	1
旋转蒸发仪	—	1
旋光仪	—	1

2. 试剂及药品规格和数量（一组计）

本实验所需试剂及药品规格和数量见表 9－4。

表9－4　试剂及药品规格和数量

试剂及药品名称	规格	数量
穿心莲叶	—	100 g
活性炭	—	适量
甲醇	分析纯	适量
苯	分析纯	适量
氢氧化钾	分析纯	适量
亚硝酰铁氰化钠	分析纯	适量
3,5－二硝基苯甲酸	分析纯	适量
盐酸	分析纯	适量
亚硫酸氢钠	分析纯	适量
氨水	分析纯	适量
中性氧化铝	分析纯	适量
丙酮	分析纯	适量
乙醇	分析纯	适量
三氯甲烷	分析纯	适量
碘	分析纯	适量
碳酸钠	分析纯	适量
草酸	分析纯	适量
浓硫酸	分析纯	适量
正丁醇	分析纯	适量
氯化铁	分析纯	适量
高锰酸钾	分析纯	适量
乙酸乙酯	分析纯	适量

四、注意事项

（1）由于穿心莲内酯属于二萜内酯类化合物，其化学性质不稳定，容易在氧化或聚合过程中形成树脂状物质。因此，用于提取的穿心莲原料应选择新鲜的当年收获产品，并且在储存和运输过程中要特别注意防水防潮，以避免内酯含量显著降低。

（2）在提取过程中，如果采用热乙醇浸泡或加热回流的方法，可能会同时提取出大量的叶绿素、树脂和无机盐等杂质，这会增加后续结晶和精制的难度。因此，本实验使用冷浸法进行提取。

（3）穿心莲内酯与亚硫酸氢钠进行加成反应时，理论上的摩尔比应为1∶1，但由于亚硫酸氢钠溶液不够稳定，建议在实际使用前新鲜配制，并适当增加用量以确保反应的完全性。

五、思考题

（1）用化学方法如何鉴定分离得到的二萜内酯化合物是糖苷形式还是其苷元形式?

（2）对于水溶性较差的穿心莲内酯，有哪些化学方法可以用来合成其水溶性增强的衍生物?

六、参考文献

［1］吴立军. 天然药物化学实验指导［M］. 6版. 北京：人民卫生出版社，2011.

［2］张晓，唐力英，吴宏伟，等. 穿心莲现代研究进展［J］. 中国实验方剂学杂志，2018，24（18）：222－234.

［3］国家药典委员会. 中华人民共和国药典（一部）［M］. 北京：中国医药科技出版社，2020.

［4］ZHANG H，LI S，SI Y，et al. Andrographolide and its derivatives：current achievements and future perspectives［J］. European journal of medicinal chemistry，2021，224：113710.

实验三　青蒿素的提取、分离与鉴定及蒿甲醚的制备

一、实验目的和要求

（1）掌握青蒿素的提取、分离方法。

（2）熟悉蒿甲醚的化学制备方法。

（3）了解用显色法和薄层色谱法鉴定青蒿素。

二、实验方法

（一）概述

青蒿为菊科植物黄花蒿（*Artemisia annua* L.）的干燥地上部分。青蒿为临床常用

的清热解毒中药，自发现青蒿提取物青蒿素（artemisinin）具有良好的抗疟效果以来，青蒿的研究便备受关注，引起了国内外学者的极大兴趣。青蒿素是从其中分离得到的抗恶性疟疾的有效成分，尤其对脑型疟疾和抗氯喹疟疾有很好的治疗效果，具有高效、速效和低毒的特点。它是一种具有过氧桥的倍半萜内酯类化合物，化学名为（3*R*，5*aS*，6*R*，8*aS*，9*R*，12*S*，12*aR*）-八氢-3,6,9-三甲基-3,12-桥氧-12*H*-吡喃并［4，3-j］-1,2-苯并二塞平-10（3*H*）-酮。产率为0.01%～0.5%。青蒿素在水中及油中均难溶解，影响其治疗作用的发挥，临床应用受到一定限制；因此，可以对青蒿素的结构进行修饰，合成大量衍生物。例如，油溶性的蒿甲醚（artemether），别名为甲基还原青蒿素，化学名为（3*R*，5*aS*，6*R*，8*aS*，9*R*，10*S*，12*R*，12*aR*）-十氢-10-甲氧基-3,6,9-三甲基-3,12-桥氧-12*H*-吡喃并［4,3-j］-1，2-苯并二塞平，具有抗疟效价高、原虫转阴快、显效迅速、毒性低等特点，已广泛应用于临床。

青蒿素为无色的针状晶体，味苦。熔点为150～153 ℃。青蒿素易溶于苯、三氯甲烷、乙酸乙酯、丙酮、冰醋酸，可溶于乙醚、甲醇、乙醇、稀乙醇及热石油醚，在冷石油醚及水中几乎不溶。由于青蒿素在超过60 ℃时，过氧桥结构易被破坏，从而完全失去药效。因此，在提取时可以用低沸点的溶剂如二氯甲烷、三氯甲烷、丙酮、乙醚、石油醚（沸程30～60 ℃）。提取后，使用硅胶柱色谱法分离纯化青蒿素。

蒿甲醚为白色结晶或结晶性粉末，无臭，味微苦。熔点范围为85.2～87 ℃。蒿甲醚易溶于丙酮或三氯甲烷，可溶于乙醇或醋酸乙酯，在水中几乎不溶。蒿甲醚的合成采用将青蒿素溶于无水甲醇中，用硼氢化钠还原，再利用酸化、盐析及重结晶的方法制备（图9-17）。

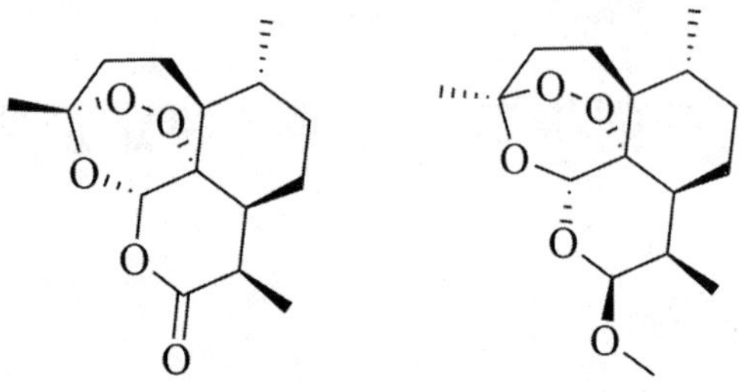

青蒿素　　　　蒿甲醚

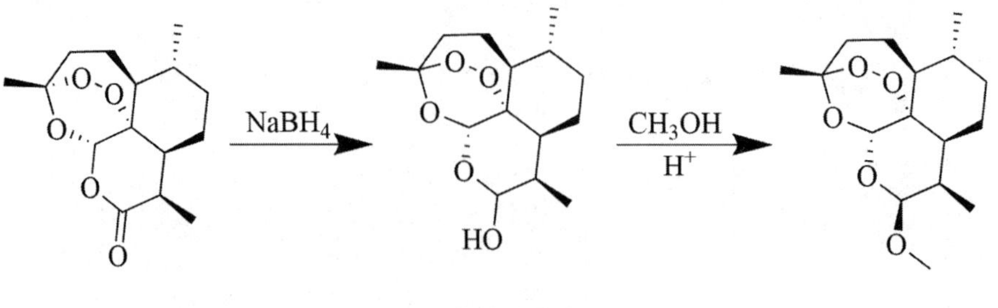

图9-17　蒿甲醚的合成路线

（二）实验流程图

青蒿素的提取与分离、蒿甲醚的制备流程如图 9－18 所示。

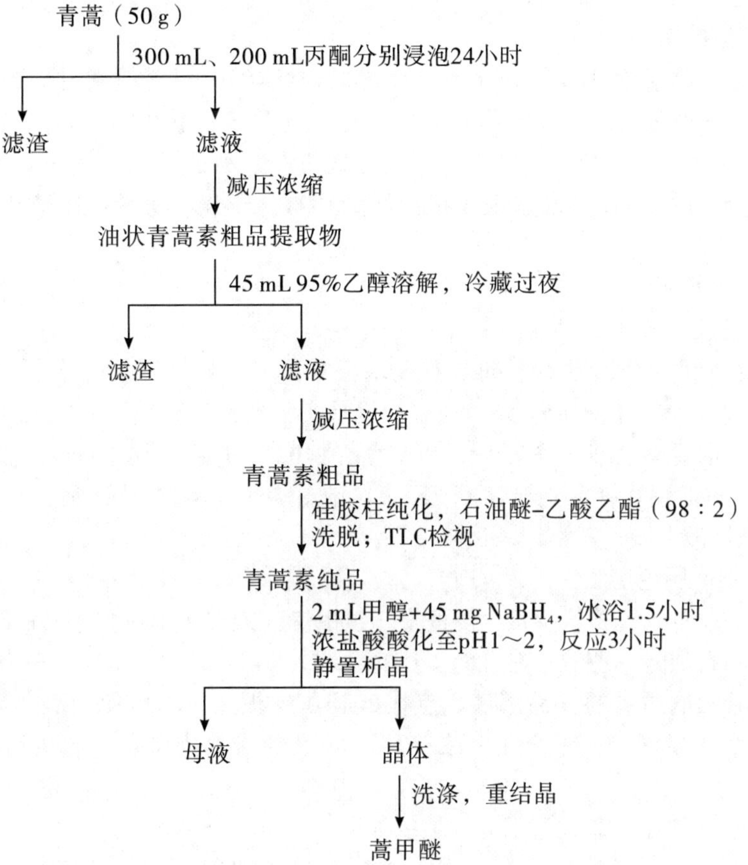

图 9－18　青蒿素的提取与分离、蒿甲醚的制备流程

（三）操作步骤

1. 青蒿素的提取和纯化

（1）提取。将 50 g 干燥青蒿捣碎后置于 1000 mL 分液漏斗中，依次用 300 mL、200 mL 丙酮分别浸泡 24 小时，抽滤，滤液合并后于 35 ～ 40 ℃中减压浓缩，得油状青蒿素粗品提取物。将 45 mL 95% 乙醇加入到 100 mL 烧杯中，于 50 ℃水浴中溶解青蒿素粗品提取物，冷藏过夜；过滤，滤渣用少量冷乙醇洗涤一次，合并滤液，减压浓缩，得青蒿素粗品。

（2）纯化。称取硅胶（200 ～ 300 目）20 g 装柱，青蒿素粗品用丙酮溶解后，硅胶拌样，干法上柱，分别用300 mL石油醚和950 mL石油醚－乙酸乙酯（98∶2）作为洗脱剂快速洗脱，收集各馏分（每馏分30 mL）。经硅胶薄层色谱（TLC）检验［石油醚－乙酸乙酯（85∶15）为展开剂，5%香草醛－浓硫酸作为显色剂，电吹风加热呈蓝紫色斑点］，合并有效成分的洗脱液，浓缩至少量体积后静置结晶。过滤，滤渣以少量石油醚洗涤至白色，干燥得青蒿素纯品。

2. 蒿甲醚的制备

将50 mg青蒿素纯品溶于2 mL无水甲醇后，移至10 mL茄形瓶中，冰水浴冷却下分批加入45 mg硼氢化钠，保温反应1.5小时，至TLC检验显示原料点消失后，用浓盐酸酸化至pH 1～2，继续反应3小时。静置析晶，吸去母液，加入2 mL饱和食盐水，抽滤，分别用1 mL蒸馏水重复洗涤滤渣3次，干燥，重结晶得蒿甲醚，熔点为85.2～87 ℃。

3. 青蒿素的鉴定

（1）显色反应鉴定。

方法一：取青蒿素纯品约5 mg，加无水乙醇0.5 mL溶解，加碘化钾试液0.4 mL、稀硫酸2.5 mL和淀粉指示液4滴，观察并记录实验现象。

方法二：取青蒿素纯品约5 mg，加无水乙醇0.5 mL后，加1 mol/L盐酸羟胺试液0.5 mL，1.1 mol/L氢氧化钠试液0.25 mL，在水浴中微沸；放冷后，加盐酸2滴和5%三氯化铁试液1滴，观察记录试验结果。

（2）硅胶薄层色谱法。

样品溶液：自制青蒿素少量，以适量三氯甲烷（或二氯甲烷）溶解。

展开剂：石油醚－乙酸乙酯（85∶15）。

用毛细管吸取适量的样品溶液，点在硅胶薄层板上，随后使用上述展开剂展开。展开剂吹干后，喷洒5%香草醛－浓硫酸，可观察到黄色斑点，加热后变成蓝紫色斑点。

（3）光谱法鉴定。青蒿素的光谱数据如下：

IR（ν_{max}^{KBr}，cm^{-1}）：1745（δ－内酯），1115，881，831，722（过氧键）。

ESI-MS（m/z）：282（M^+）。

^{1}H-NMR（100 MHz，CCl_4）：5.68s，3.26m，1.06（3H，d，J=6 Hz，13－CH_3），0.93（3H，d，J=6 Hz，14－CH_3），1.36（3H，2，15－CH_3）。

^{13}C-NMR（15 MHz，$CDCl_3$）：50.1，24.8，35.9，105.1，93.4，79.3，44.9，23.1，33.6，37.4，32.8，171.3，12.5，19.7，25.1。

三、仪器、药品的规格和数量

（一）仪器的规格和数量（一组计）

本实验所需仪器的规格和数量见表9－5。

表 9－5　仪器的规格和数量

仪器名称	规格	数量
锥形瓶	50 mL	2
锥形瓶	250 mL	2
锥形瓶	500 mL	2
烧杯	100 mL	2
分液漏斗	1000 mL	1
茄形瓶	10 mL	1
抽滤瓶	500 mL	1
色谱柱	3 × 30 cm	1
旋转蒸发仪	—	1
薄层色谱展开缸	—	1

（二）药品的规格和数量（一组计）

本实验所需药品的规格和数量见表 9－6。

表 9－6　药品的规格和数量

药品名称	规格	数量
青蒿	—	50 g
石油醚	分析纯	适量
乙酸乙酯	分析纯	适量
丙酮	分析纯	适量
甲醇	分析纯	适量
乙醇	分析纯	适量
碘化钾	分析纯	适量
硼氢化钠	分析纯	适量
香草醛	分析纯	适量
浓硫酸	分析纯	适量
淀粉指示液	分析纯	适量
盐酸羟胺	分析纯	适量

续上表

药品名称	规格	数量
三氯化铁	分析纯	适量
氢氧化钠	分析纯	适量
浓盐酸	分析纯	适量
氯化钠	分析纯	适量
硅胶	200～300 目	适量

四、注意事项

（1）药材应自然干燥，注意药材的鉴别。

（2）高温易导致青蒿素产生大量降解产物，因此本实验必须在低温下提取、回收，温度不得超过 60 ℃。

五、思考题

（1）在提取青蒿素的过程中，须考虑哪些关键因素？

（2）简述青蒿素常用的鉴别方法。

六、参考文献

［1］谢莹，侯华．青蒿中青蒿素的提取分离及蒿甲醚的制备［J］．中国药业，2008，17（11）：18.

［2］李海波，秦大鹏，葛雯，等．青蒿化学成分及药理作用研究进展［J］．中草药，2019，50（14）：3461－3470.

［3］TU Y Y. The discovery of artemisinin（qinghaosu）and gifts from Chinese medicine［J］. Nature medicine，2011，17：1217－1220.

［4］WANG J，XU C，LIAO F L，et al. A temporizing solution to "artemisinin resistance"［J］. New England journal of medicine，2019，380（22）：2087－2089.

实验四　丹参酮ⅡA磺酸盐的制备与鉴定

一、实验目的和要求

（1）掌握提取与分离菲醌类成分的方法。
（2）掌握鉴定总丹参酮的方法。
（3）熟悉制备丹参酮ⅡA磺酸盐的方法。

二、实验方法

（一）概述

丹参来源于唇形科植物丹参（*Salvia miltiorrhiza* Bge.）的根及根茎，主要产区为四川、山东、河北。春秋采之，去沙干燥，其味微苦，其外赤为佳，切厚，生炙用。丹参始载于《神农本草经》，曰："味苦，微寒，主心腹邪气，肠鸣幽幽如走水，寒热积聚。破症除瘕，止烦满，益气。一名却蝉草。生川谷。"丹参为临床常用大宗中药材，具有活血祛瘀、通经止痛、清心除烦、凉血消痈的功效。其味苦、性微寒，归心、肝经，具有祛瘀止痛、活血通经、清心除烦的功效。因其在预防和治疗心脑血管疾病等方面的确切疗效和应用价值，在世界范围内受到广泛关注。

丹参中含有多种醌类成分，其中包括丹参酮Ⅰ（tanshinone Ⅰ）、丹参酮ⅡA（tanshinone ⅡA）、丹参酮ⅡB（tanshinone ⅡB）、丹参酮Ⅴ（tanshinone Ⅴ）、丹参酮Ⅵ（tanshinone Ⅵ）、隐丹参酮（cryptotanshinone）等脂溶性成分；丹参酸甲（salvianic acid A，也为称丹参素）、丹参酸乙（salvianic acid B，也称为丹酚酸B）、丹参酸丙（salvianic acid C）等水溶性成分。目前丹参制剂较多，如丹参注射液、复方丹参注射液、丹参酮ⅡA磺酸钠注射液、复方丹参片、精制冠心片、精制冠心颗粒等。

1. 丹参中主要成分的结构与性质

（1）丹参酮Ⅰ：亮棕色柱状结晶，熔点为233～234 ℃。（图9－19A）

UV：$\lambda_{max}^{C_2H_5OH}$（$\log\varepsilon$）：244.5（4.62）、266（4.31），325（3.68），417 nm（3.7）。

IR（ν_{max}^{KBr}，cm^{-1}）：1690，1670。

（2）丹参酮ⅡA：红色小片状结晶，熔点为198～200 ℃。（图9－19B）

UV：$\lambda_{max}^{C_2H_5OH}$（$\log\varepsilon$）：225（4.29），251（4.30），268（4.42），348（3.24），460 mm（3.47）。

IR（ν_{max}^{KBr}，cm^{-1}）：3157，1701，1650，1584，1539，1505。

（3）隐丹参酮：橙红色片状结晶，熔点为184～185 ℃。（图9－19C）

UV：$\lambda_{max}^{C_2H_5OH}$（$\log\varepsilon$）：221（4.26），263（4.77），272（4.41），290（3.96），355

(3.41)，477（3.48）。

IR（ν_{max}^{KBr}，cm^{-1}）：1680，1664。

以上化合物均易溶于乙醇、丙酮、乙醚、苯等有机溶剂，微溶于水。（图 9－19）

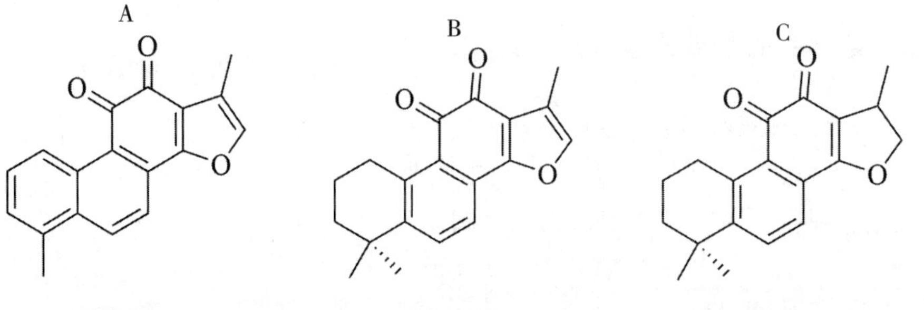

丹参酮Ⅰ　　丹参酮ⅡA　　隐丹参酮

图 9－19　丹参酮Ⅰ、丹参酮ⅡA 及隐丹参酮的结构式

（4）丹参酸甲，也称为丹参素，分子式为 $C_9H_{10}O_5$，白色长针状结晶，熔点为 84～86 ℃。（图 9－20A）

（5）丹参酸乙，也称为丹酚酸 B，分子式为 $C_{36}H_{30}O_{16}$，白色无定型粉末。（图 9－20B）

（6）丹参酸丙，易吸水。（图 9－20C）

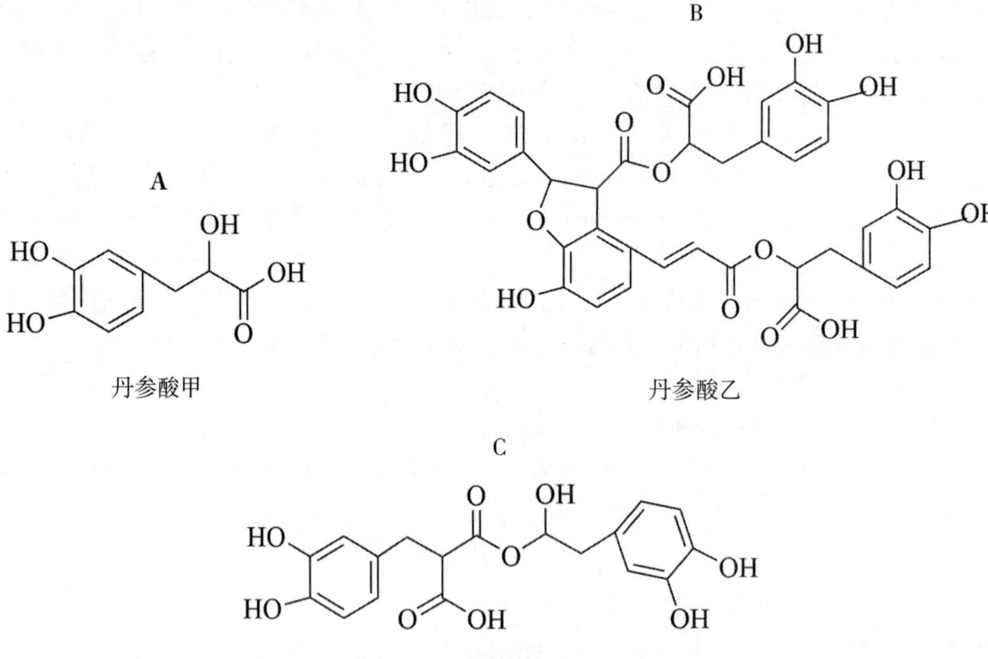

丹参酸甲　　丹参酸乙　　丹参酸丙

图 9－20　丹参酸甲、丹参酸乙及丹参酸丙的结构式

2. **实验原理**

利用丹参酮类化合物易溶于乙醇、乙醚、苯等有机溶剂的特点，可使用乙醇提取得到总丹参酮；根据其化学结构的差异而导致其吸附能力的不同，可通过采用柱色谱分离出丹参酮ⅡA：为了增加丹参酮ⅡA的水溶性，可将其磺化成磺酸盐。

（二）实验流程图

丹参酮ⅡA磺酸盐的制备流程如图9－21所示。

丹参根薄片（100 g）

↓ 95%乙醇回流提取3次，每次1小时

合并乙醇提取液

↓ 回收乙醇至小体积，静置，抽滤

沉淀（总丹参酮）

↓ 硅胶柱色谱，苯溶解上样，石油醚-苯（1∶1）洗脱

洗脱液（每份100 mL）

↓ 回收溶剂至小体积，静置待结晶析出后，进行TLC

鉴定丹参酮ⅡA

↓ 将丹参酮ⅡA溶于三氯甲烷，置于装有电动搅拌器及无水$CaCl_2$的三口烧瓶中（冰水浴），搅拌下逐滴加入氯磺酸（15分钟内完成），继续搅拌15分钟

反应液

↓ 反应物缓慢倒入冰水中，并用分液漏斗将水与三氯甲烷层分离

水层

↓ NaOH调pH至5～6，静置

沉淀
（丹参酮磺酸钠盐）

图9－21　丹参酮ⅡA磺酸盐的制备流程

（三）操作步骤

1. **总丹参酮的提取**

取100 g丹参根薄片，以5～7倍体积的95%乙醇加热回流提取2～3次，每次1小时，合并乙醇提取液，回收乙醇至小体积，静置待析晶完全后，抽滤得赭红色粉末，80 ℃下干燥，即得总丹参酮。可通过薄层色谱进行检识。

吸附剂为硅胶－G，以苯－丙酮（95∶5）上行展开，观察有几种成分及各成分含量的多少。

2. 总丹参酮的柱色谱分离

取硅胶 40 g，干法装柱，将 1 g 总丹参酮溶于适量苯中，加到色谱柱上直至苯液流至近干。再以石油醚－苯（1∶1）进行洗脱，每 100 mL 为一组分，回收溶剂至小体积，静置析出结晶，以标准品进行薄层对照，可得丹参酮ⅡA。

3. 丹参酮ⅡA 的磺化

取 0.5 g 丹参酮ⅡA 于装有磁力搅拌器与无水氯化钙干燥管的三口烧瓶中，加 10 mL 三氯甲烷溶解，置冰水浴中使温度维持在 0 ℃，在搅拌下逐滴加入氯磺酸 0.8 mL（可溶于 5 mL 三氯甲烷中），15 分钟内滴加完毕，继续搅拌反应 15 分钟，待反应完成后，将反应物仔细缓慢倾入 10 mL 冰水中，移于分液漏斗中待水与三氯甲烷分层后收集水层，然后用 2 mol/L 的氢氧化钠溶液调 pH 至 5～6，静置，可析出丹参酮磺酸钠盐，过滤，沉淀在 80 ℃以下干燥，即得丹参酮磺酸钠盐，称重，计算收率。

磺化反应过程如图 9－22 所示。

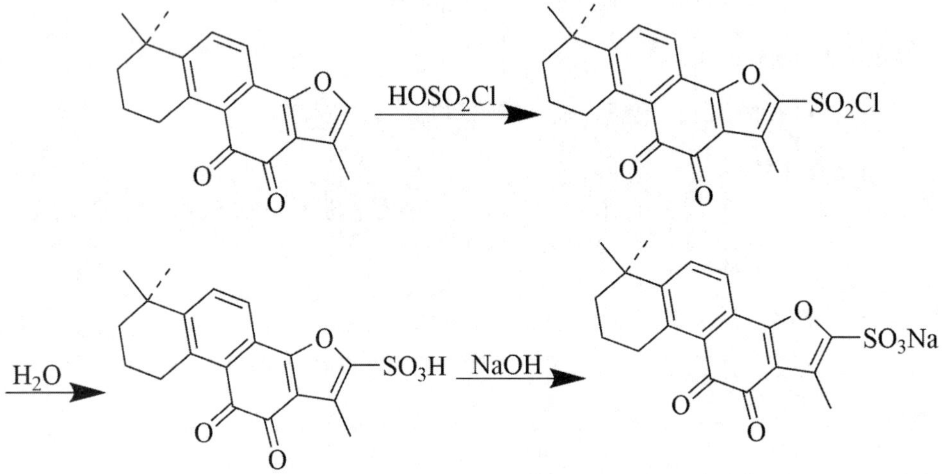

图 9－22　丹参酮ⅡA 的磺化反应路线

4. 鉴定

（1）化学检识：取样品少许，加浓硫酸 2 滴，丹参酮Ⅰ显蓝色，丹参酮ⅡA 显绿色，隐丹参酮显棕色。

（2）薄层色谱鉴定。

吸附剂：硅胶 4.5 g 经盐酸处理，加石膏 0.5 g，加 0.5% 碳酸钾水溶液 13 mL，铺板，晾干后 105 ℃活化 30 分钟。

样品：丹参酮Ⅰ、丹参酮ⅡA、隐丹参酮的 1 mg/mL 三氯甲烷溶液。

展开剂：苯－甲醇（9∶1）。

结果：红黄色带为隐丹参酮，紫红色带为丹参酮ⅡA。

三、仪器、药品的规格和数量

（一）仪器规格和数量（一组计）

本实验所需仪器规格和数量见表9－7。

表9－7　仪器规格和数量

仪器名称	规格	数量
圆底烧瓶	1000 mL	1
圆底烧瓶	250 mL	1
玻璃漏斗	500 mL	1
分液漏斗	500 mL	1
锥形瓶	500 mL	3
干燥箱		1
加热型磁力搅拌器		1
抽滤装置		1
回流提取装置		1
水浴锅		1
三口烧瓶		1
干燥管		1

（二）试剂及药品规格和数量（一组计）

本实验所需试剂及药品规格和数量见表9－8。

表9－8　试剂及药品规格和数量

试剂及药品名称	规格	数量
丹参		100 g
硅胶－G		适量
无水氯化钙	分析纯	适量
三氯甲烷	分析纯	适量
氢氧化钠	分析纯	适量
盐酸	分析纯	适量
石膏	分析纯	适量

续上表

试剂及药品名称	规格	数量
95%乙醇	分析纯	适量
苯	分析纯	适量
丙酮	分析纯	适量
氯磺酸	分析纯	适量
浓硫酸	分析纯	适量
碳酸钾	分析纯	适量
甲醇	分析纯	适量

四、注意事项

（1）丹参根和根茎不宜制成粉末，避免过滤速度过慢。

（2）丹参酮脂溶性较强，故多用有机溶剂提取，影响其提取效率的因素按影响程度由大到小依次为：醇浓度 > 溶剂用量 > 提取时间 > 提取次数。

（3）丹参酮ⅡA 在水溶液中受热会发生降解，故在磺化中注意防水，以免产生副产物。

（4）在制备丹参酮磺酸钠盐过程中，氯磺酸需要逐滴加入并充分搅拌，确保丹参酮ⅡA 与氯磺酸充分接触而反应完全。

五、思考题

（1）在总丹参酮的柱色谱分离中，为什么用石油醚 - 苯体系作为洗脱剂？

（2）在薄层色谱中，丹参酮Ⅰ、丹参酮ⅡA、隐丹参酮的 R_f 值大小顺序如何？为什么？

（3）为什么要制备成丹参酮磺酸钠盐？

六、参考文献

[1] 吴立军. 天然药物化学实验指导［M］. 6 版. 北京：人民卫生出版社，2011.

[2] 国家药典委员会. 中华人民共和国药典（一部）［M］. 北京：中国医药科技出版社，2020.

[3] 华会明. 天然药物化学实验指导［M］. 6 版. 北京：人民卫生出版社，2023.

[4] WU Y B, NI Z Y, SHI Q W, et al. Constituents from *Salvia* species and their biological activities［J］. Chemical reviews, 2012, 112（11）: 5967 – 6026

第十章　挥发油类化合物

实验一　超临界 CO_2 流体萃取技术提取肉豆蔻中芳香性成分

一、实验目的和要求

（1）掌握超临界 CO_2 流体萃取的基本工作原理。

（2）掌握超临界 CO_2 流体萃取设备的操作方法。

二、实验方法

（一）概述

肉豆蔻为肉豆蔻科植物肉豆蔻（*Myristicafragroans* Houtt.）的干燥种仁，又名豆蔻、玉果、肉果等，为肉豆蔻科乔本植物，主要分布于巴西、马来西亚、印度、印度尼西亚及西印度群岛等热带地区，我国台湾、广西、海南、广东、云南等地亦有引种栽培。肉豆蔻主要以种仁和种皮入药或食用，其味辛、性温，有温中、止泻、行气功能。肉豆蔻中挥发油含量为5%～15%，主要成分是肉豆蔻酸（myristic acid）25%～40%，另外还含有蒎烯（pinene）、桧烯（sabinene）、莰烯（camphene）60%～80%，肉豆蔻醚（myristicin）约4%、丁香酚（eugenol）、黄樟醚（safrole）等多种化合物（图10－1），是国际上广泛应用的天然香料。肉豆蔻中肉豆蔻挥发油提取方法有水蒸气蒸馏法、溶剂浸提法、辅助提取法和超临界流体提取法。

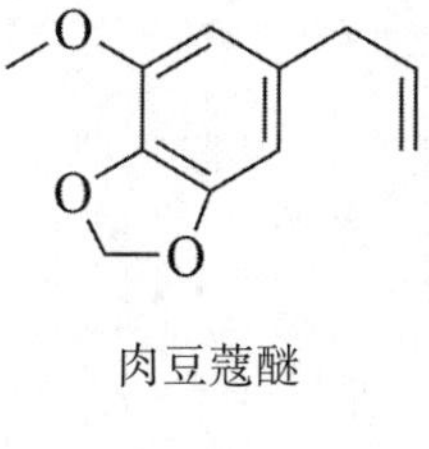

肉豆蔻醚

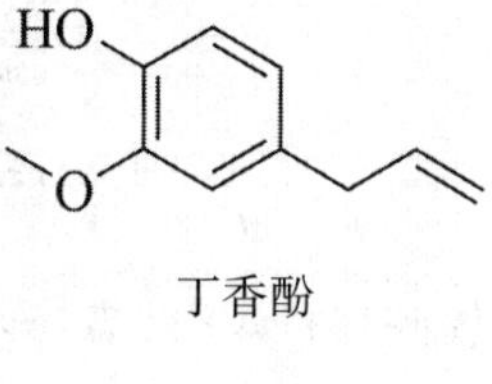

丁香酚

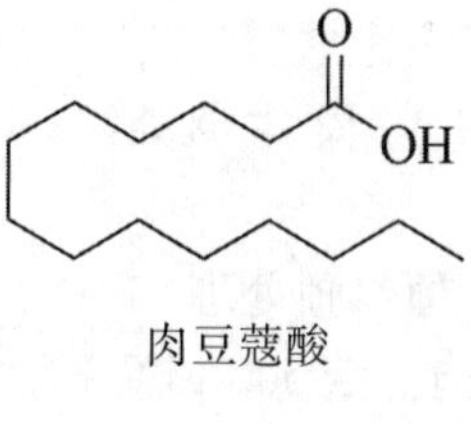

肉豆蔻酸

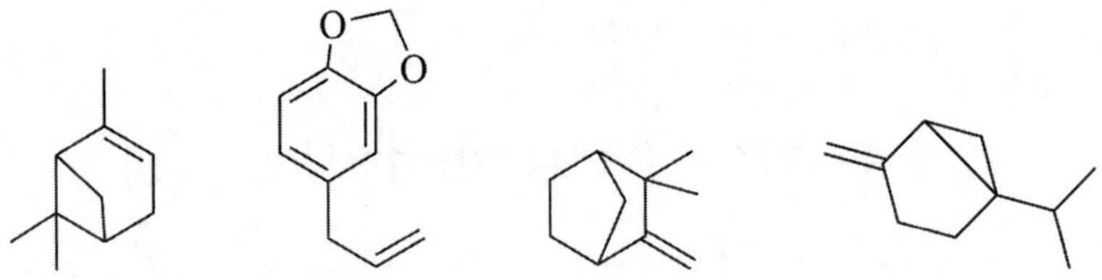

蒎烯　　黄樟醚　　莰烯　　桧烯

图 10－1　肉豆蔻中挥发油结构式

肉豆蔻化学成分主要为小极性的脂肪酸、萜类、芳香醚类化合物，易被超临界 CO_2 流体萃取。

采用 CO_2 作为萃取剂的超临界萃取装置具备以下优势：①操作范围广，调节方便；②选择性好，可通过调节压力和温度，精确萃取目标成分；③操作温度低，在接近室温的条件下进行萃取；④萃取后 CO_2 不残留在萃取物上，为绿色化学；⑤CO_2 无毒、无味、不燃烧、价低易得，可循环使用。

（二）实验流程图

超临界 CO_2 流体技术装置图如图 10－2 所示。

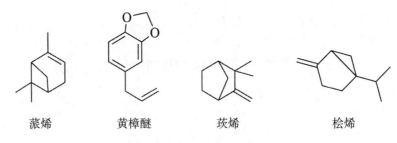

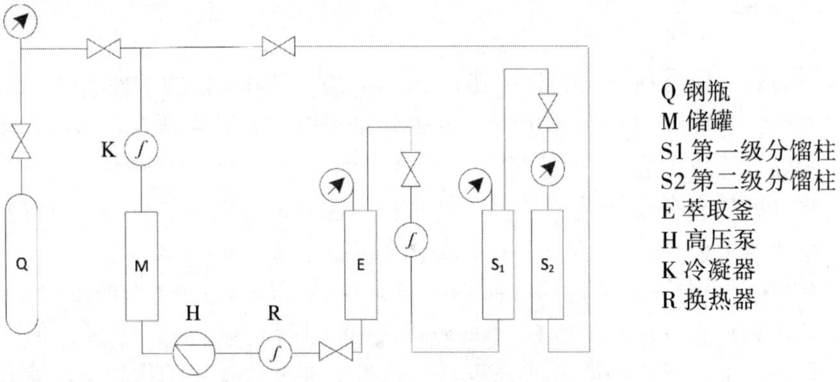

图 10－2　超临界 CO_2 流体技术装置图

（三）操作步骤

1．原料预处理

将肉豆蔻 500 g 置于粉碎机中粉碎，过 40 目筛。

2．萃取

（1）取 500 g 过筛后的肉豆蔻药粉装入萃取釜 E；CO_2 由高压泵 H 加压至 30 ～

40 MPa，经过换热器 R 加温至 39 ℃左右，使其成为超临界流体，调节 CO_2 流量至 40.11 L/h，该流体通过萃取釜后，进入第一级分馏柱 S_1，经减压至 4 ～ 6 MPa，升温至45 ℃，CO_2流体在第二级萃取釜 S_2进行进一步减压，纯 CO_2由冷凝器 K 冷凝，经储罐 M 后，再由高压泵加压，如此循环提取 1 小时。见图 10－1。

（2）1 小时后从分离器中取出萃取物，并称重，计算萃取率（萃取率＝萃取物重量÷原料重量）。

3. **萃取物鉴定**

取萃取物少量，加乙酸乙酯 1 mL 溶解，适量点样于硅胶 G 薄层板上，以石油醚－乙酸乙酯（96∶6）展开，喷以茴香醛－浓硫酸试剂，110 ℃加热 5 分钟，萜类化合物显紫色，黄樟醚显绿色，肉豆蔻醚显红色，丁香酚显红色。

4. **GC-MS 法鉴定**

（1）样品：自提肉豆蔻挥发油的 1% 二氯甲烷溶液。

（2）气相色谱－质谱条件。

色谱柱：HP－5MS UI（30 m×0.25 mm×0.25 μm）。

电离方式：EI 源；电子能量 70 eV；质量范围（m/z）为 20 ～ 500 amu。

柱室温度：初始温度 70 ℃，保持 1 min 后，以 4 ℃/min 速率升高至 250 ℃（保持 10 min）；进样口温度为 270 ℃，离子源温度为 250 ℃，传输线温度为 250 ℃。

载气：高纯氦气。恒流模式，流速 0.8 mL/min。

（3）肉豆蔻挥发油成分分析：采用 GC-MS 联用技术，得到各成分的质谱图，直接用仪器上的数据系统进行检索（谱库），确定挥发油中的主要成分。

三、仪器、药品的规格和数量

（一）仪器的规格和数量（一组计）

本实验所需仪器的规格和数量见表 10－1。

表 10－1　仪器的规格和数量

仪器名称	规格	数量
烧杯	1000 mL	1
药材粉碎机	—	1
筛网	40 目	1
显色喷壶	—	1
薄层色谱展开缸	—	1

（二）试剂及药品的规格和数量（一组计）

本实验所需试剂及药品的规格和数量见表 10－2。

表 10－2　试剂及药品的规格和数量

试剂及药品名称	规格	数量
肉豆蔻	—	500 g
二氧化碳气体	—	适量
乙醇	分析纯	适量
浓硫酸	分析纯	适量
石油醚	分析纯	适量
乙酸乙酯	分析纯	适量
茴香醛	分析纯	适量

四、注意事项

（1）操作时须注意安全，装填物料时一定要关闭储气罐及高压泵通往萃取釜的阀门，打开萃取釜与外界连通的阀门，使萃取釜压力降至常压。

（2）浓硫酸为强腐蚀性，操作时要戴防护手套，并戴化学安全防护眼镜。

五、思考题

（1）超临界流体是什么。

（2）超临界流体的特性是什么？

（3）请查阅文献列举 3 个可利用超临界萃取技术提取的药用植物，并写出其压力和温度。

六、参考文献

［1］王军. 天然药物化学实验教程［M］. 广州：中山大学出版社，2007.

［2］贺志荣，宋继敏，赵三虎，等. 肉豆蔻油提取工艺及其功能作用研究进展［J］. 中国调味品，2019，44（7）：188－190.

［3］寇秀颖. 肉豆蔻油超临界 CO_2 提取工艺优化方法研究［J］. 中国食品，2022（19）：130－132.

实验二　八角茴香中挥发油的提取、分离与鉴定

一、实验目的和要求

（1）学习并掌握水蒸气蒸馏法提取挥发油的原理和操作方法。

（2）掌握挥发油中固体成分的分离和挥发油的常规鉴定方法。

（3）掌握挥发油的薄层色谱鉴定和单向二次薄层色谱鉴定方法。

（4）了解药材中挥发油含量测定的方法。

二、实验方法

（一）概述

八角茴香为木兰科八角属植物八角茴香（*Illicium verum* Hook. f.）的干燥成熟果实，大部分由8个蓇葖果组成，因此又被称作“八角”，主要含有挥发油、有机酸、黄酮类、糖苷类、三萜类、矿物质等生理活性物质。八角茴香是我国特有的芳香植物，主要分布于广西、广东、云南、四川等地。果实含挥发油5%～12%（果皮中较多，《中国药典》规定不少于4%），含脂肪油（约22%，主要存在于种子中）及蛋白质、树胶、树脂等。其挥发油称八角茴香油（亦可从八角茴香的新鲜枝叶中提取），相对密度为0.975～0.988（25 ℃），折光率为1.553～1.560（20 ℃），旋光度为－2°～＋1°，无色或淡黄色的澄清液体，气味与八角茴香类似。八角茴香油在低温条件下常发生混浊或析出结晶，加温后又澄清；在90%乙醇中易溶。八角茴香油具有杀虫、杀菌、抗氧化等功效，在食品、医药和化妆品领域应用广泛。

本实验通过水蒸气蒸馏技术从八角茴香中提取其挥发性精油。八角茴香油的化学成分复杂，其中反式茴香脑是其主要活性成分，占总挥发油的80%～90%，而顺式茴香脑的含量相对较少。根据《中国药典》的规定，反式茴香脑的含量不得低于80%。在低温条件下，反式茴香脑可能会从油中结晶析出。除了主要的茴香脑外，八角茴香油还含有其他多种化合物，如茴香醛、甲基胡椒酚、茴香酸、水芹烯、黄樟醚、莽草酸等，这些成分的种类和含量可能会因八角茴香的品种、气候条件和环境因素的不同而有所差异。通过本次实验，可以深入了解挥发油的提取过程和鉴定方法。

1. 茴香脑

茴香脑又称大茴香醚、茴香烯、茴香醚，分子式$C_{10}H_{12}O$，分子量148.21，有反式和顺式两种立体异构体（图10－3）。白色结晶或无色至淡黄色液体，熔点为21.4 ℃，沸点为235 ℃，有茴香气味。茴香脑在20 ℃以下为白色结晶状物，从油中析出称为“脑”，温度上升则熔化成油状液体，与乙醚、三氯甲烷混溶，溶于苯、乙酸乙酯、丙

酮、二硫化碳和石油醚，几乎不溶于水。

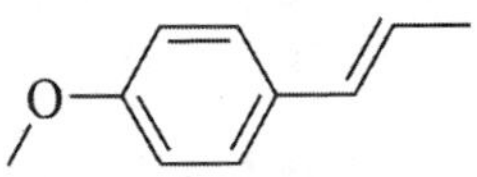

反式茴香脑

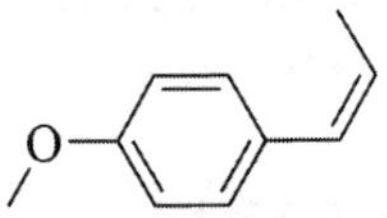

顺式茴香脑

图 10-3　茴香脑的立体异构体

2. 茴香醛

茴香醛，分子式 $C_8H_8O_2$，有两种状态：棱晶，熔点 36.3 ℃，沸点 236 ℃；液体，熔点 0 ℃，沸点 248 ℃。(图 10-4)

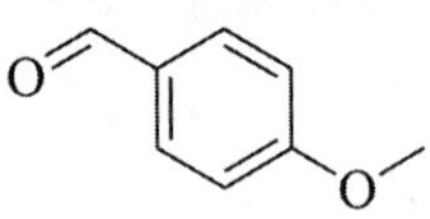

茴香醛

图 10-4　茴香醛结构式

3. 其他成分

甲基胡椒酚，分子式 $C_{10}H_{12}O$，为无色液体，沸点 215 ~ 216 ℃。(图 10-5A)

茴香酸，分子式 $C_8H_8O_3$，为针状结晶，熔点 184 ℃，沸点 275 ~ 280 ℃。(图 10-5B)

水芹烯，分子式 $C_{10}H_{16}$，包括 α-水芹烯（图 10-5C）和 β-水芹烯（图 10-5D）两种同分异构体，沸点分别为 173 ~ 175 ℃和 175 ~ 177 ℃，常以混合物的形式存在。无色或淡黄色油状液体，不溶于水，溶于乙醇等有机溶剂。遇空气易氧化。

黄樟醚，分子式 $C_{10}H_{10}O_2$，为无色至淡黄色液体，熔点 11 ℃，沸点 234 ℃，有黄樟根的香气。溶于乙醇、乙醚、三氯甲烷、动植物油、矿物油，不溶于水和甘油。(图 10-5E)

莽草酸，又称毒八角酸，分子式 $C_7H_{10}O_5$，分子量 174.15，为无色针状结晶（甲醇-乙酸乙酯），熔点 190 ~ 191 ℃。在 100 mL 水中可溶解 18 g，100 mL 无水乙醇中可溶解 2.5 g，几乎不溶于三氯甲烷、苯、石油醚。(图 10-5F)

A

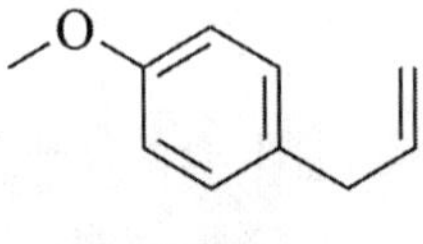

甲基胡椒酚

B

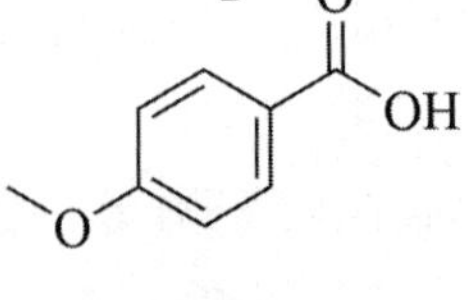

茴香酸

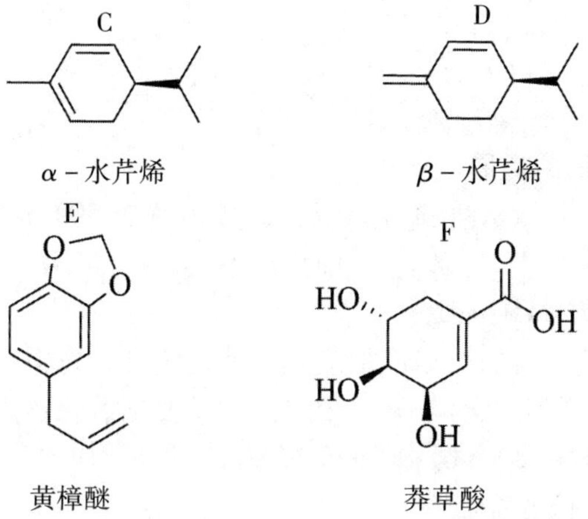

图 10－5　八角茴香中其他挥发油结构式

4. **实验原理**

本实验提取挥发油的方法是水蒸气蒸馏法。该方法是利用难溶或不溶于水的成分能随水蒸气蒸馏出来的性质提取挥发油；再利用挥发油与水互不相溶的性质用盐析和溶剂萃取的方法分出挥发油；再从油中用冷冻析出的方法分离出茴香脑。挥发油的成分复杂多样，含有烷烃、烯烃、醇、酚、醛、酮、酸、醚等不同类型化合物，为识别这些成分可用显色试剂在薄层板上喷洒显色，从而了解挥发油的组成成分。挥发油中各类成分的极性不同：一般不含氧的烃类和萜类化合物极性较小，在薄层板上可用石油醚较好展开；含氧的烃类和萜类化合物极性放大，不易被石油醚展开，但可用石油醚和乙酸乙酯的混合溶剂展开。因此，为了能在一块薄层板上使挥发油中各成分进行分离，常采用单向二次薄层色谱法展开。

（二）实验流程图

八角茴香挥发油的提取与分离流程如图 10－6 所示。

八角茴香（50 g）
↓ 水蒸气蒸馏（加水约250 mL）至馏出液变为澄清甚至无挥发油气味时，停止蒸馏
馏出液（加NaCl饱和）
↓ 静置，乙醚萃取3次，合并
乙醚层
↓ 加适量的无水硫酸钠，静置，过滤
滤液
↓ 水浴回收乙醚
八角茴香油

图 10－6　八角茴香挥发油的提取与分离流程

（三）操作步骤

1. 八角茴香挥发油的提取

（1）水蒸气蒸馏：称取八角茴香 50 g，研碎后置于 500 mL 圆底烧瓶中，加水约 250 mL 浸润，加热进行水蒸气蒸馏，至馏出液不再混浊（不再有油滴）甚至无挥发油气味为止，收集馏出液约 150 mL。

（2）盐析萃取：将收集的馏出液加氯化钠使之饱和，每 10 mL 馏出液约加氯化钠 3 g，搅拌后静置。小心转移到分液漏斗中，注意不要把氯化钠颗粒带入，用乙醚萃取 3 次，用量依次为 50 mL、30 mL、30 mL。合并乙醚层，加适量的无水硫酸钠，静置，过滤，滤液转移至干燥圆底烧瓶中。

（3）八角茴香油的收集：通过水浴加热的方法回收乙醚，直至残留液无醚味为止。此时的残留液即为八角茴香油。称量产品，测量折光率以计算收率，并记录八角茴香油的色泽和气味特征。完成上述步骤后，将油品冷藏保存以备后续使用。

2. 茴香脑的分离

将八角茴香油置于冰箱中冷冻 1 ～ 3 小时，期间会有白色结晶析出。在低温条件进行过滤，挤压除去多余液体，所得结晶即为茴香脑；滤液为析出茴香脑后的八角茴香油。

3. 八角茴香油的鉴定

（1）折光率的测定：采用阿培折光仪测定八角茴香油的折光率，与文献报道的数值对照分析。

（2）油斑试验：将适量八角茴香油滴于滤纸片上，放置数分钟（挥动纸片或加执烘烤），观察油斑是否消失。

（3）薄层板显色反应：取硅胶 G 薄层板 1 块，用铅笔画线分成 7 个方格。将八角茴香油试样用 5 ～ 10 倍量乙醇稀释后，用毛细管分别滴加于每个小方格中，再将显色试剂用滴管滴于八角茴香油试样斑点上，观察颜色变化，初步推测八角茴香油中可能含有的化学成分的类型。

A. 1% 香草醛 - 浓硫酸试剂：可与挥发油反应产生紫色、红色等颜色变化。

B. 荧光素 - 溴试剂：若产生黄色，表明含有不饱和化合物。

C. 2,4 - 二硝基苯肼试剂：若产生黄色，表明含有醛或酮类化合物。

D. 0.05% 溴甲酚绿 - 乙醇试剂：若产生黄色，表明含有酸性化合物。

E. 三氯化铁乙醇溶液：若产生蓝色、紫色或绿色，表明有酚类成分存在。

F. 碱性高锰酸钾试剂：若褪色，表明含有不饱和化合物。

G. 0.05% 溴酚蓝试剂：为 pH 指示剂，pH = 3.0 时呈黄色，pH = 4.6 时呈蓝紫色。

（4）薄层色谱鉴定。取八角茴香油、茴香脑标准品和自制茴香脑、析出茴香脑后的八角茴香油适量分别溶于乙酸乙酯中作为供试液，分别点于同一块薄层板上，展开后显色。自制茴香脑应显单一斑点并和茴香脑标准品色泽相同，R_f 一致；八角茴香油应在与茴香脑标准品相对应的位置显最大斑点，且色泽相同；析出茴香脑后的八角茴香油应缺少与茴香脑标准品相对应的斑点，或相应斑点显色较淡。

薄层板：硅胶 G。

展开剂：石油醚（30 ～ 60 ℃）－乙酸乙酯（9∶1）。

对照品：茴香脑标准品。

样品：八角茴香油、自制茴香脑、析出茴香脑后的八角茴香油。

显色剂：1%香草醛－浓硫酸，120 ℃加热 5 分钟。

（5）薄层色谱单向二次展开鉴定。取硅胶 G 薄层板（6 cm × 15 cm），在距底边 1.5 cm 和 8 cm 处分别用铅笔画起始线和中线。将八角茴香油溶于乙酸乙酯，用毛细管点于起始线上呈一长条形。先以石油醚（30 ～ 60 ℃）－乙酸乙酯（85∶15）为展开剂展开溶剂前沿至薄层板中线处时取出，挥去展开剂，再用石油醚（30 ～ 60 ℃）展开至接近薄层板顶端时取出。挥去展开剂后，分别用下列显色剂喷雾显色。观察斑点的数量、位置和颜色，推测八角茴香油中可能含有的化学成分的种类和数量。

A. 1%香草醛－浓硫酸试剂：可与挥发油反应产生紫色、红色等斑点。

B. 荧光素－溴试剂：如产生黄色斑点，表明含有不饱和化合物。

C. 2，4－二硝基苯肼试剂：如产生黄色斑点，表明含有醛或酮类化合物。

D. 0.05%溴甲酚绿乙醇试剂：如产生黄色斑点，表明含有酸性化合物。

4. 挥发油含量测定

取八角茴香约 15 g（精确至 0.01 g），研碎后置圆底烧瓶中，加水约 300 mL 与玻璃珠数粒，振摇混合后，连接挥发油测定器与回流冷凝管。自冷凝管上端加水直至充满挥发油测定器的刻度部分，并溢流入烧瓶时为止。缓缓加热至沸腾，并保持微沸状态，至挥发油测定器中油量不再增加时停止加热。待油水完全分层后，开启测定器下端活塞，放出适量水，至油层上线恰与零刻度线齐平，读取挥发油量，按相对密度 0.98 计算八角茴香中挥发油的含量。

$$\text{挥发油含量（\%）} = \frac{\text{挥发油体积} \times 0.98}{\text{药材质量}} \times 100\%$$

三、仪器、药品的规格和数量

（一）仪器的规格和数量（一组计）

本实验所需仪器的规格和数量见表 10－3。

表 10－3　仪器的规格和数量

仪器名称	规格	数量
圆底烧瓶	500 mL	1
烧杯	250 mL	2

续上表

仪器名称	规格	数量
烧杯	100 mL	2
量筒	500 mL	1
量筒	100 mL	1
乳钵	—	1
锥形瓶	250 mL	2
挥发油测定器	—	1
抽滤装置	—	1
回流提取装置	—	1
玻璃棒	—	1
玻璃漏斗	小号	1
分液漏斗	500 mL	1
薄层色谱展开缸	—	1
加热型磁力搅拌器	—	1

（二）试剂及药品的规格和数量（一组计）

本实验所需试剂及药品的规格和数量见表10－4。

表10－4　试剂及药品的规格和数量

试剂及药品名称	规格	数量
八角茴香	—	50 g
茴香脑	标准品	适量
乙醚	分析纯	适量
氯化钠	分析纯	适量
乙醇	分析纯	适量
香草醛	分析纯	适量
浓硫酸	分析纯	适量
石油醚	分析纯（30～60 ℃）	适量
三氯化铁	分析纯	适量
高锰酸钾	分析纯	适量
溴酚蓝	分析纯	适量
荧光素	分析纯	适量
溴	分析纯	适量

续上表

试剂及药品名称	规格	数量
2,4-二硝基苯肼	分析纯	适量
溴甲酚绿	分析纯	适量

四、注意事项

（1）圆底烧瓶中加水量不得超过其总容量的2/3。

（2）加热时温度不可过高，并加入沸石或玻璃珠防止暴沸。

（3）通过观察馏出液的浑浊程度来判断挥发油是否提取完全。蒸馏初期，由于馏出液中含油量较多，明显混浊；随着蒸馏的进行，馏出液中油量的减少，浑浊度降低，直至馏出液变为澄清甚至无挥发油气味时，停止蒸馏。

（4）在回收乙醚的过程中，应避免使用明火，以免发生事故。

（5）由于挥发油容易挥发逸失，进行转移或薄层色谱鉴定等操作时，应迅速准确，不宜久放。

（6）进行薄层色谱的单向二次展开时，先使用极性较大的展开剂展开至中线，再更换极性较小的展开剂展开。在第一次展开后，应将展开剂完全挥干后再进行第二次展开，以免影响第二次展开的展开剂极性，从而影响分离效果。

（7）喷洒香草醛-浓硫酸显色剂时，应于通风橱内进行；使用溴甲酚绿乙醇试剂显色时，应避免在酸性条件下进行。

五、思考题

（1）在水蒸气蒸馏的馏出液中加氯化钠再萃取的目的是什么？

（2）提取八角茴香油能否改用在水浴下用乙醚直接浸提？此法有何不足？

（3）使用薄层色谱单向二次展开鉴别挥发油中的成分有什么优点？第一次展开所用的展开剂极性要大于第二次展开所用的展开剂极性的原因是什么？

六、参考文献

［1］国家药典委员会. 中华人民共和国药典（一部）［M］. 北京：中国医药科技出版社，2020.

［2］高建萍. 天然药物化学实验［M］. 湖北：华中科技大学出版社，2022.

［3］WANG G W, HU W T, HUANG B K, et al. *Illicium verum*: a review on its botany, traditional use, chemistry and pharmacology［J］. Journal of ethnopharmacology, 2011, 136 (1): 10-20.

第十一章　三萜及其苷类化合物

实验一　甘草次酸及甘草次酸甲酯的提取、分离与结构鉴定

一、实验目的和要求

（1）学习并掌握天然药物中三萜苷元类化合物的提取、分离和结构鉴定方法。
（2）学习并掌握齐墩果烷型三萜类化合物的波谱特征及其在结构鉴定中的作用。
（3）分离得到甘草次酸及甘草次酸甲酯的纯品并鉴定其结构。

二、实验方法

（一）概述

甘草为豆科甘草属植物甘草（又称乌拉尔甘草）（*Glycyrrhiza uralensis* Fisch.）、胀果甘草（*Glycyrrhiza inflata* Bat.）或光果甘草（*Glycyrrhiza glabra* L.）的干燥根及根茎，始载于《神农本草经》，主产于我国内蒙古、甘肃、宁夏等地。甘草是一味药食两用的常用中药，其性平、味甘，具有补脾益气、清热解毒、止咳祛痰、缓急定痛、调和诸药的功效，用于脾胃虚弱，倦怠乏力，心悸气短，咳嗽痰多，脘腹、四肢挛急疼痛，痈肿疮毒，缓解药物毒性、烈性等。

甘草所含化学成分主要有三萜类、黄酮类、香豆素类、香豆苯醚类、苯骈呋喃类等。甘草中的三萜类化合物主要为齐墩果烷型五环三萜，其中产生甘草甜味的成分主要是三萜苷类化合物。甘草酸（glycyrrhizic acid），又称甘草甜素，是甘草甜味的代表成分，具有起泡性，但溶血作用弱，在生药中以钾盐或钙盐形式存在。水解后得两分子葡萄糖醛酸和甘草次酸（glycyrrhetinic acid）。甘草酸和甘草次酸均具有抗感染、抗肿瘤和肾上腺皮质激素样作用等，是甘草重要的有效成分。甘草次酸可制成抗感染、抗过敏制剂，用于治疗风湿性关节炎、气喘、过敏性及职业性皮炎、眼耳鼻喉科炎症及溃疡等疾病。

到目前为止，已从甘草中分离得到多种三萜苷和苷元，本实验涉及的主要化学成分结构如图 11－1 所示，性质见表 11－1。

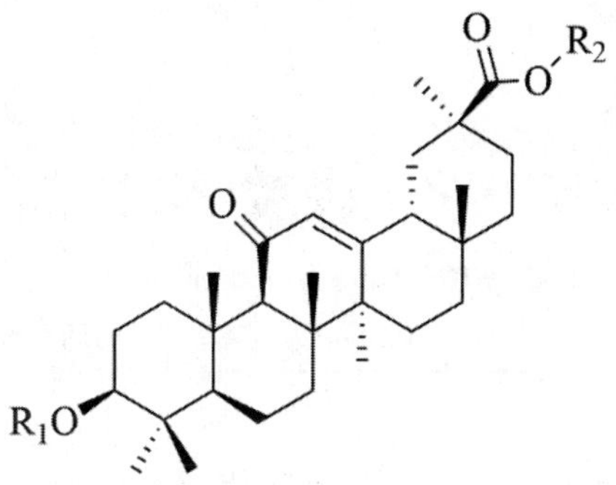

甘草次酸　$R_1 = H$　$R_2 = H$

甘草次酸甲酯　$R_1 = H$　$R_2 = CH_3$

甘草酸　$R_1 =$ 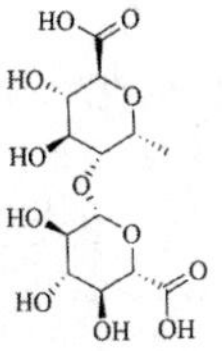　$R_2 = H$

图 11－1　甘草中主要化合物的结构

表 11－1　甘草中主要化合物的物理性质

中文名称	英文名称	性状	熔点/℃	旋光度	分子式	溶解度
甘草次酸甲酯	Methyl glycyrrhetate	白色针晶	257～258	—	$C_{31}H_{48}O_4$	溶于三氯甲烷、乙酸乙酯、甲醇、乙醇等，不溶于水
18α－甘草次酸	18α－Glycyrrhetinic acid	片状结晶	283	+140.0°（乙醇）	$C_{30}H_{46}O_4$	易溶于三氯甲烷、甲醇和乙醇
18β－甘草次酸	18β－Glycyrrhetinic acid	针状结晶	296	+86.0°（乙醇）	$C_{30}H_{46}O_4$	易溶于三氯甲烷、甲醇和乙醇
甘草酸	Glycyrrhizic acid	柱状结晶	220（分解）	+46.2°（乙醇）	$C_{42}H_{62}O_{16}$	易溶于热水，可溶于热稀乙醇，几乎不溶于无水乙醇
甘草酸单钾盐	Potassium glycyrrhizinate	针状结晶	212～217（分解）	+46.9°（40%乙醇）	$C_{42}H_{62}O_{16}$	易溶于稀碱溶液，可溶于冷水（约 1∶50），难溶于甲醇

（二）实验流程图

甘草次酸及甘草次酸甲酯的提取与分离流程见图 11－2。

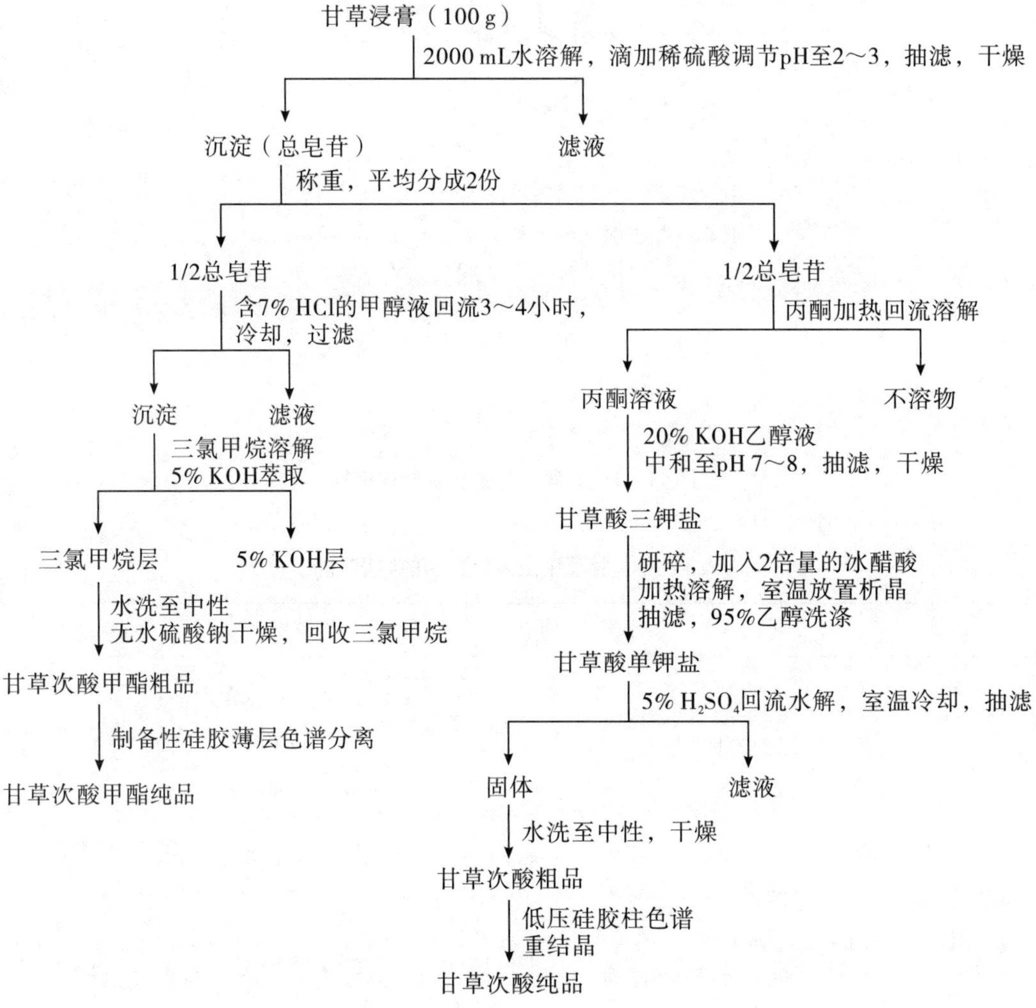

图 11－2　甘草次酸及甘草次酸甲酯的提取与分离流程

（三）操作步骤

1. 甘草总皂苷的提取

称取 100 g 甘草浸膏，乳钵研碎，分次加入 2000 mL 蒸馏水溶解，在搅拌下滴加稀硫酸（1：8，*V/V*）至 pH 2 ～ 3，析出大量棕黄色沉淀，静置，待沉淀完全后，除去上清液，抽滤，得棕黄色沉淀。将沉淀用蒸馏水洗至中性，干燥，得甘草总皂苷。

2. 甘草次酸甲酯粗品的制备

上述所得总皂苷称重后，取一半量，乳钵研成细粉，加 100 mL 甲醇回流溶解，过滤，滤渣再用 50 mL 甲醇回流，合并滤液，加浓盐酸至滤液含 7% 盐酸，水浴回流 3 ～ 4 小时，冷却，过滤得棕黑色沉淀，通风橱内放置干燥。用 80 mL 三氯甲烷回流溶解，冷至室温，将三氯甲烷溶液倾入分液漏斗中，用 5% 氢氧化钾水溶液萃取 3 ～ 5 次，水洗三氯甲烷层至中性，三氯甲烷溶液用无水硫酸钠干燥，回收三氯甲烷至干，得甘草次酸甲酯粗品。

3. 甘草次酸粗品的制备

取另一半甘草总皂苷，乳钵研成细粉，分别用丙酮 150 mL、100 mL、100 mL 回流提取 2 小时、1 小时、1 小时，每次回流液趁热过滤，滤液放冷后用 20% 氢氧化钾乙醇液中和至 pH 7 ～ 8，析出大量褐红色粉末状沉淀，抽滤，干燥，得甘草酸三钾盐粗品。

将甘草酸三钾盐粗品称重后，乳钵研成细粉，加入约 2 倍量的冰醋酸（约 40 mL），加热使其全部溶解，室温放置 24 小时，析晶，抽滤，用 95% 乙醇洗涤，得甘草酸单钾盐。

称取 3 g 甘草酸单钾盐置 100 mL 圆底烧瓶中，加入 5% 硫酸 30 mL，加热回流水解 1.5 小时，冷却至室温后抽滤，沉淀用蒸馏水洗至中性，干燥，得甘草次酸粗品。

4. 甘草次酸及甘草次酸甲酯硅胶薄层色谱溶剂系统条件的寻找

吸附剂：硅胶 GF254。

样品：甘草次酸及甘草次酸甲酯的二氯甲烷溶液。

溶剂：石油醚、环己烷、苯、二氯甲烷、三氯甲烷、乙醚、丙酮、乙酸乙酯、乙醇、甲醇、水、冰醋酸、氨水等。

显色：①置于 254 nm 紫外灯下观察；②喷洒 10% 硫酸乙醇溶液，加热显色。

5. 甘草次酸甲酯的制备性硅胶薄层色谱分离

薄层板：制备性硅胶 HF254 薄层板（20 cm × 20 cm）。

样品：甘草次酸甲酯粗品 100 mg，溶于少量二氯甲烷中。

溶剂系统：上述选定的溶剂系统。

定位：置于 254 nm 紫外灯下观察色带，标记位置。

洗脱：用钢铲将甘草次酸甲酯色带刮下，研碎，装入合适的洗脱柱内用 95% 乙醇洗脱，收集洗脱液，回收溶剂后得甘草次酸甲酯纯品。

6. 甘草次酸的低压硅胶柱色谱分离

吸附剂：薄层用硅胶 H 30 g（湿法装柱）。

色谱柱：2.5 cm × 50 cm。

压力：0.3 ～ 0.5 kg/cm^2。

样品：200 mg 甘草次酸粗品，乙醇溶解，拌入 400 mg 硅胶中，置通风橱中挥干乙醇，将硅胶研细，干法上样。

洗脱：三氯甲烷 - 丙酮梯度洗脱。先用三氯甲烷 50 mL 洗脱，后依次用三氯甲烷 - 丙酮（10∶1）100 mL、（8∶1）100 mL、（6∶1）100 mL 适量洗脱，收集馏分，每馏分 10 mL，检识后合并单一斑点，浓缩，稀乙醇重结晶得甘草次酸纯品。

7. 甘草次酸甲酯及甘草次酸的结构鉴定

（1）甘草次酸甲酯。

A. 甘草次酸甲酯的乙酰化：称取甘草次酸甲酯 20 mg，加入 1 mL 无水吡啶溶解，再加入 1 mL 新蒸醋酐，室温放置 48 小时，将反应液逐滴加入 10 mL 碎冰水中，边滴加边搅拌，将产生的白色固体沉淀过滤，用蒸馏水洗数次至无吡啶味，甲醇重结晶即得甘草次酸甲酯乙酰化物。

B. 甘草次酸甲酯及其乙酰化物的薄层鉴定。

吸附剂：硅胶 GF254。

溶剂系统：自选（三种溶剂系统）。

样品：甘草次酸甲酯及甘草次酸甲酯乙酰化物的二氯甲烷溶液、甘草次酸甲酯和甘草次酸甲酯乙酰化物标准品的二氯甲烷溶液。

显色：①置于 254 nm 紫外灯下观察；②喷洒 10% 硫酸/乙醇溶液，加热显色；③甘草次酸甲酯及其乙酰化物的物理常数和波谱测定：测定甘草次酸甲酯及其乙酰化物的熔点及其 UV、IR、MS、^{1}H-NMR 和^{13}C-NMR 等波谱数据，并与文献对照，进行数据分析与结构鉴定。

（2）甘草次酸。

A. 甘草次酸的薄层鉴定。

吸附剂：硅胶 GF254。

溶剂系统：自选（三种溶剂系统）。

样品：柱色谱所得甘草次酸纯品的二氯甲烷溶液、甘草次酸标准品的二氯甲烷溶液。

显色：①置于 254 nm 紫外灯下观察；②喷洒 10% 硫酸/乙醇溶液，加热显色。

B. 甘草次酸的物理常数和波谱测定，测定甘草次酸的熔点及其 UV、IR、MS、^{1}H-NMR 和^{13}C-NMR 等波谱数据，并与文献对照，进行数据分析与结构鉴定。

三、仪器、药品的规格和数量

（一）仪器的规格和数量（一组计）

本实验所需仪器的规格和数量见表 11－2。

表 11－2　仪器的规格和数量

仪器名称	规格	数量
乳钵	—	1
烧杯	2000 mL	1
烧杯	500 mL	2

续上表

仪器名称	规格	数量
烧杯	250 mL	1
圆底烧瓶	100 mL	1
圆底烧瓶	250 mL	1
量筒	2000 mL	1
量筒	100 mL	1
锥形瓶	500 mL	1
锥形瓶	250 mL	1
抽滤装置	—	1
回流提取装置	—	1
分液漏斗	500 mL	1
玻璃棒	—	1
玻璃漏斗	小号	1
薄层色谱展开缸	—	1
色谱柱	—	1
加热型磁力搅拌器	—	1

（二）药品的规格和数量（一组计）

本实验所需药品的规格和数量见表 11－3。

表 11－3　药品的规格和数量

药品名称	规格	数量
甘草浸膏	—	100 g
95% 乙醇	分析纯	适量
浓盐酸	分析纯	适量
浓硫酸	分析纯	适量
甲醇	分析纯	适量
三氯甲烷	分析纯	适量
氢氧化钾	分析纯	适量
无水硫酸钠	分析纯	适量

药品名称	规格	数量
丙酮	分析纯	适量
冰醋酸	分析纯	适量

四、注意事项

（1）使用无水硫酸钠干燥的过程至少需要 2 小时，且在干燥过程中应不断振摇以保证充分干燥。

（2）低压柱色谱时要注意将玻璃柱固定密封好，且避免压力过大，防止玻璃柱破裂。

五、思考题

（1）甘草总皂苷的提取原理是什么？皂苷还有哪些提取方法？

（2）如果甘草总皂苷因抽滤不彻底导致含水量较高时（大于 20%），将如何影响其在甲醇中溶解时甘草次酸甲酯的收率？为什么？若使用7%盐酸水溶液进行水解，请推测所得苷元的可能结构。

（3）为什么在水解甘草酸三钾盐之前须制成甘草酸单钾盐，而不是直接对草酸三钾盐进行水解？

（4）如何判断甘草酸单钾盐水解是否完全？为什么？

六、参考文献

[1] 吴立军．天然药物化学实验指导［M］．5 版．北京：人民卫生出版社，2011.

[2] 裴月湖．天然药物化学实验指导［M］．4 版．北京：人民卫生出版社，2016.

[3] 申美伦，刘广欣，梁业飞，等．甘草酸和甘草次酸提取分离方法的研究进展［J］．食品工业科技，2019，40（18）：326 – 333.

[4] CHENG M ，ZHANG J ，YANG L，et al. Recent advances in chemical analysis of licorice（Gan – Cao）［J］. Fitoterapia，2021，149：104803.

实验二　齐墩果酸的提取、分离与鉴定

一、实验目的和要求

（1）掌握五环三萜类化合物的提取与分离方法。
（2）熟悉五环三萜类化合物的主要化学性质。
（3）掌握用薄层色谱法鉴定齐墩果酸。

二、实验方法

（一）概述

齐墩果酸属五环三萜类化合物，具有弱酸性，脂溶性强，结构复杂，不宜合成，以游离体和苷的形式存在于自然界多种植物中，在女贞子中含量可达到8%。女贞子是一种传统的补益类中草药，为木樨科植物女贞（*Ligustrum lucidum* W. T. Aiton）的干燥成熟果实，甘、苦、凉，归肝、肾经，具有滋补肝肾、明目乌发之功效，可用于治疗头晕目眩耳鸣、腰膝酸软、须发早白、目暗不明等病症。女贞子中齐墩果酸常用的提取方法有回流提取、索氏提取、超声提取、微波提取、超临界 CO_2 萃取、加速溶剂提取和闪式萃取等。现代药理研究表明，齐墩果酸药效明确，毒性低，具有保肝、免疫调节、抗炎、抗病毒、抗艾滋病病毒、保护心血管系统、降血糖血脂等作用，临床上多用于急、慢性肝炎的辅助治疗。

齐墩果酸为白色针晶（乙醇），熔点为309 ～ 310 ℃；无臭，无味；可溶于甲醇、乙醇、苯、乙醚、丙酮和三氯甲烷，几乎不溶于水。（图11 -3）

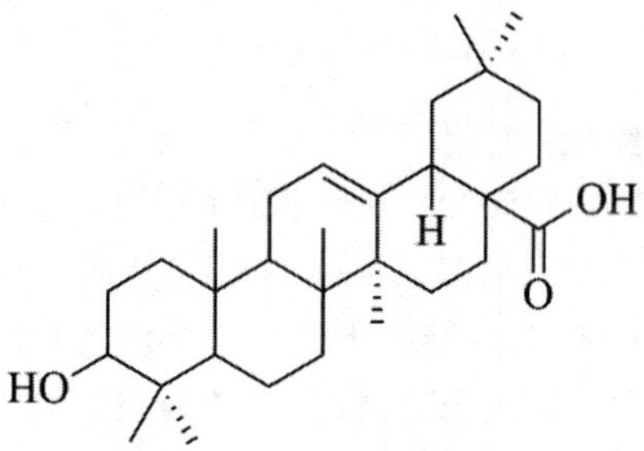

图11 -3　齐墩果酸结构式

（二）实验流程图

齐墩果酸的提取与分离流程如图 11－4 所示。

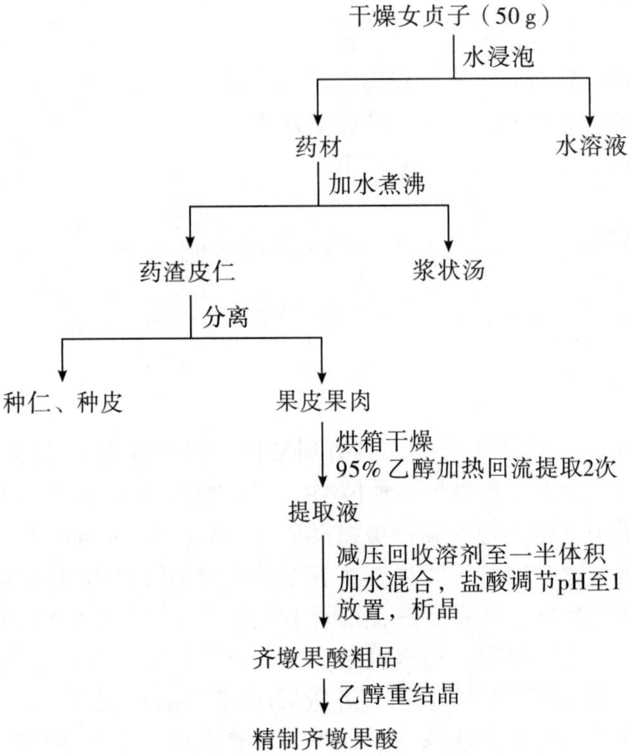

图 11－4　齐墩果酸的提取与分离流程

（三）操作步骤

1. 齐墩果酸的提取和纯化

（1）提取。称取干燥女贞子 50 g，加水 300 mL 浸泡 4 天。水浸液弃去，药材再加水 300 mL 煮沸 20 分钟，浆状汤弃去。将药渣皮仁分离，种仁、种皮弃去，得到果皮果肉（皮渣）。皮渣置 80 ～ 90 ℃烘箱中干燥。干燥皮渣粉碎后用 50 mL 95% 乙醇（约 10 倍量）加热回流提取 2 次，每次 30 分钟。药渣弃去，合并 2 次乙醇提取液。提取液浓缩至一半体积，加水（1∶1，*V/V*）混合，用 6 mol/L 盐酸调 pH 至 1，放置过夜，析晶。抽滤，得齐墩果酸粗品。干燥称重，计算得率。

（2）重结晶。齐墩果酸粗品 1 g，加入 90% 乙醇加热溶解，趁热抽滤，放置使析出结晶，得精制齐墩果酸。干燥称重，计算得率。

或者齐墩果酸粗品 1 g，用正己烷－乙醇（1∶1）溶解，过滤，放置使析出结晶，得精制齐墩果酸。干燥称重，计算得率。

2. 齐墩果酸的鉴定

（1）呈色反应。取齐墩果酸少许置试管中，加醋酐 1 mL，溶解后，沿试管壁加硫酸数滴，在两液层交界处，出现紫红色环。

（2）薄层鉴定。

薄层板：硅胶 G 薄层板。

样品：自制齐墩果酸少量，加 95% 乙醇加热溶解。

对照品：齐墩果酸精制品少量，加 95% 乙醇加热溶解。

展开剂：石油醚－乙酸乙酯（3∶1）（1 滴乙酸）或者环己烷－乙酸乙酯（8∶2）。

用毛细管吸取各样品和对照品溶液适量，点于硅胶板上，用上述展开剂展开。挥干展开剂后，喷洒香草醛－浓硫酸溶液，置于烘箱中 105 ℃烘烤 5 min 显色。

（3）光谱法鉴别。

齐墩果酸的光谱数据如下：

IR（ν_{max}^{KBr}，cm^{-1}）：3440（OH），1700（OH），1660（C═C）。

EI-MS［*m/z*（%）］：456（M＋，68），438（92），423（53），410（100），395（56），300（50），248（98），203（74），189（18）。

^{1}H-NMR（pyridine-d5，ppm）：0.89（3H，s），0.94（3H，s），1.00（3H，s），1.02（3H×2，s），1.23（3H，s），1.27（3H，s），3.22（1H，td，H－3a），5.27（1H，t，H－12）。

^{13}C-NMR-DEPT（pyridine-d5，ppm）：39.1，28.1，78.1，39.4，55.9，18.8，33.3，39.8，48.2，37.4，23.7，122.6，144.9，42.2，28.4，23.8，46.7，42.1，46.5，30.1，34.3，33.2，28.8，16.6，15.6，17.5，26.2，180.2，33.3，23.9。

三、仪器、药品的规格和数量

（一）仪器的规格和数量（一组计）

本实验所需仪器的规格和数量见表 11－4。

表 11－4　仪器的规格和数量

仪器名称	规格	数量
烧杯	1000 mL	1
烧杯	500 mL	2
圆底烧瓶	250 mL	1
量筒	100 mL	1
锥形瓶	500 mL	1

续上表

仪器名称	规格	数量
锥形瓶	250 mL	1
抽滤装置		1
回流提取装置		1
玻璃棒		1
玻璃漏斗	小号	1
薄层色谱展开缸		1
显色喷瓶		1
旋转蒸发仪		1
加热型磁力搅拌器		1

（二）试剂及药品的规格和数量（一组计）

本实验所需试剂及药品的规格和数量见表11－5。

表11－5　试剂及药品的规格和数量

试剂及药品名称	规格	数量
女贞子		50 g
95%乙醇	分析纯	适量
90%乙醇	分析纯	适量
浓盐酸	分析纯	适量
正己烷	分析纯	适量
醋酐	分析纯	适量
浓硫酸	分析纯	适量
乙酸乙酯	分析纯	适量
石油醚	分析纯	适量
香草醛	分析纯	适量

四、注意事项

（1）齐墩果酸在女贞子中的含量受采收季节和产地的影响较大，因此可根据原料含量酌情调整取材量。

（2）喷显色剂后的硅胶板在加热时，应烘烤至斑点清晰才可离开热源，否则可能会导致斑点难以观察。

五、思考题

（1）用乙醇提取前先用水加热提取女贞子有什么作用？该操作是否会损失齐墩果酸？

（2）在提取过程中为什么要加酸酸化？

六、参考文献

［1］马忠先，蒲家志，孙志勇．女贞子中提取齐墩果酸的实验方法［J］．遵义医学院学报，2003，26（5）：2.

［2］梁敬钰．天然药物化学实验与指导［M］．2 版．北京：中国医药科技出版社，2010.

［3］WANG H，ZHONG W，ZHAO J，et al. Oleanolic acid inhibits epithelial-mesenchymal transition of hepatocellular carcinoma by promoting iNOS dimerization［J］. Molecular cancer therapeutics. 2019，18（1）：62－74.

［4］国家药典委员会．中华人民共和国药典（一部）［M］．北京：中国医药科技出版社，2020.

实验三　柴胡皂苷的提取、分离与鉴定

一、实验目的和要求

（1）学习并掌握大孔吸附树脂色谱和中压/高压液相色谱仪的结构性质、原理、操作及应用范围。

（2）分离柴胡皂苷 a、柴胡皂苷 c 和柴胡皂苷 d 的纯品并鉴定其结构。

（3）了解齐墩果烷型三萜类化合物的波谱特征及其在结构鉴定中的作用。

二、实验方法

（一）概述

柴胡作为我国的传统中药材其应用历史悠久，其外形特点为复合伞状花序、浅黄色的两性花瓣，内含5个雄蕊及细长的单叶。柴胡属共分为180多种，广泛分布于北半球，在我国华北及西南等地区产量最大。柴胡系伞形科柴胡属植物柴胡（*Bupleurum chinense* DC.）或狭叶柴胡（*Bupleurum scorzonerifolium* Willd.）的干燥根，其性苦、微寒，具有和解表里、疏肝、升阳之功效，主要用于治疗感冒、发热、寒热往来、胸肋苦满、胸胁胀痛等症。现代药理实验证明，柴胡有解热、抗炎、镇静、保肝等作用，从柴胡中提取的挥发油、皂苷也已用于临床。

柴胡的化学成分以挥发油、三萜皂苷及黄酮类成分为主，此外还含有多元醇、香豆素、脂肪酸、多糖等。柴胡皂苷作为柴胡中最具特征性的生物活性化合物，由于具有潜在的抗炎、神经调节、免疫调节、抗病毒、抗肿瘤和保肝活性，近年来被医药科研人员研究较多。柴胡中的三萜皂苷的苷元为齐墩果烷型，多为双糖苷或三糖苷，其中以柴胡皂苷a、柴胡皂苷c、柴胡皂苷d的含量较高，为柴胡的主要活性成分。柴胡皂苷a、柴胡皂苷c、柴胡皂苷d的苷元结构中都具有13*β*,28－环氧醚键，在酸性条件下极易断裂形成齐墩果－11,13－二烯或齐墩果－12－烯结构的皂苷，因此在提取与分离过程中要避免酸性成分的存在。柴胡中主要活性成分的结构如图11－5所示，性质见表11－6。

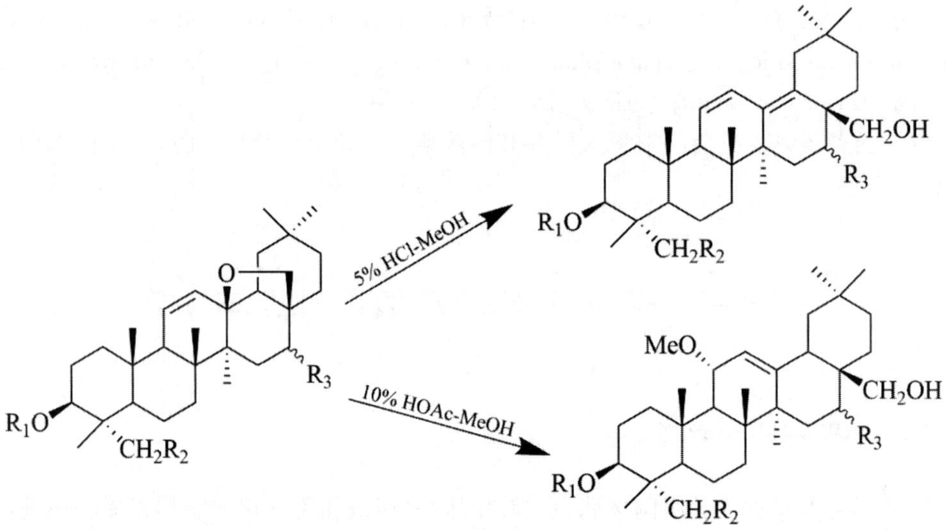

a：$R_1=\beta$－D－Glc（1→3）β－D－Fuc，R_2＝OH，$R_3=\beta$－OH

b：$R_1=\beta$－D－Glc（1→3）β－D－Fuc，R_2＝OH，$R_3=\alpha$－OH

c：$R_1=\beta$－D－Glc（1→3）［－L－Rham（1→4）］－β－D－Fuc，R_2＝H，$R_3=\beta$－OH

图11－5　柴胡皂苷a、柴胡皂苷c、柴胡皂苷d的结构及其酸性条件下苷元的结构转化

表 11－6　柴胡皂苷 a、柴胡皂苷 c、柴胡皂苷 d 的物理性质

中文名称	英文名称	性状	熔点/℃	旋光［α］$_D$	分子式	溶解度
柴胡皂苷 a	Saikosaponin a	白色粉末	230 ～ 232	+46°（乙醇）	$C_{42}H_{68}O_{13}$	易溶于甲醇、乙醇、水
柴胡皂苷 c	Saikosaponin c	白色粉末	208 ～ 210	+4.3°（乙醇）	$C_{48}H_{78}O_{17}$	易溶于甲醇、乙醇、水
柴胡皂苷 d	Saikosaponin d	白色粉末	216 ～ 218	+37°（乙醇）	$C_{42}H_{68}O_{13}$	易溶于甲醇、乙醇、水

（二）实验流程图

柴胡皂苷的提取与分离流程如图 11－6 所示。

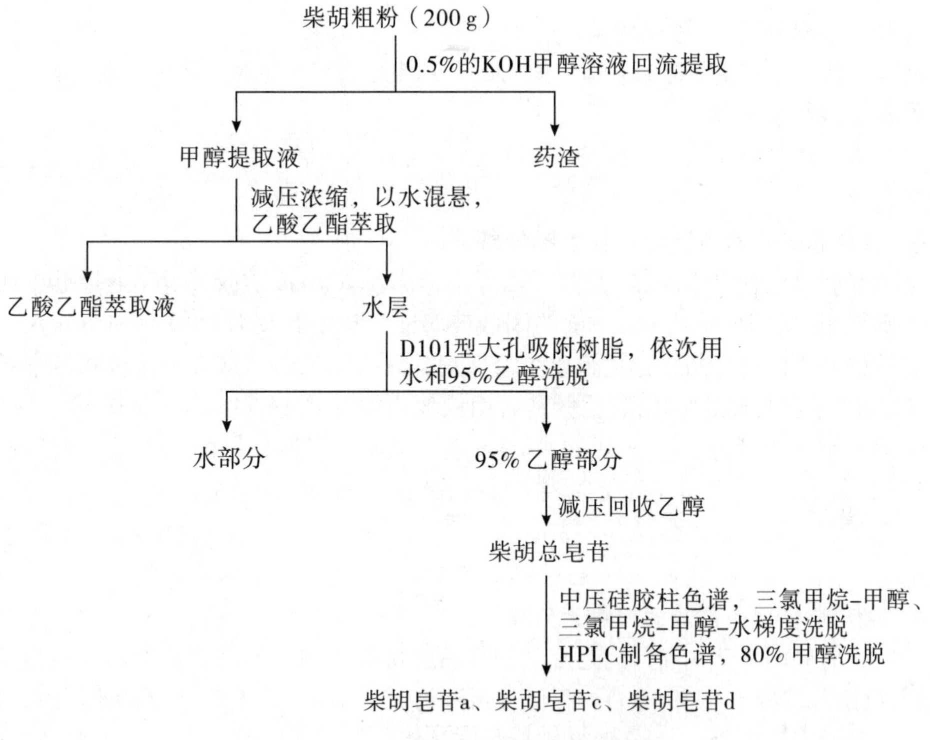

图 11－6　柴胡皂苷的提取与分离流程

（三）操作步骤

1. 柴胡皂苷的提取

取柴胡粗粉（200 g），装入 1000 mL 圆底烧瓶中，加入 600 mL 含 0.5% 的氢氧化钾甲醇溶液回流提取 2 小时，药渣分别用 400 mL 含 0.5% 的氢氧化钾甲醇溶液再回流提取 2 次，每次 1 小时。滤除提取液不溶性杂质，合并滤液，减压浓缩干燥，得红棕色黏稠物，以 150 mL 蒸馏水溶解后，用 50 mL 乙酸乙酯萃取 3 次，除去乙酸乙酯层，柴胡皂苷存在于水溶液中。

2. 柴胡皂苷的纯化

（1）大孔吸附树脂的预处理：取 D101 型大孔吸附树脂 100 mL，加 95% 乙醇 200 mL，装入 3 cm×30 cm 色谱柱中，控制流速以液滴不成串为宜，用 95% 乙醇洗涤，至所接收 500 mL 洗脱液回收后无残渣，加蒸馏水置换柱中的乙醇至完全。

（2）柴胡皂苷的纯化：将柴胡皂苷水溶液装入 D101 型大孔吸附树脂柱，用蒸馏水洗脱，至流出液无明显 Molisch 反应，再用 95% 乙醇洗脱，收集洗脱液，减压回收溶剂至少量，然后通过 40 g 氧化铝吸附柱，95% 乙醇洗脱后，减压浓缩，干燥，得柴胡总皂苷。

3. 柴胡皂苷的薄层色谱检识与中压硅胶柱色谱分离条件的寻找

吸附剂：硅胶 G。

样品：柴胡总皂苷甲醇溶液。

溶剂系统：①三氯甲烷－甲醇－水（30∶10∶1）；②乙酸乙酯－乙醇－水（8∶2∶1）；③其他自选溶剂系统条件。

显色剂：20% 硫酸乙醇溶液或三氯化锑（或五氯化锑）饱和三氯甲烷溶液，喷雾后加热显色。

4. 柴胡总皂苷的中压硅胶柱色谱分离

称取柴胡总皂苷 300 mg 溶于 95% 乙醇中，加入 900 mg 硅胶，置于通风橱中研磨，挥干溶剂待用。取 26 mm×460 mm 的硼硅玻璃柱，装入硅胶 H（10～40 μm），加入用硅胶拌好并研碎的样品，上面覆以少量保护硅胶。将色谱柱接入中压液相色谱系统，先以 300 mL 三氯甲烷饱和色谱柱，然后用三氯甲烷－甲醇（4∶1）500 mL、三氯甲烷－甲醇－水（30∶10∶1）600 mL 梯度洗脱，收集洗脱液，每份 20 mL。经硅胶薄层色谱检识，分别合并 R_f 相同的洗脱液，减压浓缩至干，然后用少量甲醇溶解，滴加乙醚得白色沉淀，抽滤，乙醚洗涤沉淀，分别得到柴胡皂苷 a、柴胡皂苷 c、柴胡皂苷 d 的纯品。

5. 柴胡总皂苷的高效液相色谱分离

同时含有柴胡皂苷 a 和柴胡皂苷 d 的样品用 80% 甲醇溶解，经高效液相色谱 RP－18 制备色谱（22 mm×250 mm），色谱柱流速为 10 mL/min，流动相为 80% 甲醇，紫外检测器波长设定为 210 nm。分别收集与标准品相应保留时间的洗脱液，洗脱液经减压浓缩至干，分别得到柴胡皂苷 a 和柴胡皂苷 d 的纯品。

6. 柴胡皂苷 a、柴胡皂苷 c、柴胡皂苷 d 的结构鉴定

（1）反应薄层色谱（reaction thin layer chromatography）鉴定柴胡皂苷中的糖：分别取少量柴胡皂苷 a、柴胡皂苷 c、柴胡皂苷 d 样品溶于无水乙醇中，在 5 cm×14 cm 硅胶 GF254 薄层板上点样。在 1000 mL 烧杯中放入盛有盐酸的结晶皿，将点好样的薄层板放入，用一层滤纸封好烧杯后，再用保鲜膜密封烧杯上口，置 70 ℃水浴中保温 1 小时，取出薄层板挥去盐酸后，呋糖、葡萄糖与鼠李糖标准品用？溶解后点样于薄层板上，用三氯甲烷－甲醇－水（30∶12∶4 下层液）15 mL 加冰醋酸 1 mL 配成的溶剂展开，苯胺－邻苯二甲酸正丁醇溶液喷雾加热显色，将柴胡皂苷水解后的斑点与糖标准品的 R_f 比较，确定柴胡皂苷中糖的种类。

（2）柴胡皂苷 a、柴胡皂苷 c、柴胡皂苷 d 的薄层色谱鉴定。

吸附剂：硅胶 G。

样品：柴胡皂苷 a、柴胡皂苷 c、柴胡皂苷 d 样品的甲醇溶液，柴胡皂苷 a、柴胡皂苷 c、柴胡皂苷 d 标准品的甲醇溶液。

溶剂系统：①三氯甲烷－甲醇－水（30：10：1）；②乙酸乙酯－乙醇－水（8：2：1）。

显色剂：20%硫酸乙醇溶液或三氯化锑（或五氯化锑）三氯甲烷饱和溶液，喷雾后加热显色。

（3）柴胡皂苷 a、柴胡皂苷 c、柴胡皂苷 d 物理常数和波谱测定：测定柴胡皂苷 a、柴胡皂苷 c、柴胡皂苷 d 的熔点、旋光度以及 UV、IR、MS、^{1}H-NMR 和 ^{13}C-NMR 等波谱数据，并与文献对照，进行数据分析与结构鉴定。

三、仪器、药品的规格和数量

（一）仪器的规格和数量（一组计）

本实验所需仪器的规格和数量见表 11－7。

表 11－7　仪器的规格和数量

仪器名称	规格	数量
烧杯	1000 mL	1
锥形瓶	2000 mL	1
锥形瓶	500 mL	2
具塞锥形瓶	500 mL	2
布氏漏斗	套	1
圆底烧瓶	1000 mL	1
圆底烧瓶	500 mL	1
冷凝装置	套	1
分液漏斗	个	1
色谱柱	3 cm × 30 cm	1
硼硅玻璃柱	26 mm × 460 mm	1

续上表

仪器名称	规格	数量
RP-18 制备柱	22 mm × 250 mm	1
色谱缸	套	1
旋转蒸发仪	套	1
中压液相色谱系统	套	1
高效液相系统	套	1

（二）药品的规格和数量（一组计）

本实验所需药品的规格和数量见表 11－8。

表 11－8　药品的规格和数量

药品名称	规格	数量
柴胡粗粉	—	200 g
盐酸	分析纯	适量
D101 大孔吸附树脂	分析纯	100 mL
2% 硫酸乙醇溶液	分析纯	适量
苯胺－邻苯二甲酸正丁醇溶液	分析纯	适量
氧化铝	分析纯	40 g
呋糖	分析纯	适量
鼠李糖	分析纯	适量
三氯化锑（或五氯化锑）三氯甲烷饱和溶液	分析纯	适量
三氯甲烷	分析纯	适量
冰醋酸	分析纯	适量
氢氧化钾甲醇溶液	分析纯	适量
95% 乙醇	分析纯	适量
甲醇	分析纯	适量
硅胶 H	分析纯	100 g
乙酸乙酯	分析纯	适量
无水乙醇	分析纯	适量
葡萄糖	分析纯	适量

四、注意事项

（1）在回流提取过程中，注意所加入溶剂一定要没过药材 2 ～ 3 cm，且圆底烧瓶内的药材和溶剂总量不要超过烧瓶总体积的 2/3；如果使用加热套，注意控制加热套的电压或温度以防止底部药材糊化。

（2）进行薄层色谱反应时，应先用一层滤纸封好烧杯后，再用保鲜膜密封，防止水解过程中盐酸蒸气凝集后滴到薄层板上影响实验结果。另外，薄层板上吸附的盐酸应彻底挥干后再点糖的标准品。

（3）注意中压液相色谱仪和高压液相色谱仪的正确操作方法和注意事项。

五、思考题

（1）在使用大孔吸附树脂处理柴胡的乙醇提取物前为何要先用乙酸乙酯萃取？在进行大孔树脂色谱纯化前，为什么要先从水层中移除乙酸乙酯？

（2）柴胡总皂苷经硅胶柱层色谱分离后常常与少量酚类混在同一馏分中，导致得到的皂苷样品颜色发黄，干扰其结构鉴定，请设计一种除去这些杂质的方法，同时尽可能减少产品的破坏或损失。

（3）除柴胡皂苷 a、c、d 外，柴胡中尚还有糖链末端葡萄糖羟基单乙酰或双乙酰化的皂苷类成分，请问含乙酰化糖的皂苷类成分在波谱上有什么特征？如何确定乙酰基是连接在糖链上而不是在皂苷元骨架上？

六、参考文献

［1］白焱晶，程功，陶晶，等．酸枣仁皂苷 E 的结构鉴定［J］．药学学报，2003，38（12）：934.

［2］华会明．天然药物化学实验指导［M］．6 版．北京：人民卫生出版社，2023.

［3］何敏，郁静蕾，汪永祥，等．中药柴胡活性成分提取新技术的研究进展［J］．云南化工，2024，51（7）：14－16，25.

［4］TENG L，GUO X，MA Y，et al. A comprehensive review on traditional and modern research of the genus *Bupleurum*（*Bupleurum* L.，Apiaceae）in recent 10 years［J］. Journal of ethnopharmacology，2023，306：116129.

第十二章　甾体类化合物

实验一　重楼中皂苷元的提取、分离与检识

一、实验目的和要求

（1）掌握甾体及其苷类化合物的提取方法。
（2）掌握甾体及其苷类化合物的检识方法。

二、实验方法

（一）概述

2020年版《中华人民共和国药典》收载的重楼为百合科植物云南重楼（*Paris polyphylla* var. *yunnanensis* Hand. – Ma22.）或七叶一枝花［*Paris polyphylla Smith* var. *chinensis*（Franch.）Hara］的干燥根茎，主要分布于中国的西南和华中部分地区，包括云南、四川、贵州、湖南、广西等。中药重楼作为一种传统药用植物，是云南白药、热毒清片、宫血宁胶囊等多种知名中成药的主要原料。中药重楼药用历史悠久，以蚤休之名首载于《神农本草经》，列为下品，味苦，性微寒，有小毒，归肝经；具有清热解毒、消肿止痛、凉肝定惊之功效；主要用于治疗疔疮痈肿、咽喉肿痛、毒蛇咬伤、跌扑伤痛、惊风抽搐等。现代药理学研究表明，重楼具有抗癌、抗生育、止血、平喘止咳、解毒、镇静、镇痛、雌激素样作用、抗菌及抗病毒等多种作用。重楼的主要有效成分为甾体皂苷类化合物，其根茎含多种甾体皂苷，苷元主要为薯蓣皂苷元（图12－1）和偏诺皂苷元，其中薯蓣皂苷元的含量比较高。此外还含有生物碱、植物固醇、植物蜕皮激素及氨基酸等。

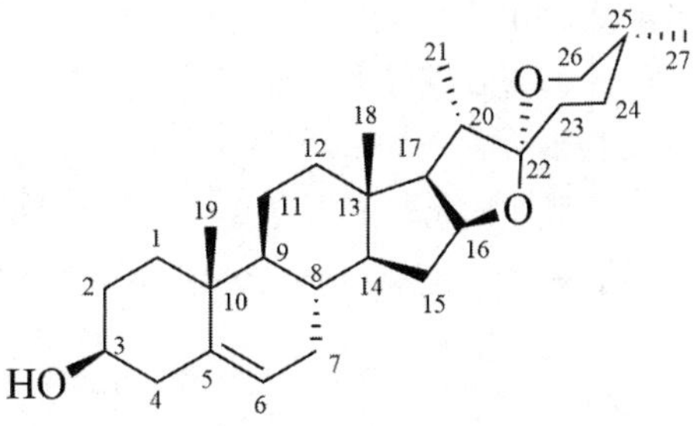

图 12-1　薯蓣皂苷元结构式

薯蓣皂苷元，白色晶体（丙酮），不溶于水，可溶于一般有机溶剂和醋酸。分子式 $C_{27}H_{42}O_3$，分子量 414，熔点 204 ～ 207 ℃，$[\alpha]_D^{25} = -129°$（c1.4，$CHCl_3$）。

UV：$\lambda_{max}^{CH_3OH}$ nm，202。

IR（ν_{max}^{KBr}，cm^{-1}）：3450（-OH），2951，2872，2846，1456，1376，1242，1173，1053，980，962，919 <898，866，835，796。

^{1}H-NMR（200 MHz，$CDCl_3$）δ：0.78（3H，d，J=4.4Hz，H-27），0.79（3H，s，H-18），0.97（3H，d，J=4.4 Hz，H-21），1.03（3H，s，H-19），4.41（1H，dd，J=10.0，5.4 Hz，H-3）。

^{13}C-NMR（50 MHz，$CDCl_3$）：140.7（C-5），121.2（C-6），109.2（C-22），80.7（C-16），71.4（C-3），66.7（C-26），61.9（C-17），56.4（C-14），49.9（C-9），42.1（C-4），41.5（C-20），40.1（C-13），39.6（C-12），37.1（C-1），36.5（C-10），31.9（C-7），31.7（C-15），31.4（C-2），31.3（C-8），31.2（C-23），30.2（C-25），28.7（C-24），20.7（C-11），19.3（C-19），17.1（C-27），16.2（C-18），14.4（C-21）。

EI-MS [m/z（%）]：414 [M^+]，139（100），282（41），300（25），271（20），69（17），55（16），41（15），115（15）。

（二）实验流程图

重楼中皂苷元的提取与分离流程如图 12-2 所示。

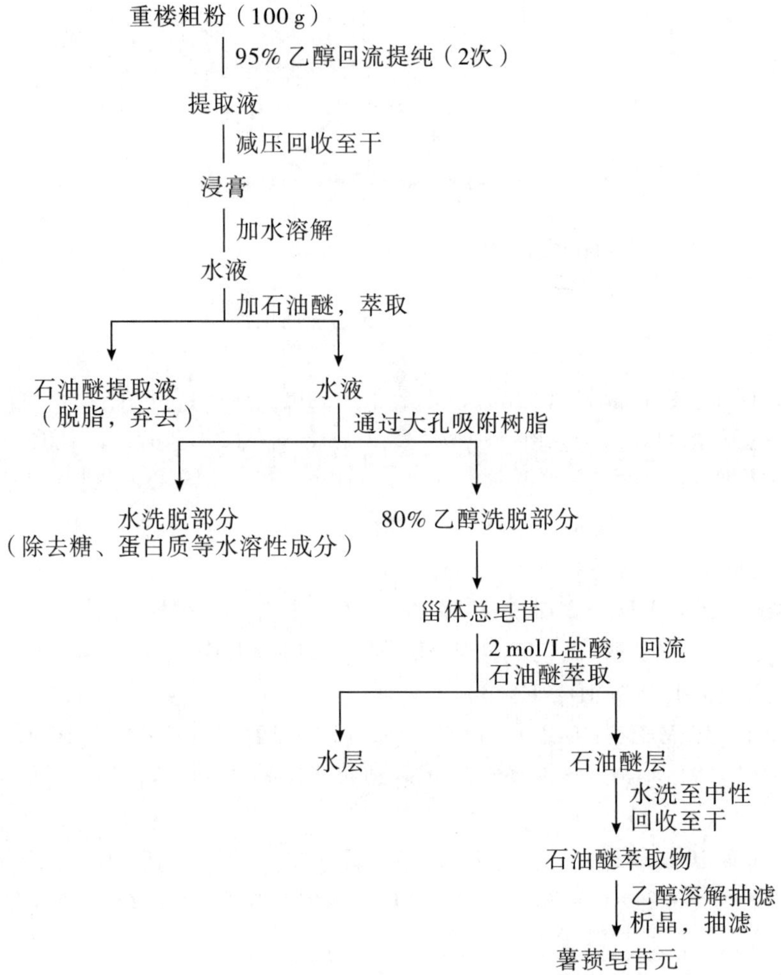

图 12－2　皂苷元的提取与分离流程

（三）操作步骤

1. 甾体总皂苷的提取方法

取重楼粗粉 100 g，装入 500 mL 圆底烧瓶中，用 95% 乙醇 250 mL 回流提取 2 小时，稍冷后抽滤，滤渣再加 250 mL 70% 乙醇回流 1 小时，合并乙醇提取液，提取液经减压浓缩至干即得浸膏；浸膏加适量蒸馏水溶解，水液先用 100 mL 石油醚萃取，再将水液通过 100 g 大孔吸附树脂柱（内径 5 cm，长 50 cm），先用蒸馏水洗脱至流出液色变淡，再用 80% 乙醇洗脱至振摇无泡沫为止，洗脱液（保留 10 mL 作皂苷性质检识用）减压回收乙醇，水浴上蒸发浓缩至干，60 ℃烘干，即得甾体总皂苷。

2. 甾体总皂苷的水解

取甾体总皂苷 2 g，加 40 mL 2 mol/L 盐酸溶液，回流 2 小时，放冷后用石油醚萃取3次，每次40 mL，合并萃取液，水洗至中性，回收石油醚至干，石油醚萃取物加20～30 mL乙醇加热回流使溶解，趁热抽滤，放置析晶，抽滤，得薯蓣皂苷元。滤液备用。

3. 甾体总皂苷及薯蓣皂苷元的检识

（1）皂苷的检识。

A. 泡沫试验：取上述80%乙醇洗脱液2 mL置小试管中。用力振摇1分钟，如产生多量泡沫，放置10分钟，泡沫没有消失，即表明溶液中含有皂苷。另取试管2支，各加入上述80%乙醇洗脱液1 mL，在第一管内加入2 mL 0.1 mol/L氢氧化钠溶液，第二管加入2 mL 0.1 mol/L盐酸溶液，将两试管塞紧用力振摇1分钟，观察两管出现泡沫的情况，如两管的泡沫高度相近，表明为三萜皂苷，如含碱液管比含酸液管的泡沫高数倍，表明含有甾体皂苷。

B. 溶血试验：取清洁试管2支，其中一支加入蒸馏水0.5 mL，另一支加入上述80%乙醇洗脱液0.5 mL，然后分别加入0.5 mL 0.8%氯化钠水溶液，摇匀，再加入1 mL 2%红细胞悬浮液，充分摇匀，观察溶血现象。

根据下列标准判断实验结果：

全溶：试管中溶液透明为鲜红色，管底无红色沉淀物。

不溶：试管中溶液透明为无色，管底沉着大量红细胞，振摇立即发生浑浊。

（2）薯蓣皂苷元的颜色反应。

A. 三氯醋酸试剂（Rosen-Heimer反应）：取薯蓣皂苷元结晶少许置于干燥试管中，加同量固体三氯醋酸放在60～70 ℃恒温水浴中加热，观察颜色变化。

B. 硫酸-醋酐试剂（Liebermann-Burchard反应）：取薯蓣皂苷元结晶少许，置白磁板上，加硫酸-醋酐试剂2～3滴，观察颜色变化。

C. 浓硫酸试剂：取薯蓣皂苷元结晶少许，置白磁板上，加浓硫酸2滴，观察颜色变化。

（3）甾体总皂苷的薄层色谱。

薄层板：硅胶CMC-Na板。

样品：制备的甾体总皂苷的甲醇溶液（0.5 mg/mL）。

展开剂：三氯甲烷-甲醇-水（65∶35∶10，下层）。

显色剂：5%磷钼酸乙醇液，喷雾后加热，显色，检查甾体总皂苷中共有几个皂苷类成分。

（4）薯蓣皂苷元的薄层色谱。

薄层板：硅胶CMC-Na板。

样品：自制薯蓣皂苷元、薯蓣皂苷元乙醇重结晶母液。

对照品：薯蓣皂苷元标准品乙醇溶液。

展开剂：石油醚-乙酸乙酯（7∶3）。

显色剂：5%磷钼酸乙醇液，喷雾后加热。

三、仪器、药品及试剂的规格和数量

（一）仪器的规格和数量（一组计）

本实验所需仪器的规格和数量见表 12－1。

表 12－1　仪器的规格和数量

仪器名称	规格	数量
圆底烧瓶	500 mL	1
锥形瓶	50 mL	5
抽滤装置	—	1
回流提取装置	—	1
分液漏斗	250 mL	1
水浴锅	—	1
旋转蒸发仪	小号	1
试管	15 mL	6
玻璃色谱柱	5 cm×50 cm	1
薄层色谱展开缸	—	1
加热型磁力搅拌器	—	1

（二）试剂及药品的规格和数量（一组计）

本实验所需试剂及药品的规格和数量见表 12－2。

表 12－2　试剂及药品的规格和数量

试剂及药品名称	规格	数量
重楼粗粉	—	100 g
95%乙醇	分析纯	适量
石油醚	分析纯	适量
盐酸	分析纯	适量
氯化钠	分析纯	适量

续上表

试剂及药品名称	规格	数量
氢氧化钠	分析纯	适量
三氯醋酸	分析纯	适量
浓硫酸	分析纯	适量
醋酐	分析纯	适量
苯胺邻苯二甲酸盐	分析纯	适量
磷钼酸	分析纯	适量

四、注意事项

（1）回流提取时水浴温度不宜过高，避免溶剂挥发严重。

（2）常压回收石油醚前，烧瓶内要加止暴剂。

（3）大孔吸附树脂色谱处理。

A. 大孔吸附树脂的特点：大孔吸附树脂是一种不含交换基团的、具有大孔结构的高分子吸附剂，也是一种亲脂性物质。它可以有效地吸附具有不同化学性质的各种类型化合物，以范德华力从很低浓度的溶液中吸附有机物。通常大孔吸附树脂的比表面积可达 100 ～ 600 m^2/g，因此它又具有吸附容量大的特点。大孔吸附树脂具有选择性好、机械强度高、再生处理方便、吸附速度快等优点，因此适用于从水溶液中分离低极性或非极性化合物，组分极性差别越大，分离效果越好。混合物被大孔吸附树脂吸附后，一般依次用水、含水甲醇、乙醇或丙酮 10%、20%（*V/V*）洗脱。

B. 大孔吸附树脂的预处理及再生：新大孔吸附树脂用甲醇浸泡 24 小时，湿法装柱，先用甲醇清洗至流出液加水不浑浊为止，再用蒸馏水洗至流出液澄清，浸泡在甲醇或乙醇中备用。用过的大孔吸附树脂用甲醇或乙醇浸泡洗涤即可，必要时可用 1 mol/L 盐酸或氢氧化钠液依次浸泡，然后用蒸馏水洗涤至中性，浸泡在甲醇或乙醇中备用，使用前用蒸馏水洗涤除尽醇即可应用。

五、思考题

（1）皂苷酸水解不完全会产生什么结果？

（2）甾体皂苷和甾体皂苷元在理化性质上有哪些不同之处？如何鉴别？

（3）重结晶操作应注意哪些问题？如何制成过饱和溶液？

六、参考文献

［1］裴月湖. 天然药物化学实验指导［M］. 4版. 北京：人民卫生出版社，2016.
［2］陈文文，郑淑娴，胡晋铭，等. 云南重楼的皂苷类化学成分研究［J］. 中南药学，2024，22（4）：851－856.
［3］XUE Y，SAVCHENKO A I，AGNEW-FRANCIS K A，et al. seco-Pregnane glycosides from Australian Caustic vine（*Cynanchum viminale subsp. australe*）［J］. Journal of natural products. 2023，86（3）：490－497.

实验二　夹竹桃苷的提取、分离与检识

一、实验目的和要求

（1）掌握强心苷类化合物的提取方法。
（2）掌握强心苷类化合物的检识方法。

二、实验方法

（一）概述

夹竹桃（*Nerium indicum* Mill.）为夹竹科植物，常绿直立大灌木，主要分布于广东、福建等地，其根、枝、叶、果仁、种子中都含有多种强心苷类，目前分离鉴定出的强心苷均为甲型强心苷。夹竹桃的叶在世界各地尤其是印度和中国被用作传统药物，属于强心类中药，味苦，性寒，有毒，归心经。具有强心利尿、祛痰定喘、镇痛、祛瘀之功效，临床用于治疗心力衰竭、哮喘、跌打损伤、癫痫、鸡眼、肿瘤等疾病。强心苷在夹竹桃科植物中分布广泛，种类繁多，具有极其重要的药用价值。

夹竹桃中含有强心甾内酯型强心苷和孕甾烯酮型苷，其中强心苷类成分主要为夹竹桃苷（oleandrin）（图12－3）、欧夹竹桃苷甲（neriantin）（图12－4）、欧夹竹桃苷乙（adynerin）等，在开花期含量最高。

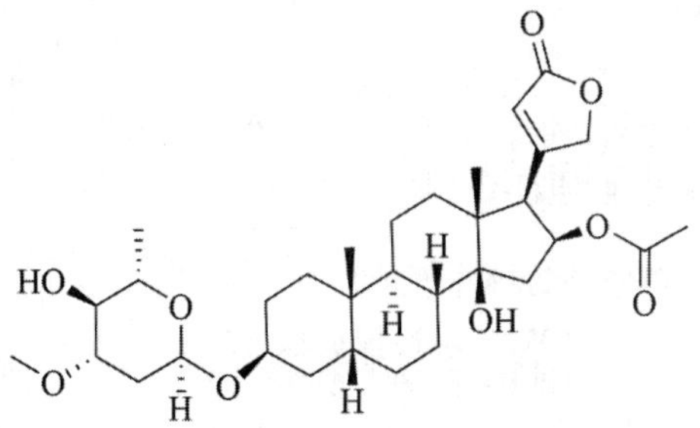

图 12-3　夹竹桃苷结构式

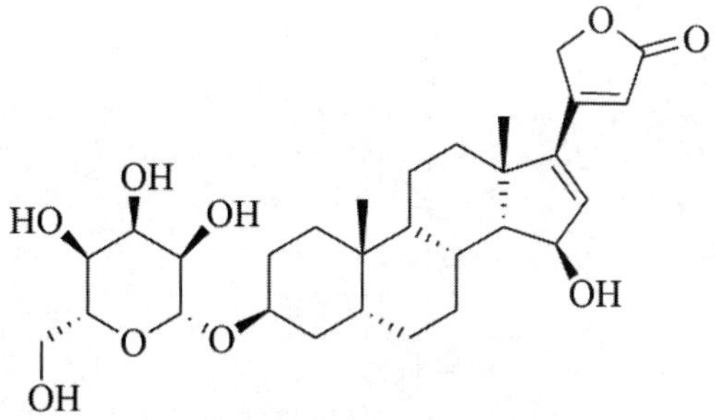

图 12-4　欧夹竹桃苷甲结构式

夹竹桃苷，针状结晶（稀甲醇），易溶于三氯甲烷和乙醇，几乎不溶于水。分子式 $C_{32}H_{48}O_9$，分子量 576，熔点 250 ℃，$[\alpha]_D^{25} = -48.0°$（c = 1.3，甲醇）。

UV：$\lambda_{max}^{CH_3OH}$ nm，217。

IR（ν_{max}^{KBr}，cm^{-1}）：3549（-OH），2972，2924，2893，2861，1781，1748，1632，1445，1383，1286，1246，1145，1096，1083，1056，1034，

^{1}H-NMR（400 MHz，C_5D_5N）δ：0.9（3H，4，H-18），1.10（3H，4，H-19），1.60（3H，d，J=6.0Hz，6-CH_3 of Ole），1.86（3H，s，16-$COCH_3$），3.40（1H，d，J=9.0 Hz，H-17），3.47（3H，s，3-OCH_3 of Ole），3.58（1H，td，J=9.0Hz，4.0Hz，H-46 of Ole），3.96（1H，m，H-3 of Ole），4.09（1H，brs，H-3），4.17（1H，m，H-5 of Ole），5.18（1H，d，J=3.0 Hz，H-1 of Ole），5.23 and 5.43（1H each，dd，J=18.0 Hz，2.0 Hz，H-21α，β），5.68（1H，s，14-OH），5.71（1H，td，J=9.0 Hz，2.0 Hz，H-16），6.34（1H，brs，H-22），6.77（1H，d，J=4.0Hz，4-OH of Ole）。

^{13}C-NMR（75 MHz，C_5D_5N）δ：苷元部分 174.4（C-23），170.5（C-20），121.2（C-22），84.1（C-14），75.8（C-21），75.8（C-16），74.1（C-3），23.8（C-19），16.0（C-21），L-ole：95.4（C-1），34.7（C-2），78.5（C-3），67.7（C-4），71.4（C-5），17.9（C-6），56.4（OCH_3）；FAB-MS，m/z 577［(M+H)+，20.5］，559（6.8），433（5.7），399（13.6），145（Ole，100），113（61.4）。

（二）实验流程图

夹竹桃苷的提取与分离流程如图 12－5 所示。

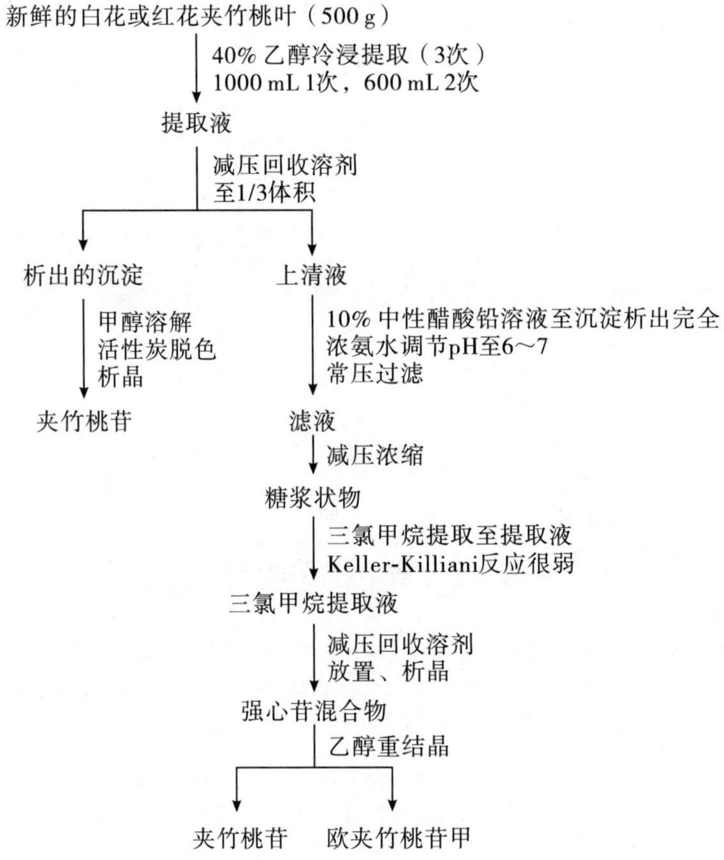

图 12－5　夹竹桃苷的提取与分离流程

（三）操作步骤

1．夹竹桃苷的提取方法

（1）稀醇提取：取新鲜采集的白花或红花夹竹桃叶 500 g，磨成浆状，用 40% 乙醇冷浸 2 ～ 3 次，第一次用量 1000 mL，第二、三次各用 600 mL。浸出液合并，减压浓缩至约 1/3 体积，浓缩过程中有绿色无定形物析出黏在瓶壁。静置后倾出上清溶液备用。瓶壁黏附物以甲醇 100 mL 溶解，加活性炭适量（约 1 g）加热脱色（如叶绿素量较多，可酌量多加活性炭）。过滤，滤液浓缩至 15 mL 后放置，析晶，得夹竹桃苷。

（2）中性醋酸铅沉淀去杂质：上述浓缩后的稀醇溶液，加 10% 中性醋酸铅溶液至沉淀析出完全，再加浓氨水调节 pH 至 6 ～ 7。常压过滤，收集澄明滤液，滤纸上沉淀再置布氏漏斗中抽干，并用水洗涤。洗液并入滤液中，减压浓缩至糖浆状。

（3）三氯甲烷提取强心苷：糖浆状物在瓶中以三氯甲烷提取多次，以 Keller-Killiani 试验试之，直至提取液反应很弱时为止。三氯甲烷提取液过滤后浓缩至小体积，放置，析晶，以乙醇重结晶一次，得强心苷的混合结晶。

强心苷混合结晶溶于乙醇中，浓缩至适量，放置，先析出者常常是颗粒状晶，为欧夹竹桃苷甲。母液继续浓缩再放置，后析出者常常是针状晶体，为夹竹桃苷。所得单体，反复重结晶至熔点恒定，薄层色谱出现一个斑点为止。

2. 夹竹桃苷的水解和夹竹桃苷元的纯化

夹竹桃苷结晶 50 mg，0. 025 mol/L 硫酸稀甲醇溶液［甲醇 - 水（3：2）］10 mL，水浴上（85 ℃以上）加热回流 1 小时左右，减压下浓缩，蒸去甲醇和水部分，有沉淀析出。放冷后过滤收集之。用水洗涤至水液对 Keller-Killiani 试剂上层不显蓝色。沉淀用乙醇重结晶，可得夹竹桃苷元（oleandrigenin），进行薄层色谱鉴定。

滤去苷元后的母液（备用），加固体 $BaCO_3$ 除去硫酸，过滤，滤液浓缩至糖浆状。加乙醇溶解，除去不溶无机盐，乙醇液浓缩后进行糖的纸色谱鉴定。

另取夹竹桃苷 50 mg，加 3. 5% 盐酸乙醇溶液 10 mL，在水浴上（85 ℃以上）加热回流 3 小时，减压浓缩蒸去乙醇，加水少许，过滤出不溶物，以甲醇重结晶，可得白色细针状结晶，为 Δ^{16}3，14 - 二羟强心甾内酯的脱水苷元。

3. 强心苷、强心苷元及去氧糖的检识

（1）强心苷、强心苷元的颜色反应：将所提取的夹竹桃苷、夹竹桃苷元进行下列试验：

A. Liebermann-Burchard 反应：样品 0. 1 ～ 0. 2 mg，溶于少量三氯甲烷中，加浓硫酸 - 醋酐（1：20）混合液数滴，观察颜色变化。

B. Legal 反应：样品 1 ～ 2 mg，溶于 2 ～ 3 滴吡啶中，加入 0. 3% 亚硝酸铁氰化钠溶液 1 ～ 2 滴，混匀，再滴加 10% 氢氧化钠溶液，观察颜色变化。

C. Kedde 反应：样品 1 ～ 2mg，加乙醇数滴溶解，加入 Kedde 试剂（1 g 3,5 - 二硝基苯甲酸溶于甲醇 50 mL 与 2 mol/L 氢氧化钠溶液 50 mL 的混合液），观察颜色变化。

D. Keller-Kiliani 反应：取样品结晶数粒，溶于 0. 5 mL 的试剂甲液（5% 硫酸铁 1 mL 加冰醋酸 99 mL 溶解）中，沿管壁注入等体积的乙液（5% 硫酸铁 1 mL，加浓硫酸 99 mL 溶解）。使分层静置，观察自界面上下两层扩展的颜色变化。

（2）夹竹桃苷的薄层色谱。

薄层板：硅胶 CMC-Na 板。

样品：精制夹竹桃苷甲醇液、夹竹桃苷水解母液、夹竹苷混合物乙醇液。

对照品：夹竹桃苷标准品乙醇溶液。

展开剂：CH_2Cl_2 - CH_3OH（20：1）。

显色剂：0. 5% 香草醛 - 浓硫酸乙醇溶液，喷雾后加热。

（3）夹竹桃苷元的薄层色谱。

薄层板：硅胶 CMC-Na 板。

样品：精制夹竹桃苷元三氯甲烷液、夹竹桃苷元重结晶母液。

对照品：夹竹桃苷元标准品三氯甲烷溶液。
展开剂：无水乙醚。
显色剂：0.5%香草醛浓硫酸乙醇溶液，喷雾后加热。
(4) 去氧糖的检出——纸色谱法。
滤纸：新华一号色谱滤纸。
样品：上述水解后处理过的去氧糖乙醇溶液。
展开剂：正丁醇－吡啶－水（3∶1∶3）。
显色剂：对二甲氨基苯甲醛试剂，90 ℃加热30 秒。

三、仪器、药品的规格和数量

（一）仪器的规格和数量（一组计）

本实验所需仪器的规格和数量见表12－3。

表12－3 仪器的规格和数量

仪器名称	规格	数量
圆底烧瓶	2000 mL	1
圆底烧瓶	1000 mL	1
锥形瓶	50 mL	5
抽滤装置	—	1
回流提取装置	—	1
分液漏斗	250 mL	1
旋转蒸发仪	—	1
试管	15 mL	6
薄层色谱展开缸	—	1
加热型磁力搅拌器	—	1

（二）试剂及药品的规格和数量（一组计）

本实验所需试剂及药品的规格和数量见表12－4。

表 12－4　试剂及药品的规格和数量

试剂及药品名称	规格	数量
夹竹桃叶	—	500 g
95% 乙醇	分析纯	600 mL
甲醇	分析纯	适量
二氯甲烷	分析纯	适量
三氯甲烷	分析纯	适量
正丁醇	分析纯	适量
吡啶	分析纯	适量
乙醚	分析纯	适量
浓硫酸	分析纯	适量
冰醋酸	分析纯	适量
硫酸铁	分析纯	适量
亚硝酰铁氰化钠	分析纯	适量
3,5－二硝基苯甲酸	分析纯	适量
氢氧化钠	分析纯	适量
醋酸铅	分析纯	适量
醋酐	分析纯	适量
香草醛	分析纯	适量
对二甲氨基苯甲醛	分析纯	适量

四、注意事项

（1）本实验应采用新鲜的红花或白花夹竹桃叶，先使用匀浆机将叶匀成浆状再进行提取，以增加提取效率。

（2）活性炭脱色素时，一部分样品也会被活性炭吸附而损失，且随着活性炭用量的增加，样品的损失就越大。因此活性炭的用量并不是越多越好，一般使用 1% ～2% 的活性炭除色素效果最佳。

（3）水解时温度一定要达到 85 ℃以上，否则较难获得 Δ^{16}3,14－二羟强心甾内酯的脱水苷元。

五、思考题

（1）强心苷类化合物的颜色反应按其作用原理可以分为几类？各有哪些？

（2）强心苷有几种结构类型？如何检识区别？

（3）为什么早期提取到的强心苷都是次级苷？要想获得原生苷应注意哪些问题？

六、参考文献

［1］裴月湖. 天然药物化学实验指导［M］. 4 版. 北京：人民卫生出版社，2016.

［2］温时媛，陈燕燕，李晓男，等. 黄花夹竹桃叶中总强心苷的快速提取及含量测定研究［J］. 天津中医药，2017，34（1）：59 – 61.

［3］ZHAI J，DONG X，YAN F，et al. Oleandrin：a systematic review of its natural sources，structural properties，detection methods，pharmacokinetics and toxicology［J］. Frontiers in pharmacology，2022，13：822726.

［4］ARAI M A，AKAMINE R，HAYASHI N，et al. The Notch inhibitors isolated from *Nerium indicum*［J］. Journal of natural products. 2018，81（5）：1235 – 1240.

第十三章　生物碱类化合物

实验一　苦参碱的提取、分离与鉴定

一、实验目的和要求

（1）掌握渗漉法提取生物碱的原理、操作方法及影响因素。
（2）掌握离子交换树脂法提取纯化生物碱的原理和方法。
（3）掌握连续回流提取法的原理、操作方法及特点。

二、实验方法

（一）概述

苦参为豆科植物苦参（*Sophora flavescens* Aiton）的干燥根，又名水槐、干人参、山槐根、苦骨等，是传统中药，其性寒味苦，具有清热解毒、燥湿利尿、祛风杀虫等功效。生物碱是苦参主要有效成分，包括苦参碱、氧化苦参碱、槐定碱、槐果碱等，是医药、食品、保健品及生物农药的重要原料。现代药理研究表明，苦参生物碱具有抗肿瘤、抗炎、保肝、抗心律失常及免疫调节等功能。因此，苦参大量应用于中成药生产和临床处方，苦参中生物碱的提取及其活性研究成为近年来的热门研究课题之一。

1. 主要化学成分的结构和性质

（1）苦参碱：分子式 $C_{15}H_{24}N_2O$，分子量 248.36。有 α、β、γ、δ 4 种异构体，常见者为 α - 苦参碱，针状或棱柱状结晶，熔点为 76 ℃，$[\alpha]_D^{19} = +39.1°$（水）。溶于水、苯、三氯甲烷、乙醚和二硫化碳，微溶于石油醚。(图 13 - 1A)

（2）氧化苦参碱：分子式 $C_{15}H_{24}N_2O_2$，分子量 264.36。为无色方晶（丙酮），熔点为 208 ℃，$[\alpha]_D^{19} = +47.7$（乙醇）。易溶于水、乙醇、甲醇、三氯甲烷，不溶于乙醚、苯。(图 13 - 1B)

（3）槐定碱：分子式 $C_{15}H_{22}N_2O$，分子量 248.36。白色粗针状结晶或大棱柱状结晶（石油醚），味苦，熔点为 108 ～ 109 ℃，$[\alpha]_D^{19} = +63.4°$（水）。易溶于水、甲醇、乙醇、四氯化碳等。(图 13 - 1C)

（4）槐果碱：分子式 $C_{15}H_{24}N_2O$，分子量 246.40。白色针状结晶（水），熔点为 80 ～ 81 ℃。$[\alpha]_D^{19} = -29.4$（乙醇）。可溶于甲醇、乙醇、三氯甲烷、丙酮和苯，微溶于水，易溶于稀酸。（图 13－1D）

A

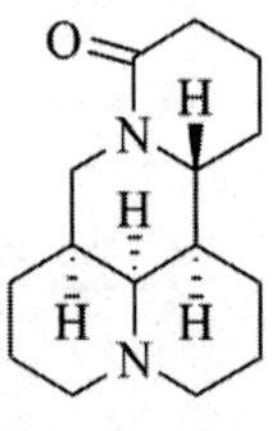

苦参碱

B

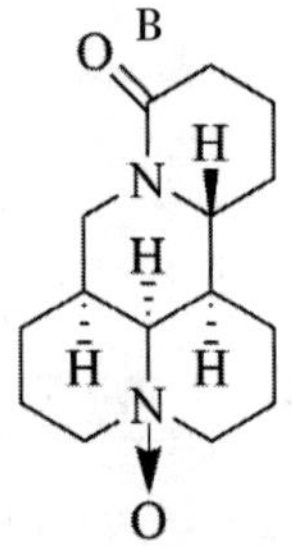

氧化苦参碱

C

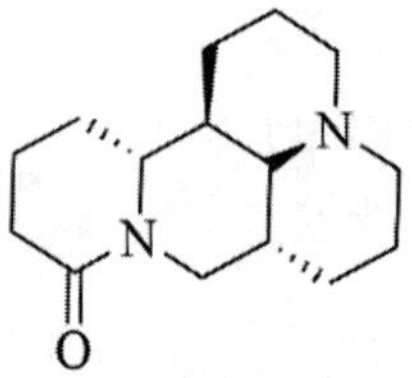

槐定碱

D

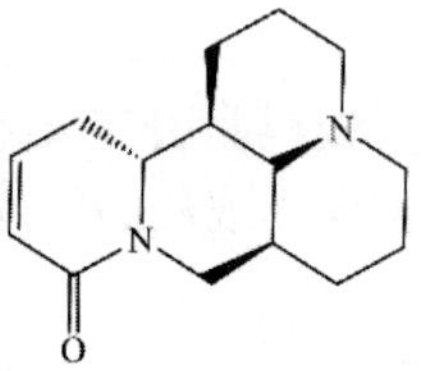

槐果碱

图 13－1　苦参主要化学成分的结构

2. **实验原理**

利用生物碱盐易溶于水、游离生物碱易溶于有机溶剂的性质，药材用水、酸水或醇提取，粗提物用阳离子交换树脂法或酸溶碱沉法纯化，分离方法多用氧化铝或硅胶柱色谱。阳离子交换树脂法纯化生物碱的原理如下：

酸化：Alk（游离生物碱）＋ $H^+/H_2O \rightarrow AlkH^+$。

交换：$RSO^{-3}H^+ + AlkH^+ \rightarrow RSO^{-3}AlkH^+ + H^+$。

碱化：$RSO^{-3}AlkH^+ + NH_4OH \rightarrow RSO^{-3}NH_4^+ + Alk + H_2O$。

（二）实验流程图

苦参碱的提取与分离流程如图 13－2 所示。

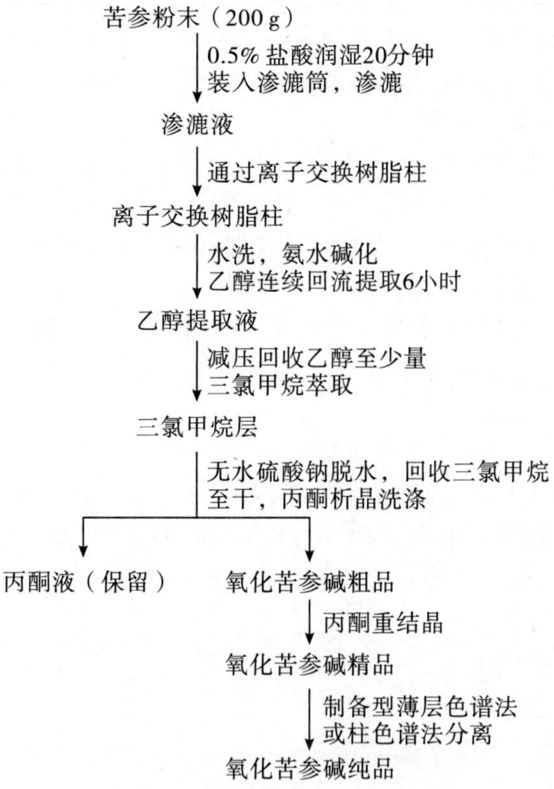

图 13－2　苦参碱的提取与分离流程

（三）操作步骤

1. 离子交换树脂的预处理

将 70 g 聚苯乙烯磺酸型树脂（交联度 3%）放入烧杯中，加 200 mL 80 ℃的蒸馏水溶胀 30 分钟，倾出蒸馏水后加入 2 mol/L 的盐酸溶液 300 mL，充分搅拌，放置半小时（静态转型）后装入树脂柱（2 cm × 100 cm），并使全部盐酸水溶液通过树脂柱（动态转型），流出液的速度以液滴不成串为宜，用蒸馏水洗至中性，待用。注意从装柱到洗涤过程中始终保持液面高于树脂床。

2. 总生物碱的提取与纯化

称取苦参粉末 200 g，加入 260 mL 左右 0.5% 的盐酸溶液，搅匀，放置 20 分钟后装入渗漉筒，加入适量 0.5% 的盐酸溶液至下口有溶液流出且筒内无气泡。将渗漉筒与树脂柱相连，计算渗漉速度，然后以适合的流速开始渗漉和离子交换，实验开始时及每过 1 小时检查渗漉液和交换液的 pH 和生物碱反应，并讨论其变化的原因。当生物碱提取完全或树脂完全饱和时停止渗漉。用蒸馏水清洗树脂至中性，将树脂倒入搪瓷盘中，铺平，空气中晾干。将晾干的树脂称重后放入烧杯中，加 14% 的氨水溶液湿润

（使树脂充分溶胀又无过剩的水），加盖，静置 20 分钟，装入索氏提取器，用 300 mL 95% 乙醇回流提取完全（约 6 小时，中间注意检查生物碱是否已被提取完全）。提取结束后，将树脂回收，提取液置 500 mL 锥形瓶中保存。

3. 氯化苦参碱粗品的获得

乙醇提取液在常压下蒸馏回收乙醇至剩余约 6 mL。随后，向剩余液体中加入 70 ～ 80 mL 三氯甲烷溶解，转入分液漏斗中，静置分层，分出三氯甲烷层，油状物另外保存。三氯甲烷溶液用无水硫酸钠干燥 1 ～ 2 小时（注意干燥过程中经常振摇），回收三氯甲烷至干。残留物加丙酮，即析出黄白色固体，放置，抽滤，用少量丙酮洗涤，得氧化苦参碱粗品，放干燥器中干燥，母液放置待用。氧化苦参碱粗品用丙酮重结晶可得其精品。

4. 氧化苦参碱的分离

（1）粗品的检识（分离条件的寻找）。

吸附剂：硅胶 HF254 碱性薄层板，调和剂为 0.5% CMC 溶液 –4% 氧氧化钠（9∶1）。

展开剂：①三氯甲烷 – 甲醇（4∶1）；②三氯甲烷 – 甲醇 – 氢氧化铵（5∶0.6∶0.3）下层；③三氯甲烷 – 甲醇 – 氢氧化铵（10 mL：1.2 mL：2 滴）；④苯 – 丙酮 – 乙酸乙酯 – 氢氧化铵（2∶3∶4∶0.2）。

（2）氧化苦参碱的分离。

A. 制备型薄层色谱法。

玻璃板：20 cm × 20 cm。

硅胶 HF254：20 g。

调和剂：同粗品检识项下，用量为 60 mL 左右。

样品：氧化苦参碱粗品 300 mg。

展开剂：自选，用量 250 mL。

显色方法：自定。

洗脱：将氧化苦参碱色带刮下，装入洗脱柱，以三氯甲烷 – 甲醇（7∶3）混合溶剂洗脱至无生物碱为止，回收溶剂，残留物用丙酮溶解，过滤，回收丙酮至适量，放置，待析晶完全，滤集结晶，干燥，即得氧化苦参碱纯品。

B. 柱色谱法。

色谱柱规格：2 cm × 50 cm。

吸附剂：230 ～ 400 目硅胶 35 g。

压力：0.03 ～ 0.05 MPa。

样品：120 mg 氧化苦参碱精品溶于 1 mL 三氯甲烷中，湿法上样。

洗脱剂：三氯甲烷 – 甲醇 – 氢氧化铵（5∶0.6∶0.3）下层（充分振摇均匀，静置分层后使用）。

洗脱：每 5 mL 为一馏分，用硅胶碱性薄层检识，合并单一斑点馏分，回收溶剂，得氧化苦参碱纯品。

5. 氧化苦参碱的鉴定

（1）纯度检查。薄层色谱法鉴别，条件自选。

(2) 测定熔点。显微熔点测定仪测定样品的熔点，并与文献对照进行鉴别。
(3) 测定产品的 IR、MS、^{1}H-NMR。

三、仪器、药品的规格和数量

(一) 仪器的规格和数量（一组计）

本实验所需仪器的规格和数量见表 13－1。

表 13－1　仪器的规格和数量

仪器名称	规格	数量
渗漉筒	500 mL	1
烧杯	500 mL	2
烧杯	250 mL	1
圆底烧瓶	250 mL	1
量筒	1000 mL	1
锥形瓶	500 mL	1
分液漏斗	250 mL	1
抽滤装置	—	1
回流提取装置	—	1
玻璃棒	—	1
薄层色谱展开缸	—	1
色谱柱	—	1
熔点仪	—	1
旋转蒸发仪	—	1
加热型磁力搅拌器	—	1

(二) 试剂及药品的规格和数量（一组计）

本实验所需试剂及药品的规格和数量见表 13－2。

表 13－2　试剂及药品的规格和数量

试剂及药品名称	规格	数量
苦参粉末	—	100 g
氧化苦参碱	标准品	适量
磺酸型阳离子交换树脂	分析纯	适量
氢氧化钠	分析纯	适量
氯化钠	分析纯	适量
95% 乙醇	分析纯	适量
氨水	分析纯	适量
无水硫酸钠	分析纯	适量
乙酸乙酯	分析纯	适量
丙酮	分析纯	适量
甲醇	分析纯	适量
氢氧化铵	分析纯	适量

四、注意事项

（1）有机溶剂易燃易爆，注意防火。

（2）薄层板展开前进行预饱和，可以改善展开效果。

五、思考题

（1）简述酸水提取－离子交换树脂法提取纯化生物碱的原理。

（2）应如何检查渗漉液中是否含有生物碱？渗漉液中生物碱是否被交换在树脂上？离子交换树脂是否已饱和？

（3）简述制备薄层色谱分离化合物的方法和特点。

六、参考文献

［1］刘迪依，何煜楠，俞超英，等．苦参生物碱的提取、分离和鉴定教学实验的改进［J］．安徽化工，2016，42（2）：40－41.

［2］韩高伟，高子怡，赵二芳．苦参中生物碱的提取及纯化工艺研究进展［J］．现代食品，2018（15）：163－166.

［3］华会明. 天然药物化学实验指导［M］. 6版. 北京：人民卫生出版社，2023.
［4］HE X，FANG J，HUANG L，et al. *Sophora flavescens* Ait.：traditional usage，phytochemistry and pharmacology of an important traditional Chinese medicine［J］. Journal of ethnopharmacology，2015，172：10－29.

实验二　盐酸小檗碱的提取、分离与鉴定

一、实验目的和要求

（1）学习生物碱的初步提取与分离方法。
（2）掌握利用化合物及其盐类溶解度的差异分离纯化生物碱的方法。
（3）掌握利用柱色谱分离纯化、薄层色谱鉴定药用植物成分的方法。

二、实验方法

（一）概述

小檗碱又名黄连素，最先是从毛茛科黄连（*Coptis chinensis* Franch.）和芸香科黄皮树（黄檗，*Phellodendron chinense* Schneid.）等植物中提取的一种黄色生物碱。其中，小檗碱可达药材干质量的10%左右，主要以盐酸盐形式存在。黄连属（*Coptis*）植物的根茎、须根、叶等都含有小檗碱、黄连碱、药根碱、巴马亭等生物碱。进一步研究发现，唐松草属（*Thalictrum*）、小檗科的小檗属（*Berberis*）、十大功劳属（*Mahonia*）及防己科的天仙藤属（*Fibraurea*）等都可作为提取小檗碱的植物资源。本实验即是用小檗属植物三颗针（*Berberis sieboldii* Miq.）或黄连属黄连作为提取小檗碱的原料。三颗针的主要化学成分有小檗碱、小檗胺、药根碱、掌叶防己碱、巴马汀等。文献报道及临床研究表明，小檗碱具有广谱的抗菌活性，它作为传统中药，主要用于菌痢、胃肠炎、痈肿等细菌性感染疾病，其在临床应用广泛使得三颗针受到关注。

1. 主要化学成分的结构和性质

（1）小檗碱：本品系季铵生物碱，其游离碱为黄色长针状结晶，分子式 $C_{20}H_{20}O_4N \cdot OH \cdot 5H_2O$，熔点为145 ℃，在100 ℃干燥失去结晶水转为棕黄色。小檗碱能缓缓溶于水（1∶20）、乙醇（1∶100），较易溶于热水、热乙醇，微溶于丙酮、三氯甲烷、苯，几乎不溶于石油醚。小檗碱与三氯甲烷、丙酮、苯均能形成加成物。小檗碱盐酸盐，分子式 $C_{20}H_{18}NO_4Cl \cdot 2H_2O$，熔点为205 ℃（分解），微溶于冷水，较易溶于沸水。其硝酸盐及氢碘酸盐极难溶于水（冷水约1∶2000）。小檗碱的中性硫酸盐、磷酸盐、乙酸盐在水中溶解度较大。小檗碱的盐类在水中的溶解度为：盐酸小檗碱，1∶500；硫

酸小檗碱，1∶30（酸性盐 1∶100）；枸橼酸小檗碱，1∶125；磷酸小檗碱，1∶15。（图 13－3A）

（2）巴马亭：本品系季铵生物碱，溶于水、乙醇，几乎不溶于三氯甲烷、乙醚、苯等溶剂。掌叶防己碱盐酸盐即氯化巴马亭，分子式 $C_{21}H_{22}O_4NCl \cdot 3H_2O$，为黄色针状结晶，熔点为 205 ℃（分解），其理化性质与盐酸小檗碱类似。巴马亭氢碘酸盐，分子式 $C_{21}H_{22}O_4NI \cdot 2H_2O$，为橙黄色针状结晶，熔点为 241 ℃（分解）。（图 13－3B）

（3）药根碱：本品系具酚基季铵盐，其理化性质与巴马亭相似，但较易溶于苛性碱液中，其盐酸盐在水中的溶解度亦比盐酸巴马亭大，可借此性质予以分离。药根碱盐酸盐，分子式 $C_{20}H_{20}O_4NCl \cdot H_2O$，为铜色针状结晶，熔点为 204 ～ 206 ℃；其苦味酸盐，分子式 $C_{20}H_{20}O_4N \cdot C_6H_2O_7N_2$，为橙黄色柱状结晶，熔点为 217 ～ 220 ℃（分解）。（图 13－3C）

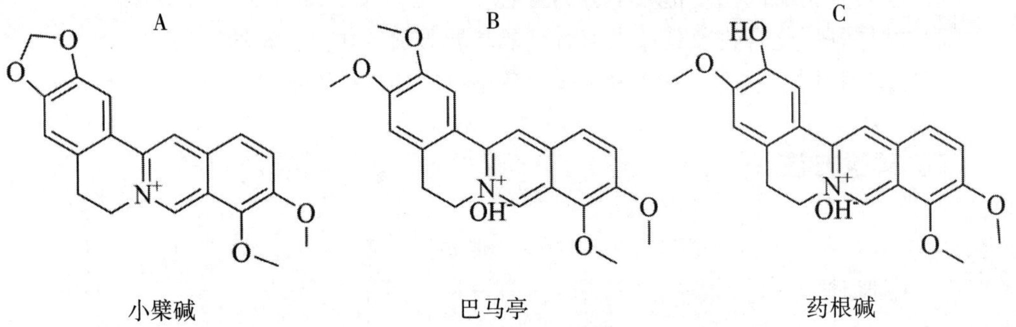

图 13－3　三颗针及黄连中主要化学成分的结构

2. **实验原理**

小檗碱为季铵生物碱，溶于水和极性大的有机溶剂（如甲醇、乙醇等），因此可用甲醇、乙醇或水进行提取。然后通过盐析，降低其在水中的溶解度而沉淀，从而与其他杂质分离。

（二）实验流程图

盐酸小檗碱的提取与分离流程如图 13－4 所示。

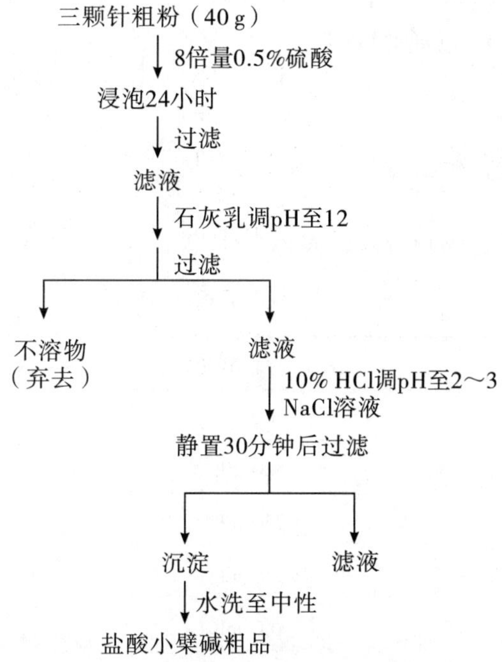

图 13－4　盐酸小檗碱的提取与分离流程

（三）操作步骤

1．小檗碱粗品的制备

取三颗针粗粉 40 g 置于 500 mL 烧杯中，加入 8 倍量 0.5% 的硫酸溶液使之浸没药材，浸泡 24 小时。用脱脂棉过滤，滤液加石灰乳中和多余硫酸，调 pH 至 12，静置 30 分钟。滤除沉淀，滤液用 10% 的盐酸溶液调 pH 至 2 ～ 3，向滤液中加 10% 量（*W/V*）的氢化钠溶液。搅拌使完全溶解后，继续搅拌至溶液出现混浊现象为止，静置 30 分钟，滤出沉淀。沉淀用少量水洗涤至中性，抽干，即为盐酸小檗碱粗品。

2．盐酸小檗碱精制

取所得粗品（未干燥）放入 20 倍量沸水中，搅拌溶解后，继续加热数分钟，趁热过滤。滤液滴加 1 滴浓盐酸，静置过夜。滤取结晶，用蒸馏水洗数次，抽干，即为精制盐酸小檗碱。

3．盐酸小檗碱的鉴定

（1）纯度检查。TLC 鉴别，硅胶 TLC，三氯甲烷－甲醇（9∶1）。

（2）测定熔点。用显微熔点测定仪测定样品的熔点，并与文献对照进行鉴别。

（3）测定产品的 IR、MS、^{1}H-NMR。

三、仪器、药品的规格和数量

（一）仪器的规格和数量（一组计）

本实验所需仪器的规格和数量见表 13－3。

表 13－3 仪器的规格和数量

仪器名称	规格	数量
渗漉筒	500 mL	1
烧杯	500 mL	2
烧杯	250 mL	1
圆底烧瓶	250 mL	1
量筒	100 mL	1
锥形瓶	250 mL	1
抽滤装置	—	1
回流提取装置	—	1
玻璃棒	—	1
薄层色谱展开缸	—	1
熔点仪	—	1
加热型磁力搅拌器	—	1

（二）试剂及药品的规格和数量（一组计）

本实验所需试剂及药品的规格和数量见表 13－4。

表 13－4 试剂及药品的规格和数量

试剂及药品名称	规格	数量
三颗针粗粉	—	40 g
盐酸小檗碱	标准品	适量
浓盐酸	分析纯	适量
浓硫酸	分析纯	适量

续上表

试剂及药品名称	规格	数量
氧化钙	分析纯	适量
氯化钠	分析纯	适量
三氯甲烷	分析纯	适量
甲醇	分析纯	适量

四、注意事项

（1）硫酸腐蚀性较强，注意不要沾染到皮肤。
（2）薄层板展开前预饱和，可以改善展开效果。

五、思考题

（1）如何检查渗漉液中是否含有生物碱?
（2）为什么盐酸小檗碱在水中的溶解度比游离碱小?
（3）简述薄层色谱鉴定化合物的注意事项。

六、参考文献

［1］闫玉鑫，杨颖，王吉华，等.《天然药物化学实验》中盐酸小檗碱不同提取方法的比较［J］. 云南化工，2022，49（3）：160－161，164.
［2］华会明. 天然药物化学实验指导［M］. 6版. 北京：人民卫生出版社，2023.
［3］OCH A，PODGÓRSKI R，NOWAK R. Biological activity of berberine：a summary update［J］. Toxins（Basel），2020，12（11）：713.

实验三　一叶萩碱的提取、分离与鉴定

一、实验目的和要求

（1）掌握离子交换树脂法提取与分离一叶萩碱的原理和方法。
（2）掌握渗漉法提取与分离一叶萩碱。
（3）学习薄层色谱法鉴定一叶萩碱。

二、实验方法

（一）概述

一叶萩，也称叶底珠，为大戟科植物叶底珠［*Securinega suffruticosa*（Pall.）Rehd.］的叶及花。该药具有祛风活血、益肾强筋之功效。常用于治疗面神经麻痹、小儿麻痹后遗症、眩晕、耳聋、神经衰弱、嗜睡症、阳痿等疾病。该品种在我国资源十分丰富，其根、叶和嫩枝中均含有多种生物碱，主要生物碱有一叶萩碱、二氢一叶萩碱、别一叶萩碱、右旋别一叶萩碱、右旋一叶萩碱、一叶萩亭宁、一叶萩醇碱 A、一叶萩醇碱 B、一叶萩醇碱 C 等，其中以一叶萩碱含量最高。

一叶萩碱和它的衍生物具有兴奋中枢神经、增强心肌收缩、升高血压等作用，临床用硝酸一叶萩碱治疗面神经麻痹、小儿麻痹骶神经炎和股外侧神经炎感染引起的多发性神经炎，成为神经科疾患的常用药物。

1. 主要化学成分的结构与性质

一叶萩碱：异名叶底珠碱。分子式 $C_{13}H_{15}NO_2$，分子量 217.26。黄色结晶（乙醇），熔点为 142 ~ 143 ℃，$[\alpha]_D^{20}=-104.2°$（c = 1，乙醇），盐酸盐熔点为 230 ℃，$[\alpha]_D^{20}=-259.2°$（乙醇）。硝酸盐熔点为 205 ℃，$[\alpha]_D^{20}=-312.12°$（乙醇）。易溶于乙醇、三氯甲烷，较难溶于乙醚、石油醚，难溶于冷水，不溶于稀碱液。（图 13－5）

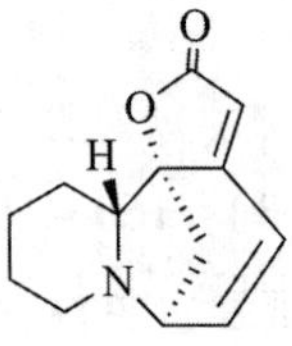

图 13－5　一叶萩碱结构式

2. 实验原理

一叶萩碱为叔胺碱（pK_a 7.2），具有生物碱的一般通性。本实验基于生物碱盐易溶于水、游离生物碱易溶于有机溶剂的特性，将原料用酸水提取，提取液过强酸型的阳离子交换树脂使生物碱被树脂吸附。接着，通过碱化树脂使生物碱游离，再利用石油醚提取，最后回收溶剂即可得到生物碱。一叶萩碱的鉴别则采用薄层色谱法等进行。

阳离子交换树脂法纯化生物碱的原理：

酸化：$Alk + H^+/H_2O \rightarrow AlkH^+$（Alk 为生物碱）

交换：$RSO_3^-H^+ + AlkH^+ \rightarrow RSO_3^-AlkH^+ + H^+$

碱化：$RSO_3^-AlkH^+ + NH_4OH \rightarrow RSO_3^-NH_4^+ + Alk + H_2O$

（二）实验流程图

一叶萩碱的提取与分离流程见图 13－6。

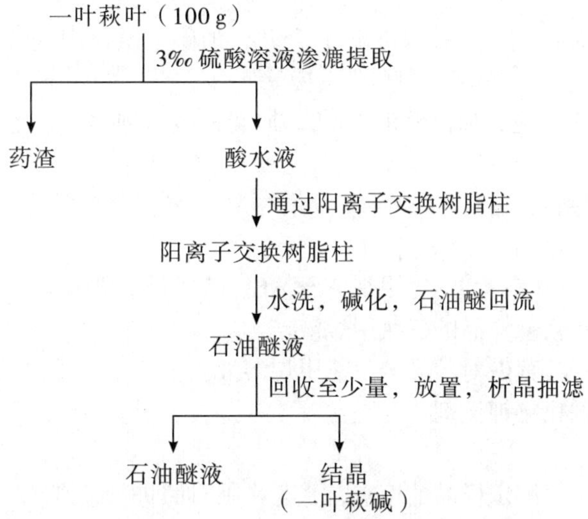

图 13－6　一叶萩碱的提取与分离流程

（三）操作步骤

1．阳离子交换树脂预处理

取新树脂（已用水溶胀过的）置烧杯中，用 5 倍量的 6% ～7% 盐酸浸泡过夜，先用离子水洗至 pH 3 ～ 4，改用蒸馏水洗至中性，再用 5% 氢氧化钠溶液（约 2 倍）搅拌洗涤后，水洗至中性，最后用 6% ～7% 盐酸溶液转型，蒸馏水洗至近中性。

2．渗漉法提取

取渗漉筒，在其底部放一块脱脂棉（先用水湿润），将润湿过的药粉分次加入，分层填压，顶部盖一张滤纸压上洁净的鹅卵石。然后，用 0.3‰硫酸溶液 1000 mL，以 6 ～ 8 mL/min 的速度进行渗漉。渗漉液直接进入阳离子交换树脂柱。

3．离子交换树脂法纯化

（1）吸附：一叶萩的酸水提取液通过阳离子交换树脂柱（取 50 g 阳离子交换树脂，动态装柱），以 6 ～ 8 mL/min 的流速进行交换，测定交换液的 pH，并作时间与 pH 的曲线图。

（2）碱化：酸水提取液全部交换完毕后，将树脂倾入烧杯中，水洗至澄明，抽干，放置培养皿中，室温风干。然后，将树脂用氨水 10 ～ 12 mL 碱化，放置 20 分钟后挥散多余氨。

（3）提取：将树脂装入滤纸筒，置索氏提取器中，用石油醚（30 ～ 60 ℃）

120 mL，水浴回流提取3小时，取出树脂筒。提取液回收至体积20 mL左右，转移到干燥的小锥形瓶中，加盖放置，结晶析出后，抽滤，即得一叶萩碱。

4. 生物碱沉淀反应

（1）碘化铋钾试剂反应：取渗漉液1 mL，加碘化铋钾试剂1～2滴，生成棕色至棕红色者为阳性反应。

（2）碘－碘化钾试剂反应：取渗漉液1 mL，加碘－碘化钾试剂1～2滴生成棕黄色沉淀者为阳性反应。

（3）硅钨酸试剂反应：取渗漉液1 mL，加硅钨酸试剂数滴，生成淡黄色沉淀者为阳性反应。

5. 薄层色谱鉴别

吸附剂：中性氧化铝。

展开剂：①三氯甲烷；②三氯甲烷－石油醚（1∶1）；③三氯甲烷－乙醇（9∶1）。

样品溶液：一叶萩碱样品的三氯甲烷液。

对照品溶液：一叶萩碱对照品的三氯甲烷溶液。

显色剂：改良碘化铋钾试剂。

6. 熔点测定

用显微熔点测定仪测定样品的熔点，并与文献对照进行鉴别。

三、仪器、药品的规格和数量

（一）仪器的规格和数量（一组计）

本实验所需仪器的规格和数量见表13－5。

表13－5　仪器的规格和数量

仪器名称	规格	数量
培养皿	15 cm	1
烧杯	250 mL	1
索氏提取器	250 mL	1
量筒	100 mL	1
锥形瓶	1000 mL	2
锥形瓶	50 mL	2
回流提取装置		1
分液漏斗	500 mL	1

续上表

仪器名称	规格	数量
玻璃棒	—	1
色谱柱	2 cm × 60 cm	1
薄层色谱展开缸	—	1
加热型磁力搅拌器	—	1

（二）试剂及药品的规格和数量（一组计）

本实验所需试剂及药品的规格和数量见表 13 - 6。

表 13 - 6　试剂及药品的规格和数量

试剂及药品名称	规格	数量
一叶萩叶		100 g
一叶萩碱	标准品	适量
浓硫酸	分析纯	适量
浓盐酸	分析纯	适量
氢氧化钠	分析纯	适量
磺酸型阳离子交换树脂	分析纯	适量
氨水	分析纯	适量
三氯甲烷	分析纯	适量
乙醇	分析纯	适量
石油醚	分析纯	适量
氧化铝	分析纯	适量
碘化铋钾试剂	分析纯	适量
碘 - 碘化钾试剂	分析纯	适量
硅钨酸试剂	分析纯	适量

四、注意事项

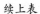

（1）在准备树脂柱的过程中，先将处理好的树脂在烧杯中用蒸馏水悬浮，然后将其转移到底部垫有脱脂棉的交换柱中。待树脂颗粒沉积到柱底后，在其上方覆盖一层

棉花或滤纸，以防止在添加液体时扰动或冲散树脂。此外，为确保整个操作过程中树脂柱内不进入空气，从而避免影响树脂的交换效率，须保持树脂柱的上部始终覆盖有少量的液体。

（2）在酸水渗漉法提取和离子交换树脂吸附过程中，一定要控制流速，避免流速过快而影响提取和交换效率。

五、思考题

（1）离子交换树脂法提取纯化生物碱的程序是什么？应该注意哪些问题？

（2）用氨水碱化树脂的目的是什么？

（3）试设计正交实验法选择最佳提取与分离条件，包括酸水浓度、用量、渗漉速度、树脂用量等。

六、参考文献

[1] 吴立军. 天然药物化学实验指导［M］. 5 版. 北京：人民卫生出版社，2011.

[2] 张静，孟灵旭，张洪涛，等. 一叶萩药材质量控制方法研究［J］. 中国药房，2023，34（5）：560－564.

[3] HE Q F, WU Z L, LI L, et al. Discovery of neuritogenic securinega alkaloids from *Flueggea suffruticosa* by a building blocks-based molecular network strategy [J]. Angewandte chemie international edition, 2021, 60 (36): 19609－19613.

[4] PARK K J, KIM C S, KHAN Z, et al. Securinega alkaloids from the twigs of *Securinega suffruticosa* and their biological activities [J]. Journal of natural products, 2019, 282 (5): 1345－1353.

实验四　汉防己甲素和汉防己乙素的提取、分离与鉴定

一、实验目的和要求

（1）掌握生物碱常用的提取纯化方法。

（2）掌握汉防己甲素和汉防己乙素的分离方法。

（3）学习薄层色谱、柱色谱及纸色谱的一般操作方法，加强对萃取、重结晶等基本操作的掌握。

二、实验方法

（一）概述

汉防己，也称作粉防己、倒地拱、山乌龟或石蟾蜍，为防己科千金藤属植物粉防己（*Stephania tetrandra* S. Moore）的干燥块根。《神农本草经》对其有“防己如险健之人，幸灾乐祸，能首为乱阶，若善用之，亦可御敌。其名或取此义。解离，因其纹解也”的记载。民间传统将其用于治疗风湿关节疼痛、湿热肢体疼痛，现代医学研究又发现其具有镇痛、消炎、抗过敏、降血压、保护心肌和抗病毒等作用。汉防己有效成分为多种生物碱，主要包括汉防己甲素（约1%）、汉防己乙素（约0.5%）、轮环藤酚碱（约0.2%）、总生物碱（1%～2%）、少量小檗胺。

1. 主要化学成分的结构、性质

（1）汉防己甲素（tetrandrine）：又称汉防己碱、粉防己碱。分子式 $C_{38}H_{42}N_2O_6$，分子量622.73，无色针晶（乙醚），$[\alpha]_D^{21}$ = +241.38（c = 0.87，三氯甲烷），熔点217～218 ℃，有双熔点现象，自丙酮中得到的结晶加热150 ℃左右熔融，继续加热又固化，至217～218 ℃复熔。不溶于水、石油醚，易溶于乙醇、丙酮、乙酸乙酯、乙醚、三氯甲烷等有机溶剂及稀酸水中，可溶于苯。（图13－7）

（2）汉防己乙素：又称防己诺林碱、去甲粉防己碱。分子式 $C_{37}H_{40}N_2O_6$，分子量608.71。熔点237～238 ℃（丙酮），无色砂状晶体，$[\alpha]^{28}$ = +275 ℃（c = 0.57，三氯甲烷）。溶解度与汉防己甲素相似，然而，由于汉防己乙素较甲素结构中多一个酚羟基，极性稍大，因此，在苯中的溶解度较小，据此可用于二者的分离。（图13－7）

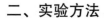

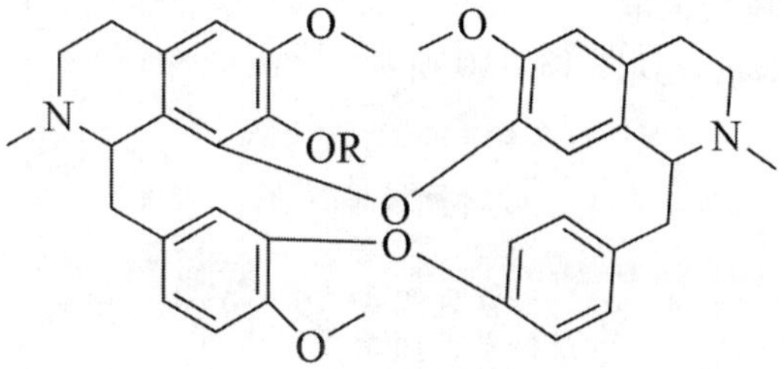

汉防己甲素　　R = CH_3

汉防己乙素　　R = H

图13－7　汉防己甲素和汉防己乙素的结构式

（3）轮环藤酚碱：分子式 $C_{20}H_{24}NO_4$，分子量342.41。为季铵碱，其氯化物为无色八面体状结晶，熔点214～216 ℃（分解）；碘化物为无色绢丝状结晶，熔点185 ℃；苦味酸盐为无色八面体状结晶，熔点154～156 ℃。易溶于水、甲醇，难溶于苯、乙醚等低极性溶剂。（图13－8）

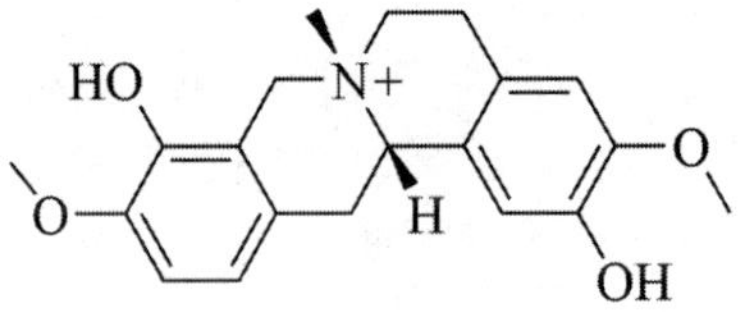

图 13-8　轮环藤酚碱结构式

（4）小檗胺：分子式 $C_{37}H_{40}N_2O_6$，分子量 608.71。熔点 197 ～ 210 ℃（石油醚），$[\alpha]_D^{20}$ = +114.6°（三氯甲烷）。微溶于水，溶于乙醇、乙醚、三氯甲烷。

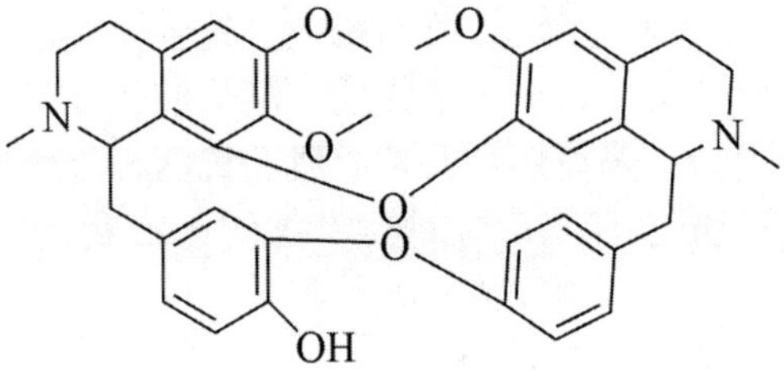

图 13-9　小檗胺结构式

2. **实验原理**

汉防己甲素和汉防己乙素作为中强碱性的叔胺碱，具有生物碱的一般通性，可以利用其游离生物碱易溶于有机溶剂，而其盐易溶于水的性质，采用酸水或乙醇提取，碱溶酸沉法纯化处理，即可得到总生物碱。为了进一步分离两者，可利用二者极性的差异采用溶剂法或硅胶柱色谱法进行分离。

（二）实验流程图

1. **亲脂性叔胺总碱的提取**

（1）渗漉法，提取流程如图 13-10 所示。

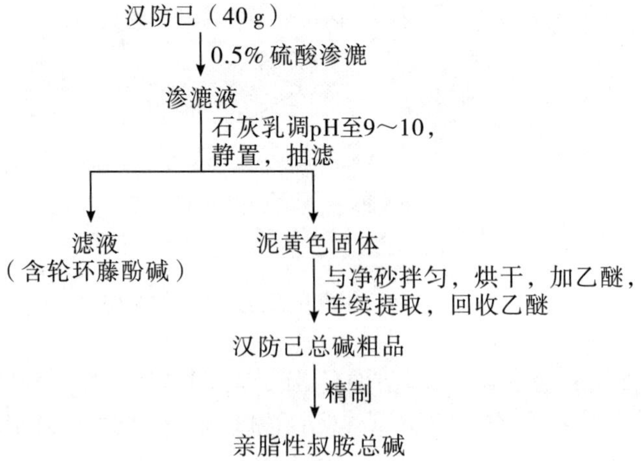

图 13-10　渗漉法提取汉防己中亲指性叔胺总碱的流程

（2）萃取法，具体流程如图 13－11 所示。

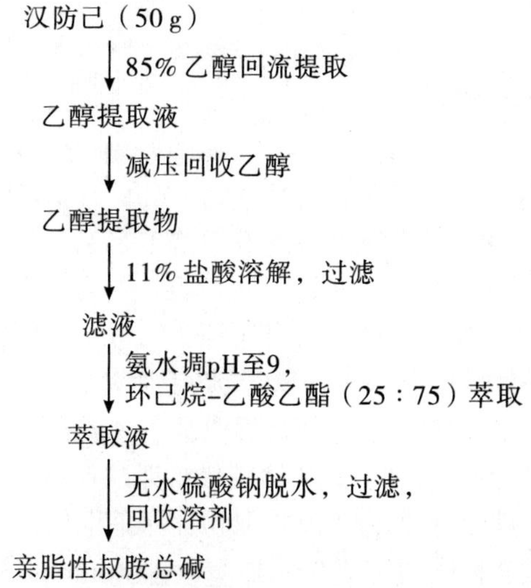

图 13－11　萃取法提取汉防己中亲脂性叔胺总碱的流程

2. 汉防己甲素、汉防己乙素的分离

（1）冷甲苯法，具体流程如图 13－12 所示。

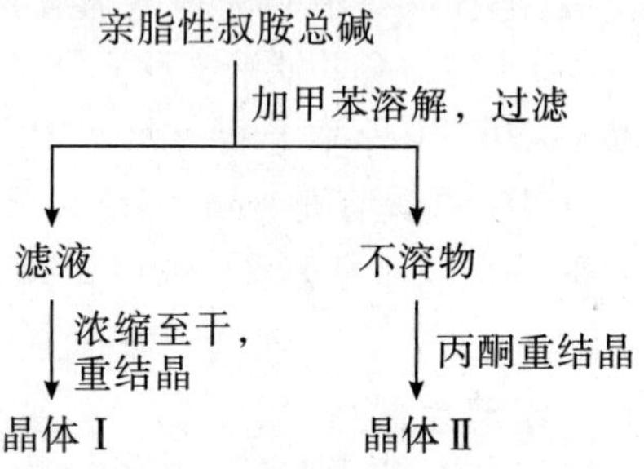

图 13－12　冷甲苯法分离汉防己甲素与汉防己乙素流程

（2）低压柱色谱法，具体流程如图 13－13 所示。

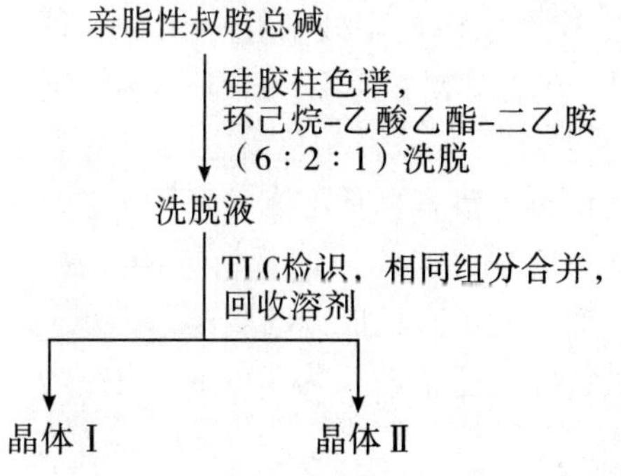

图 13－13　低压柱色谱法分离汉防己甲素与汉防己乙素流程

（三）操作步骤

1. 亲脂性叔胺生物碱的提取

（1）渗漉法。

A. 提取：将40 g汉防己药材粗粉与0.5%的硫酸溶液30～40 mL拌匀，半小时后，均匀装入渗漉筒中，用0.5%的硫酸溶液渗漉提取，流速控制在2 mL/min。当渗漉液体积约为药材体积的8～10倍时，停止渗漉。将渗漉液用新鲜石灰乳调pH至9～10，充分静置，小心倾掉上清液（含有轮环藤酚碱应予保留），抽滤，得泥黄色固体。将此固体与净砂拌和均匀，于60～70 ℃烘干后，将其装入滤纸筒置于索氏提取器中，以乙醚为溶剂，水浴加热，连续回流提取至生物碱提取完全（取1 mL提取液挥干，用0.5 mL 1%盐酸溶液溶解加1～2滴碘化铋钾试剂不产生沉淀或明显浑浊），停止提取，取出滤纸筒，回收乙醚，得乙醚提取物，即总生物碱粗品。

B. 精制：将所得乙醚提取物用95%乙醇20～30 mL加热回流溶解，制成饱和溶液，将其倾入300 mL水中，加20 g氯化钠，在水浴上稍加热促使沉淀凝聚，待沉淀析出时，室温静置，自然冷却，沉淀完全后，抽滤，得类白色固体，即亲脂性叔胺总碱。

（2）萃取法：将50 g汉防己药材粗粉置于250 mL圆底烧瓶中，分别用85%乙醇150 mL、100 mL、100 mL回流提取3次，每次2小时，过滤，合并乙醇提取液。减压回收乙醇，合并乙醇提取物。乙醇提取物用11%盐酸溶液80 mL分3次溶解，于50 ℃水浴中搅拌促溶，过滤除去树脂状物，合并滤液，移入分液漏斗中，浓氨水调pH至9，用环己烷－乙酸乙酯（25∶75）30 mL萃取，再以每次10 mL同样的萃取剂萃取至完全（取1 mL萃取液，蒸干，用1%盐酸溶液1 mL溶解残留物，加1～2滴碘化铋钾试剂无明显沉淀为止），合并萃取液，以适量无水硫酸钠干燥，过滤，减压回收溶剂，即得亲脂性叔胺总碱。

2. 汉防己甲素、汉防己乙素的分离

（1）冷甲苯法：将亲脂性叔胺总碱称重后，置25 mL锥形瓶中，加5倍量甲苯，搅拌使溶解，至不溶物量不再减少，过滤，用少量甲苯洗涤不溶物后，合并甲苯溶液。回收甲苯并浓缩至干，用丙酮重结晶，得细棒状晶体Ⅰ；甲苯不溶物用丙酮重结晶，得颗粒状晶体Ⅱ。

（2）低压柱色谱法：基本原理与高效液相色谱法相同，柱压一般控制在$5.9 \times 10^4 \sim 1.2 \times 10^5$ Pa之间，填充剂颗粒直径为10～40 μm（即薄层色谱硅胶或氧化铝），分离效果介于经典柱色谱与高效液相色谱之间。该法通常采用减压干法装柱，柱体紧密均匀，色谱色带分布集中整齐，且可直接套用薄层色谱的最佳分离系统。因此，是一种分离效果较好，设备简单，操作简便且快速的方法，适用于天然产物的常量制备分离。色谱柱质地为玻璃，便于有色成分的观察，但承受压力不高于2.0×10^5 Pa。

装柱：采用减压干法装柱（色谱柱长为30 cm，内径为2 cm）。填充剂为薄层色谱硅胶30 g，柱高约22 cm。

加样：称取亲脂性叔胺总碱150 mg，加适量丙酮加热制成近饱和溶液，用吸管逐滴滴加到1.5 g硅胶H上，搅拌均匀，室温挥尽溶剂。将拌好样品通过长颈漏斗小心加于硅胶柱上端，轻轻垂直敲击，待样品表面平整后，通过长颈漏斗在样品上加盖1～2 cm高的硅胶H及圆形滤纸一张，以防加入洗脱剂后，造成上样带不整齐，影响分离效果。

洗脱：先检查从空压机至色谱柱各阀门、管道是否正常，关闭各阀门，开动空压机至额定压力5.7×10^{4}Pa，待用。

用滴管沿色谱柱内壁小心加入少量洗脱剂［环己烷－乙酸乙酯－二乙胺（6∶2∶1）］，当洗脱剂液面达到一定高度后，再缓缓倾入其余洗脱剂（共250 mL），迅速在柱顶装上与加压系统相连的玻璃扣塞接头，并用铁夹固定，以防减压时接头被冲开，小心地依次开启空压挤阀门、针型阀、空气过滤减压器，调节压力在$5.9\times10^{4}\sim1.2\times10^{5}$Pa，切勿过大。约40分钟后，洗脱液开始流出，控制流速1 mL/min，每10分钟收集12～15份洗脱液，薄层色谱检查（薄层色谱条件见鉴定法），合并含相同组分的洗脱液，减压回收溶剂，分别得到晶体Ⅰ和晶体Ⅱ，并用丙酮重结晶。

3. **鉴定**

（1）测定熔点用显微熔点测定仪测定样品的熔点，并与文献对照进行鉴别。

（2）薄层色谱。

样品：分离得到的晶体Ⅰ、晶体Ⅱ。

对照品：汉防己甲素、汉防己乙素对照品。

吸附剂：硅胶G。

展开剂：环己烷－乙酸乙酯－二乙胺（6∶2∶1）。

显色剂：改良碘化铋钾试剂。（在喷显色剂之前应在80 ℃左右完全挥干展开剂。注意汉防己甲素显色后呈淡棕色，且颜色2小时左右褪去，而汉防己乙素呈深棕色，久置不褪色）。

（3）生物碱沉淀反应。

A. 碘化铋钾试剂反应：取试样的稀酸水溶液1 mL，加碘化铋钾试剂1～2滴，生成棕色至棕红色者为阳性反应，提示有生物碱存在。

B. 碘－碘化钾试剂反应：取生物碱水溶液或稀酸溶液1 mL碘－碘化钾试剂1～2滴，生成褐色或暗褐色沉淀者为阳性反应，提示有生物碱存在。

C. 雷氏铵盐试剂反应：取试样的稀酸水溶液（pH 3～4）1 mL，加2%雷氏铵盐试剂数滴，生成黄红色沉淀者为阳性反应，提示有生物碱存在。

D. 苦味酸试剂反应：取试样的中性水溶液，加苦味酸饱和水溶液1滴，生成黄色沉淀者为阳性反应，提示有生物碱存在。

三、仪器、药品的规格和数量

（一）仪器的规格和数量（一组计）

本实验所需仪器的规格和数量见表13－7。

表 13－7　仪器的规格和数量

仪器名称	规格	数量
渗漉筒	500 mL	1
烧杯	500 mL	2
烧杯	250 mL	1
圆底烧瓶	250 mL	1
圆底烧瓶	500 mL	1
量筒	100 mL	1
锥形瓶	1000 mL	2
锥形瓶	500 mL	2
抽滤装置	—	1
回流提取装置	—	1
分液漏斗	500 mL	1
旋转蒸发仪	—	1
熔点测定仪	—	1
玻璃棒	—	1

（二）试剂及药品的规格和数量（一组计）

本实验所需试剂及药品的规格和数量见表 13－8。

表 13－8　试剂及药品的规格和数量

试剂及药品名称	规格	数量
汉防己	—	100 g
汉防己甲素	标准品	适量
汉防己乙素	标准品	适量
浓硫酸	分析纯	适量
氧化铝	分析纯	适量
硅胶 H	分析纯	适量
氯化钠	分析纯	适量

续上表

试剂及药品名称	规格	数量
氧化钙	分析纯	适量
乙醚	分析纯	适量
乙醇	分析纯	适量
环己烷	分析纯	适量
乙酸乙酯	分析纯	适量
无水硫酸钠	分析纯	适量
丙酮	分析纯	适量
二乙胺	分析纯	适量

四、注意事项

调节低压柱压力为0.6～1.2 kg/cm^2（5.9×10^4～1.2×10^5 Pa），切勿过大。

五、思考题

（1）简述从汉防己中提取与分离汉防己甲素、汉防己乙素各主要步骤的原理。

（2）试根据汉防己甲素、汉防己乙素的化学结构，分析二者极性大小及低压柱色谱分离时流出的先后顺序。

六、参考文献

［1］吴立军. 天然药物化学实验指导［M］. 5版. 北京：人民卫生出版社，2011.

［2］刘嘉琪，张雅男，赵婉，等. 粉防己化学成分及药理学研究进展［J］. 中医药学报，2017，45（3）：100－103.

［3］俞媚华，熊娟，达慎思. 防己中不同活性成分综合性实验设计［J］. 实验技术与管理，2018，35（12）：177－179，186.

［4］KHADILKAR A，BUNCH Z L，WAGONER J，et al. Modulation of in vitro SARS-CoV-2 infection by *Stephania tetrandra* and its alkaloid constituents［J］. Journal of natural products. 2023，86（4）：1061－1073.

第十四章　天然药物化学成分预实验

实验一　天然药物化学成分的系统预实验

系统预实验是天然药物研究中的一种重要方法，通常采用递增极性的溶剂法，即使用不同极性的溶剂，按照亲脂性从弱到强的顺序，逐步提取样品中的化学成分。通过系统预实验可初步判断样品中可能存在的化学成分类型，从而为后续的深入研究和有效成分的分离提供方向。

一、实验目的和要求

（1）掌握天然药物化学成分提取的系统预实验，包括了解如何使用各种溶剂提取不同极性的成分，以及如何通过定性试验来检测特定类别的化学成分。

（2）熟悉系统预实验结果的分析和判断方法。

（3）了解天然药物化学成分系统预实验的意义

二、实验原理

在天然药物化学分析领域，化学成分的复杂性要求我们在进行系统预实验时应进行预处理。很多定性试剂可能不具备完全的专一性，可与样品中多种成分反应，导致非特异性的相互作用，从而影响实验结果的准确性。因此，实验前的预处理变得尤为重要。预处理通常涉及使用一系列具有不同极性的溶剂，按照极性递增的顺序进行提取，以便将样品中的化学成分根据其溶解性分配到不同的提取部位。这一过程有助于将亲脂性至亲水性的成分进行有效分离。随后，针对每个提取部位，我们会侧重于进行特定类别化学成分的预实验，如生物碱、黄酮类、蒽醌类等。这样的分步提取和预实验策略有助于减少成分间的相互干扰，提高实验结果的可靠性。

例如，对某未知的植物原料，以石油醚提取后，药渣挥去石油醚，再用95%乙醇提取，药渣挥去乙醇再用水提，分别检查各提取部位的主要成分，见表14－1。

表 14－1　不同溶剂提取液预实验检查的主要成分类型

提取液	石油醚提取液	乙醇提取液	水提取液
检查项目	甾体、三萜 挥发油、油脂	生物碱 黄酮、蒽醌 香豆素、三萜内酯 甾体皂苷 酚类、鞣质、有机酸	氨基酸、多肽 蛋白质 糖类、皂苷、有机酸

对各类成分的检查可选择一种或多种鉴别反应，尽量排除假阴性或假阳性反应，得出合理可靠的结论。

具体操作可采用化学鉴别反应，即采用特定的试剂显色，在试管中观察其颜色变化。如果植物提取液颜色较深，颜色变化在试管内观察有困难时，可采用纸片法或薄层法，即把样品和试剂点在滤纸或薄层上，来观察颜色变化，如果这样还难以确定，可进一步采用色谱法将各类成分在滤纸或薄层上初步分离后喷洒各类显色剂，再加以判断。

三、实验步骤

（1）在天然药物化学预实验前，须详细记录药物的学名、植物来源、药用部位特征（如色泽、气味等）。

（2）将检品加工成适合进行实验的形态：若为干燥品，则研磨成粗粉；若为新鲜品，则先在大约 60 ℃进行干燥，随后根据需要剪成碎片或磨成粉。

（3）预试液的制备。

A．石油醚提取液：取粉碎的检品 10 g，加石油醚 40 mL，振荡均匀，密闭并时时振摇，室温放置 1 周，过滤，滤液备用（供挥发油、油脂的鉴别）。

B．乙醇提取液的制备；石油醚提取后的药渣，挥干石油醚，加入 100 mL 95% 乙醇，加热回流 1 小时后过滤。取出 5 mL 滤液（即乙醇提取液）备用（供酚类、鞣质、有机酸等成分预实验）。

其余滤液减压蒸出绝大部分溶剂后，再转至蒸发皿中，浓缩至挥尽溶剂，得醇浸膏。用玻璃棒蘸取少量醇浸膏，使其尽量溶于 5 mL 2% 盐酸溶液中，过滤得醇浸膏酸水液，备用（供生物碱预实验）。

余下绝大部分醇浸膏以适量乙醇分次溶解，倾上层清液过滤，合并滤液，得醇浸膏乙醇液，备用（供黄酮、蒽醌、香豆素、强心苷、萜类、内酯、甾体化合物等成分预实验）。

若检品为含叶绿素较多的叶类，应先将乙醇提取液加水稀释至乙醇浓度为 70%，转入分液漏斗中，加等量石油醚萃取，除去叶绿素后，取 5 mL 该 70% 乙醇提取液备用。将其余 70% 乙醇提取液浓缩成醇浸膏后，同前蘸取少量制成酸水，大部分制成乙醇液备用。

C. 水提取液的制备：乙醇提取后的药材，加入 100 mL 水，在室温浸泡过夜，滤取 10 mL 滤液（供检查氨基酸、多肽和蛋白质等）。剩余的提取液及药渣在 50 ~ 60 ℃水浴上温浸 1 小时，过滤，得水提取液备用（供糖、多糖、皂苷、酚类、有机酸、鞣质等成分预实验）。

（4）圆形滤纸色谱预实验法。将提取液在圆形滤纸上进行色谱，然后用合适的显色剂检查各类成分。此法可减少植物色素等物质对实验结果的干扰，同时具有需样量少，操作快速、简便的优点，可与化学鉴别法合用，以获得更全面的预实验结果。其操作方法如下：

取直径约 12 cm 的变通圆形滤纸一张，用铅笔通过中心划 4 条线，将滤纸等分为 8 份，用毛细管将检品的乙醇提取液点在离中心 1 cm 处，待溶剂干后再点，反复多次至适量，然后在中心用钝器打一小孔插入纸芯，小心将纸芯浸入已放入 10 cm 培养皿中的盛有展开剂的小铝盖中，滤纸平放，并盖上另一同等大小的培养皿。当展开剂前沿至近培养皿内沿时，取出滤纸片，抽出纸芯，挥干后，沿等分线剪成 8 块，备用（展开剂常用分析纯的甲醇或乙醇）。

四、主要试剂及配制方法

1. 生物碱沉淀试剂

（1）碘化铋钾（Dragendorff）试剂：取次硝铋钾 8 g 溶于 17 mL 30% 硝酸溶液（比重 1.18）中，在搅拌下慢慢加高浓度碘化钾溶液（27 g 碘化钾溶于 20 mL 水），静置 1 夜，取上清液，加蒸馏水稀释至 100 mL。

（2）碘化汞钾（Mayer）试剂：1.36 g 氯化汞和 5 g 碘化钾分别溶于 20 mL 水中，混合后加水稀释至 100 mL。

（3）碘 - 碘化钾（Wagner）试剂：1 g 碘和 10 g 碘化钾分别溶于 50 mL 水中，加热，加 2 mL 醋酸，再用水稀释至 100 mL。

（4）硅钨酸试剂：5 g 硅钨酸溶于 100 mL 水中，加盐酸少量调节 pH 至 2 左右。

（5）苦味酸试剂：1 g 苦味酸溶于 100 mL 水中。

（6）鞣酸试剂：鞣酸 1 g 加乙醇 1 mL 溶解后再加水至 10 mL。

（7）硫酸铈 - 硫酸试剂：0.1 g 硫酸铈混悬于 4 mL 水中，加入 1 g 三氯醋酸，加热至沸，逐滴加入浓硫酸至澄清。

2. 苷类检出试剂

（1）糖的检出试剂。

A. 碱性酒石酸铜（Fehling）试剂：本品分甲液与乙液，应用时等量混合。

甲液：结晶硫酸铜 6.23 g，加水至 100 mL。

乙液：酒石酸钾钠 34.6 g，氢氧化钠 10 g，加水至 100 mL。

B. α - 萘酚（Molisch）试剂：取 1 mL 样品的稀乙醇或水溶液，加入几滴甲液，再沿管壁加入少量乙液，观察两液接触面的紫红色的环。

甲液：α - 萘酚 1 g，加 75% 乙醇至 10 mL。

乙液：浓硫酸。

C. 氨性硝酸银试剂：硝酸银 1 g，加水 20 mL 溶解，注意滴加适量的氨水，边加边搅拌，至开始产生的沉淀将近全溶为止，过滤。

（2）α－去氧糖显色试剂。

A. 三氯化铁冰醋酸（Keller-Killiani）试剂：取样品 1 mg，加入 2 mL 甲液，溶解后沿试管壁加入 2 mL 乙液，两液接触面显棕色，渐变为绿色、蓝色，最后醋酸层全部显蓝色。

甲液：0.5 mL 1% 三氯化铁溶液，加冰醋酸至 100 mL。

乙液：浓硫酸。

B. 呫吨氢醇冰醋酸（Xanthydrol）试剂：呫吨氢醇溶于 100 mL 冰醋酸（含 1% 的盐酸）中。

3. 酚类检出试剂

（1）三氯化铁试剂：5% 三氯化铁的水溶液或醇溶液。

（2）三氯化铁－铁氰化钾试剂：应用时甲液、乙液等体积混合。

甲液：2 g 三氯化铁溶于 100 mL 水中。

乙液：1 g 铁氰化钾溶于 100 mL 水中。

（3）4－氨基安替比林－铁氰化钾（Emersen）试剂：先用甲液喷，在热空气中干燥 5 秒，再喷乙液，再在热空气中干燥 5 秒，然后用氨蒸气熏。

甲液：2 g 4－氨基安替比林溶于 100 mL 乙醇中。

乙液：8 g 铁氰化钾溶于 100 mL 水中。

（4）重氮化试剂：应用时取甲、乙液等量在冰水浴中混合后，方可使用。

甲液：0.35 g 对硝基苯胺，溶于 5 mL 浓盐酸中，加水至 50 mL。

乙液：5 g 亚硝酸钠，加水至 50 mL。

（5）Gibbs 试剂：将样品溶于少量乙醇中，加入等量乙液，混匀，加入甲液数滴。

甲液：0.5 g 2,6－二氯苯醌氯亚胺溶于 100 mL 的乙醇中。

乙液：硼酸－氯化钾－氢氧化钾缓冲液（pH 9.4）。

4. 内酯、香豆素类检出试剂

（1）羟胺试剂：甲、乙液混合后再加丙液。

甲液：新鲜配制的 1 mol/L 羟胺盐酸盐的甲醇液。

乙液：1.1 mol/L 氢氧化钾的甲醇液。

丙液：三氯化铁溶于 1% 盐酸溶液。

（2）4－氨基安替比林－铁氰化钾试剂。

（3）重氮化试剂。

（4）开环－闭环试剂：取样品乙醇液 1 mL，加入 2 mL 甲液，在沸水浴中煮 3～4 秒，液体比未加热前变清晰许多；加入 2 mL 乙液，液体变浑浊。

甲液：1% 氢氧化钠溶液。

乙液：2% 盐酸溶液。

5. **黄酮类检出试剂**

（1）盐酸镁粉试剂。

（2）三氯化铝试剂：三氯化铝 2 g 溶于 100 mL 甲醇中。

（3）醋酸镁试剂：醋酸镁 1 g 溶于 100 mL 甲醇中。

（4）碱式醋酸铅试剂：取一氧化铅 14 g，加水 10 mL，研磨成糊状，用水 10 mL 洗入玻璃瓶中。加醋酸铅 22 g 的水溶液 70 mL，用力振摇 5 分钟后，时时振摇。放置 7 天，过滤，加新沸过的冷水成 100 mL。

6. **蒽醌类检出试剂**

（1）氢氧化钾试剂：氢氧化钾 10 g 溶于 100 mL 水中。

（2）醋酸镁试剂：醋酸镁 10 g 溶于 100 mL 甲醇中。

（3）1% 硼酸试剂：硼酸 1 g 溶于 100 mL 水中。

（4）浓硫酸试剂。

（5）碱式醋酸铅试剂。

7. **强心苷类检出试剂**

（1）3,5-二硝基苯甲酸（Kedde）试剂：应用前甲、乙两液等量混合。

甲液：2% 3,5-二硝基苯甲酸甲醇液。

乙液：1mol/L 氢氧化钾甲醇溶液。

（2）碱性苦味酸（Baljet）试剂：甲液 50 mL，用前与 0.5 mL 乙液混合。

甲液：1% 苦味酸水溶液。

乙液：10% 氢氧化钠溶液。

（3）硝普钠-氢氧化钠（Legal）试剂：乙醇提取液蒸干，加甲液 1 mL 溶解，加入乙液 1 滴，摇匀，加入 1 ～ 2 滴丙液，显红色，而后颜色消退。

甲液：吡啶。

乙液：0.5% 硝普钠溶液。

丙液：10% 氢氧化钠溶液。

8. **皂苷类检出试剂**

（1）醋酐-浓硫酸（Liebermann-Berchard）试剂：乙醇提取液，蒸干后溶于或悬浮于 0.5 mL 甲液中，滴入 1 滴乙液，呈紫红色显色反应。

甲液：醋酐。

乙液：浓硫酸。

（2）浓硫酸试剂。

（3）氰苷类。

苦味酸钠试剂，取适当大小的滤纸条，浸入苦味酸饱和水溶液，浸透后取出晾干，再浸入 10% 碳酸钠水溶液中，迅速取出晾干。

9. **萜类、甾体类检出试剂**

（1）香草醛-浓硫酸试剂：0.5 g 香草醛溶于 100 mL 硫酸-乙醇（4∶1）中。

（2）三氯化锑试剂：25 g 三氯化锑溶于 75 g 三氯甲烷中。

（3）间二硝基苯试剂：用前甲、乙两液等量混合。

甲液：2%间二硝基苯乙醇液。

乙液：14%氢氧化钾甲醇液。

10. 鞣质类检出试剂

（1）三氯化铁试剂。

（2）三氯化铁－铁氰化钾试剂。

（3）4－氨基安替比林－铁氰化钾试剂。

（4）明胶试剂：10 g 氯化钠，1 g 明胶，加水至 100 mL。

11. 氨基酸多肽、蛋白质检出试剂

（1）双缩脲（Biuret）试剂：用前将甲、乙两液等量混合。

甲液：1%硫酸铜溶液。

乙液：40%氢氧化钠液。

（2）茚三酮试剂：0.2 g 茚三酮溶于 100 mL 乙醇。

（3）鞣酸试剂：鞣酸 1 g，加乙醇 1 mL，溶解后再加水至 10 mL。

12. 有机酸检出试剂

溴麝香草酚蓝试剂：0.1 g 溴麝香草酚蓝溶于 100 mL 乙醇液。

五、预实验结果判断

在进行天然药物的预实验时，由于使用的是粗提取物而非纯品，某些化学反应可能不会像纯品那样明显，如异羟肟酸铁反应可能不明显，而有些反应可能多个成分都会出现，如二氯化铁显色反应。因此，预实验结果应视为初步判断。如果预实验中某类成分的所有检测都呈阳性，可以认为检品含有该类成分；如果部分检测阳性或因成分干扰难以判断，则认为检品可能含有该类成分；如果所有检测都呈阴性，则记录为未检出该类成分。

六、思考题

（1）简述系统预实验是什么？系统预实验目的是什么？

（2）简述系统预实验的程序和实验方法。

七、参考文献

[1] 裴月湖. 天然药物化学实验指导［M］. 4 版. 北京：人民卫生出版社，2016.

[2] 梁敬钰. 大然药物化学实验与指导［M］. 2 版. 北京：中国医药科技出版社，2010.

[3] 李艳平，蔡锋，何红平. 天然药物化学课程系统预实验的探索与实践［J］. 广州化工，2022，50（14）：198－200.

实验二　天然药物化学成分的单项预实验

在天然药物化学成分的鉴定过程中，除系统化的预实验方法外，还经常使用特定的单项预实验方法来进行分析，侧重于根据研究目的，有针对性地检测某一特定类型的化学成分。鉴于植物体内成分的多样性和它们之间的潜在干扰，单项预实验通常结合化学鉴定和色谱鉴别技术来提高分析的准确性和效率。

一、实验目的和要求

（1）掌握天然药物各类化学成分的单项预实验流程和实验方法。

（2）熟悉根据化学鉴别反应的现象和薄层色谱的分析结果判断化学物质的结构类别和主要有效成分的存在情况。

（3）理解天然药物化学成分单项预实验的重要性和在药物研究中的作用。

二、实验原理

单项预实验是为寻找某类成分而进行的有针对性的检查。根据所要寻找的化合物结构类型的特点、理化性质，可采用相应的化学鉴别反应、色谱鉴定方法。每种天然药物通常都含有一种或多种特定的主要结构类型的活性成分，这些成分在药物中的含量较高，并且是其疗效的关键因素。对于某些特定类别的中药或天然药物，一旦确定了它们所含的主要化合物类型和主要成分，就可以确认这些天然药物的身份，这是鉴别中药或天然药物的重要依据。

化学鉴别反应一般采用特定的试剂显色法进行，在试管中观察其颜色变化。如果提取液的颜色较深，可能会影响观察结果，这时可以采用纸片法或薄层色谱法，即把样品和试剂点在滤纸或薄层板上以观察颜色变化。

在色谱鉴定中，常用的方法包括硅胶薄层色谱、聚酰胺薄层色谱和纸色谱等。选择适当的色谱方法主要取决于所需分析的化合物的结构特点、极性、溶解性和酸碱性等因素。聚酰胺薄层色谱适合于分析黄酮类、醌类、有机酸和酯类等化合物。聚酰胺具有形成氢键的能力，因此对于能够与酰胺基形成氢键的化合物具有很好的分离效果。纸色谱是一种较为传统的色谱方法，适用于分析氨基酸、糖类和某些有机酸，其操作简便，常用于和简单的筛选实验。

硅胶薄层色谱适用于分离中等极性到极性较强的化合物，通常用于分析多糖类、苷类、有机酸和生物碱等。硅胶板可以在紫外光下产生荧光，有助于化合物的检测。在薄层色谱中，常用的吸附剂为硅胶（如硅胶 G、硅胶 GF254）。选择展开剂时，需要考虑 3 个关键因素：被测物质的特性、吸附剂的活性、展开剂的极性。在色谱结果中，

样品的斑点 R_f 值应在0.2～0.8之间。在进行色谱鉴别时，通常利用已知的化合物对照品作为参照，以此来确认目标化合物或中药中的有效成分。

三、仪器和试剂

（1）提供待鉴定的未知药材粉末（不标注药材名称），包括金银花、汉防己、夹竹桃叶、秦皮、虎杖、槐米、穿山龙根茎等。这些药材将被随机分成若干组，每组有3～4种药材，并进行编号，供一个实验小组使用，且每一组中须含有目标结构类型的化合物及其主要有效成分。

（2）为了进行薄层色谱对照，将提供与上述药材中的有效成分相对应的标准品，包括绿原酸、汉防己甲素、汉防己乙素、夹竹桃苷、秦皮甲素、秦皮乙素、秦皮苷、葡萄糖、鼠李糖、大黄素、槲皮素、芦丁、薯蓣皂苷元、薯蓣皂苷。

（3）提供多种显色剂包括三氯化铁－铁氰化钾试剂、碘化铋钾试剂、磷钼酸试剂、氯化铝试剂、氨水、醋酸镁试剂、亚硝酰铁氰化钠试剂、含有少量三氯化铁或硫酸铁的冰醋酸、4－氨基安替比林－铁氰化钾试剂、α－萘酚试剂、醋酐、浓硫酸试剂、内酯化合物的开环与闭环反应试剂（1%氢氧化钠、2%盐酸）、3,5－二硝基苯甲酸试剂、苯胺－邻苯二甲酸试剂、紫外灯等。

四、实验步骤

1. 药材提取物的制备

针对目标化学成分的特性，如溶解性、稳定性等，挑选合适的溶剂和提取技术（如索氏提取、超声提取、热回流提取等），从药材中提取潜在的化学成分。这些提取物将用于后续的化学鉴定和色谱鉴定。

2. 化学成分的筛选

依据目标化学成分的特定结构类型，运用至少2种或3种化学鉴别试验（例如，对黄酮类化合物可能使用铝试剂、对生物碱可能使用碘试剂等），对药材提取物进行筛选，以确定是否含有这些特定结构类型的化学成分。

3. 有效成分的鉴定

通过使用硅胶薄层色谱、聚酰胺薄层色谱或纸色谱等色谱方法，将药材提取物与已知的化合物标准品进行对比分析。通过观察色谱图谱上的斑点位置、颜色和 R_f 值，判断药材中是否含有特定的有效成分。这一步骤是验证药材中活性成分存在与否的关键。

五、思考题

（1）简述单项预实验是什么？其实验目的是什么？

（2）简述单项预实验的流程和实验方法。

（3）在硅胶吸附薄层色谱鉴定中，如何选择吸附剂与展开剂？

六、参考文献

［1］裴月湖．天然药物化学实验指导［M］．4版．北京：人民卫生出版社，2016．
［2］丘琴，陈明伟，甄汉深，等．凹叶景天茎叶的化学成分预实验［J］．广州化工，2017，45（14）：107－109．